普通高等教育"十一五"国家级规划教材

全国医学院校高职高专教材

组织学与胚胎学

（第二版）

主　编　祝继明
副主编　黄元生

编　　者　（以姓氏笔画为序）
　　　　　王　兰（陕西医学高等专科学校）
　　　　　刘兴发（岳阳职业技术学院）
　　　　　何爱民（长沙医学院）
　　　　　张荣德（岳阳职业技术学院）
　　　　　陈　晏（长沙医学院）
　　　　　胡煜辉（井冈山学院）
　　　　　祝继明（长沙医学院）
　　　　　唐　平（永州职业技术学院）
　　　　　黄元生（顺德职业技术学院）
　　　　　谭　克（湖南省中医药高等专科学校）
编写秘书　陈　晏

北京大学医学出版社

ZUZHIXUE YU PEITAIXUE

图书在版编目（CIP）数据

组织学与胚胎学/祝继明主编．—2 版．—北京：
北京大学医学出版社，2007.6（2018.7 重印）
普通高等教育"十一五"国家级规划教材
全国医学院校高职高专教材
ISBN 978-7-81116-249-3

Ⅰ．组… Ⅱ．祝… Ⅲ．①人体组织学－高等学校：
技术学校－教材　②人体胚胎学－高等学校：技术学校－教材
Ⅳ．R32

中国版本图书馆 CIP 数据核字（2007）第 038033 号

组织学与胚胎学（第二版）

主　　编：祝继明
出版发行：北京大学医学出版社
地　　址：(100191)北京市海淀区学院路 38 号　北京大学医学部院内
电　　话：发行部 010-82802230；图书邮购 010-82802495
网　　址：http://www.pumpress.com.cn
E-mail：booksale@bjmu.edu.cn
印　　刷：北京瑞达方舟印务有限公司
经　　销：新华书店
责任编辑：张彩虹　　责任校对：张　雨　　责任印制：罗德刚
开　　本：787mm×1092mm　1/16　印张：12.25　插页：5　字数：312 千字
版　　次：2007 年 6 月第 2 版　2018 年 8 月第 20 次印刷
书　　号：ISBN 978-7-81116-249-3
定　　价：22.00 元

版权所有，违者必究
（凡属质量问题请与本社发行部联系退换）

第二版前言

本教材第二版是普通高等教育"十一五"国家级规划教材。第一版自2004年8月出版以来,受到广大师生的欢迎,被全国十几个省、自治区的高等医学院校选用。为了适应我国医学教育改革和医学教育发展的趋势,第二版在保持原有教材框架的基础上,更新和充实教材内容,适量增加模式图和光镜彩图。本教材编写坚持"三基"(基础理论、基本知识、基本技能)、"五性"(思想性、科学性、先进性、启发性、适应性)和"必需、够用"的原则,力求有所创新和体现高职高专教材的特色。

1. 精选教材内容,从后续课程和临床医学工作和需要出发,淡化学科的完整性,注重实用性和少而精。

2. 文字力求简明、精练、通俗易懂、易于学生阅读。图文并重,主要组织和器官有光镜彩色图。

3. 重点突出,每章有小结,概括该章主要内容,便于学生掌握基础理论和基本知识。

4. 理论联系实际,每章最后增设"联系病理和临床",能使学生加深对本课程基本知识的理解,有助于其早期接触临床,激发学习兴趣。

由于这是对教材改革的尝试,加之主编水平有限,难免有纰缪、疏漏之处,热忱欢迎同行、学生和其他读者指正。

主编 祝继明
2007年3月

目 录

第一章 组织学绪论 ·· (1)
 一、组织学的研究内容和意义 ··· (1)
 二、组织学的常用研究方法 ··· (1)
  (一) 普通光学显微镜技术 ··· (1)
  (二) 电子显微镜技术 ·· (2)
  (三) 组织化学和细胞化学技术 ··· (3)
  (四) 免疫细胞化学技术 ·· (3)
  (五) 组织培养技术 ··· (4)
 三、组织学的学习方法 ··· (4)
 小结 ··· (5)
 联系病理和临床 ·· (5)

第二章 细胞 ·· (6)
 一、细胞的大小和形态 ··· (6)
 二、细胞的结构和功能 ··· (6)
  (一) 细胞膜 ·· (6)
  (二) 细胞质 ·· (8)
  (三) 细胞核 ·· (12)
 三、细胞分裂繁殖与生长发育 ··· (13)
  (一) 细胞分裂 ··· (13)
  (二) 细胞周期 ··· (14)
  (三) 细胞分化、衰老和死亡 ··· (15)
 小结 ··· (16)
 联系病理和临床 ·· (17)

第三章 上皮组织 ·· (19)
 一、上皮组织的组成和分类 ··· (19)
 二、被覆上皮 ··· (19)
  (一) 被覆上皮的特点 ·· (19)
  (二) 被覆上皮的类型 ·· (19)
  (三) 被覆上皮的结构 ·· (19)
 三、腺上皮和腺 ·· (23)
 四、上皮组织的特殊结构 ·· (23)
  (一) 上皮细胞的游离面 ·· (23)
  (二) 上皮细胞的侧面 ·· (23)
  (三) 上皮细胞的基底面 ·· (25)
 小结 ··· (26)

  联系病理和临床 ·· (27)

第四章　结缔组织 ·· (28)
  一、疏松结缔组织 ·· (28)
   （一）细胞 ··· (28)
   （二）细胞间质 ··· (31)
  二、致密结缔组织 ·· (32)
  三、脂肪组织 ·· (33)
  四、网状组织 ·· (33)
  小结 ··· (34)
  联系病理和临床 ·· (35)

第五章　软骨和骨 ·· (36)
  一、软骨 ·· (36)
   （一）透明软骨 ··· (36)
   （二）弹性软骨 ··· (37)
   （三）纤维软骨 ··· (37)
  二、骨 ·· (37)
   （一）骨组织 ·· (37)
   （二）长骨 ··· (39)
   （三）骨组织发生的基本过程 ··· (40)
  小结 ··· (41)
  联系病理和临床 ·· (41)

第六章　血液和血细胞发生 ·· (43)
  一、血液 ·· (43)
   （一）血浆 ··· (43)
   （二）血细胞 ·· (43)
  二、骨髓和血细胞发生 ··· (46)
   （一）骨髓的结构 ·· (46)
   （二）血细胞的发生 ··· (47)
   （三）血细胞发生过程的形态演变 ··· (47)
  小结 ··· (49)
  联系病理和临床 ·· (50)

第七章　肌组织 ··· (51)
  一、骨骼肌 ··· (51)
   （一）骨骼肌纤维的光镜结构 ··· (51)
   （二）骨骼肌纤维的超微结构 ··· (52)
   （三）骨骼肌纤维的收缩机制 ··· (53)
   （四）肌肉的结构 ·· (53)
  二、心肌 ·· (54)
  三、平滑肌 ··· (54)
  小结 ··· (57)

联系病理和临床 …………………………………………………………… (57)
第八章　神经组织 ……………………………………………………………… (58)
　一、神经元 ……………………………………………………………………… (58)
　　（一）神经元的结构 …………………………………………………………… (58)
　　（二）神经元的分类 …………………………………………………………… (59)
　二、突触 ………………………………………………………………………… (60)
　三、神经胶质细胞 ……………………………………………………………… (62)
　　（一）中枢神经系统的胶质细胞 ……………………………………………… (62)
　　（二）周围神经系统的胶质细胞 ……………………………………………… (63)
　四、神经纤维和神经 …………………………………………………………… (63)
　　（一）神经纤维 ………………………………………………………………… (63)
　　（二）神经 ……………………………………………………………………… (65)
　五、神经末梢 …………………………………………………………………… (66)
　　（一）感觉神经末梢 …………………………………………………………… (66)
　　（二）运动神经末梢 …………………………………………………………… (67)
　六、血-脑屏障 …………………………………………………………………… (68)
　小结 ……………………………………………………………………………… (69)
　联系病理和临床 ………………………………………………………………… (70)
第九章　循环系统 ……………………………………………………………… (71)
　一、心脏 ………………………………………………………………………… (71)
　　（一）心壁的结构 ……………………………………………………………… (71)
　　（二）心脏的传导系统 ………………………………………………………… (72)
　二、动脉 ………………………………………………………………………… (72)
　　（一）大动脉 …………………………………………………………………… (72)
　　（二）中动脉 …………………………………………………………………… (73)
　　（三）小动脉 …………………………………………………………………… (74)
　　（四）微动脉 …………………………………………………………………… (74)
　三、毛细血管 …………………………………………………………………… (74)
　　（一）毛细血管的结构 ………………………………………………………… (75)
　　（二）毛细血管的分类 ………………………………………………………… (75)
　　（三）毛细血管的功能 ………………………………………………………… (76)
　四、静脉 ………………………………………………………………………… (76)
　五、淋巴管系统 ………………………………………………………………… (76)
　小结 ……………………………………………………………………………… (77)
　联系病理和临床 ………………………………………………………………… (77)
第十章　免疫系统 ……………………………………………………………… (78)
　一、免疫系统的组成和功能 …………………………………………………… (78)
　二、主要的免疫细胞 …………………………………………………………… (78)
　　（一）淋巴细胞 ………………………………………………………………… (78)
　　（二）抗原呈递细胞 …………………………………………………………… (79)

  （三）巨噬细胞和单核吞噬细胞系统 ……………………………………… (79)
 三、淋巴组织 ……………………………………………………………………… (79)
 四、淋巴器官 ……………………………………………………………………… (80)
  （一）胸腺 ………………………………………………………………………… (80)
  （二）淋巴结 ……………………………………………………………………… (81)
  （三）脾 …………………………………………………………………………… (84)
  （四）扁桃体 ……………………………………………………………………… (86)
 小结 ………………………………………………………………………………… (87)
 联系病理和临床 …………………………………………………………………… (88)

第十一章　皮肤 …………………………………………………………………… (89)
 一、表皮 …………………………………………………………………………… (89)
  （一）角质形成细胞 ……………………………………………………………… (90)
  （二）非角质形成细胞 …………………………………………………………… (91)
 二、真皮 …………………………………………………………………………… (92)
 三、皮肤的附属器 ………………………………………………………………… (92)
 小结 ………………………………………………………………………………… (95)
 联系病理和临床 …………………………………………………………………… (95)

第十二章　内分泌系统 …………………………………………………………… (97)
 一、甲状腺 ………………………………………………………………………… (97)
  （一）甲状腺滤泡 ………………………………………………………………… (97)
  （二）滤泡旁细胞 ………………………………………………………………… (98)
 二、甲状旁腺 ……………………………………………………………………… (99)
  （一）主细胞 ……………………………………………………………………… (99)
  （二）嗜酸性细胞 ………………………………………………………………… (99)
 三、肾上腺 ………………………………………………………………………… (100)
  （一）皮质 ………………………………………………………………………… (100)
  （二）髓质 ………………………………………………………………………… (101)
 四、垂体 …………………………………………………………………………… (101)
  （一）腺垂体 ……………………………………………………………………… (102)
  （二）神经垂体 …………………………………………………………………… (104)
 五、弥散神经内分泌系统 ………………………………………………………… (104)
 小结 ………………………………………………………………………………… (105)
 联系病理和临床 …………………………………………………………………… (106)

第十三章　消化系统 ……………………………………………………………… (108)
消化管 …………………………………………………………………………… (108)
 一、消化管壁的一般结构 ………………………………………………………… (108)
  （一）粘膜 ………………………………………………………………………… (108)
  （二）粘膜下层 …………………………………………………………………… (109)
  （三）肌层 ………………………………………………………………………… (109)
  （四）外膜 ………………………………………………………………………… (109)

二、口腔 (109)
　(一) 舌 (109)
　(二) 牙 (110)
三、食管 (111)
四、胃 (111)
　(一) 粘膜 (112)
　(二) 其他各层的结构 (113)
五、小肠 (113)
　(一) 粘膜 (114)
　(二) 其他各层的结构 (115)
六、结肠 (115)
七、阑尾 (116)
八、消化管的淋巴组织 (117)
九、胃肠的内分泌细胞 (117)
小结 (118)
联系病理和临床 (118)

消化腺 (119)
一、唾液腺 (119)
　(一) 大唾液腺的一般结构 (119)
　(二) 三种大唾液腺的结构特点及唾液的作用 (120)
二、胰腺 (120)
　(一) 外分泌部 (120)
　(二) 内分泌部 (121)
三、肝 (122)
　(一) 肝小叶 (122)
　(二) 门管区 (124)
　(三) 肝内血液循环 (125)
　(四) 肝内胆汁排出途径 (125)
小结 (125)
联系病理和临床 (126)

第十四章 呼吸系统 (127)
一、鼻腔 (127)
二、气管与主支气管 (127)
三、肺 (129)
　(一) 肺导气部 (129)
　(二) 肺呼吸部 (129)
　(三) 肺的血管 (132)
小结 (132)
联系病理和临床 (133)

第十五章　泌尿系统 (134)
一、肾 (134)
　(一) 肾的一般结构 (134)
　(二) 肾实质 (134)
　(三) 肾间质 (140)
　(四) 肾的血液循环 (141)
二、排尿管道 (141)
小结 (142)
联系病理和临床 (143)

第十六章　男性生殖系统 (144)
一、睾丸 (144)
　(一) 生精小管 (144)
　(二) 睾丸间质 (147)
　(三) 直精小管和睾丸网 (148)
二、生殖管道 (148)
　(一) 附睾 (148)
　(二) 输精管 (149)
三、附属腺和精液 (149)
　(一) 前列腺 (149)
　(二) 精液 (150)
小结 (150)
联系病理和临床 (151)

第十七章　女性生殖系统 (152)
一、卵巢 (152)
　(一) 卵巢的一般结构 (152)
　(二) 卵泡的发育与成熟 (152)
　(三) 排卵 (154)
　(四) 黄体 (154)
　(五) 闭锁卵泡与间质腺 (155)
二、输卵管 (155)
三、子宫 (156)
　(一) 子宫壁的一般结构 (156)
　(二) 子宫内膜的周期性变化 (157)
　(三) 子宫颈 (157)
四、乳腺 (158)
　(一) 乳腺的一般结构 (158)
　(二) 静止期乳腺 (158)
　(三) 活动期乳腺 (159)
小结 (159)
联系病理和临床 (160)

第十八章　人胚早期发育 (162)

一、人体胚胎学的研究内容、意义和学习方法 (162)

二、生殖细胞 (162)

三、受精 (163)

四、卵裂、胚泡形成和植入（第1周） (164)

　（一）卵裂 (164)

　（二）胚泡形成 (165)

　（三）植入 (165)

五、二胚层胚盘的发生（第2周） (168)

六、三胚层胚盘的发生（第3周） (169)

七、三胚层分化和胚体外形建立（第4~8周） (170)

　（一）三胚层的分化 (170)

　（二）胚体外形的建立 (171)

八、胎膜和胎盘 (173)

　（一）胎膜 (173)

　（二）胎盘 (176)

九、双胎、多胎和联体双胎 (177)

　（一）双胎 (177)

　（二）多胎 (178)

　（三）联体双胎 (178)

十、先天性畸形概述 (179)

　（一）先天性畸形发生的原因 (179)

　（二）致畸敏感期 (180)

小结 (182)

联系病理和临床 (183)

彩图

第一章　组织学绪论

一、组织学的研究内容和意义

组织学（histology）是研究人体微细结构及其相关功能的科学。微细结构是指光学显微镜和电子显微镜下才能观察的结构。研究内容包括细胞、基本组织和器官组织。细胞是机体结构和功能的基本单位。**组织**（tissue）是由形态和功能相同或相似的细胞群和细胞间质共同组成。细胞间质又称细胞外基质，是位于细胞之间的非细胞物质，由细胞产生，构成细胞生存的微环境。人体的组织有4种基本类型，是构成人体的基本材料，称基本组织，即上皮组织、结缔组织、肌组织和神经组织。若干组织按一定规律组合成器官，每种**器官**（organ）都具有一定的形态结构，并执行特定的生理功能，如心、肝、肺、肾等。**系统**（system）由许多功能相关的器官组合而成，完成连续的生理功能，如消化系统由口腔、咽、食管、胃、小肠、大肠、胰和肝等共同组成，并执行消化和吸收等功能。人体由多个系统组成，有循环、免疫、内分泌、消化、呼吸、泌尿、生殖、皮肤、神经等系统。随着科学技术的发展，组织学的内容不断充实和更新，组织学的研究正从光镜水平深入到电镜乃至分子水平，并与许多学科交叉渗透。

组织学是一门重要的医学基础课，与其他医学基础课和临床课都有一定的联系，尤其是和解剖学、生理学、生物化学、病理学等关系更为密切。只有掌握人体正常微细结构和相关功能的基本知识，才能更好地分析、理解人体生理过程和病理现象，才能进一步学好其他医学课程。

二、组织学的常用研究方法

组织学的研究方法很多，原理和操作各不相同。下面仅就常用的研究方法作简要介绍。

（一）普通光学显微镜技术

普通光学显微镜（light microscope，LM）简称**光镜**，用光镜观察组织切片，研究人体各部分的微细结构，是最常用、最基本的方法，光镜下所见的结构，称**光镜结构**。普通光镜的最大分辨率为 $0.2\mu m$，放大倍数为 $1000\sim1500$ 倍。常用度量大小的长度单位是微米（μm）。光镜观察的组织需制成薄的切片，再经染色，才能在镜下观察。最常用的制备标本技术是**石蜡切片**，其主要程序如下：

1. **取材和固定**　将新鲜人体或动物材料切成小块，不超过1cm大小，立即投入固定液中，如甲醛、戊二醛、乙醇、丙酮、苦味酸、醋酸、四氧化锇等。固定的目的是防止细胞自溶和细菌引起的腐败，使组织的蛋白质迅速凝固，尽可能保存活体状态下的原本结构。

2. **脱水和包埋**　用酒精脱净组织块中的水，再用二甲苯置换组织块的酒精，然后将组织块置入融化的石蜡中，让石蜡液浸入组织内，石蜡冷却凝固后，柔软组织变成具有一定硬度的组织蜡块,以便组织块切成薄片。

3. **切片和染色** 用切片机将组织蜡块切成 5～10μm 厚的薄片,贴于载玻片上,脱蜡后染色,以增加结构间的反差,便于观察。

4. **封片** 最后滴加树胶,用盖玻片密封保存。

组织切片最常用的染色方法是**苏木精-伊红染色法**(hematoxylin-eosin staining),简称 **HE 染色法**。苏木精染液为碱性,能使细胞核内的染色质和胞质内的核糖体染成紫蓝色;凡组织结构具有易被碱性染料着色的性质,称为**嗜碱性**。伊红是酸性染料,能使细胞质和细胞间质中的胶原纤维染成红色;凡组织结构具有易被酸性染料着色的性质,称为**嗜酸性**。若组织结构对碱性染料和酸性染料亲和力都不强,则称**中性**。除 HE 染色法外,还有许多种染色方法,常用来显示某种细胞或细胞内某种结构、或细胞间质某种成分,这些方法统称特殊染色法。如用镀银法或锇酸染色法可显示高尔基复合体、用醛复红染色法将弹性纤维染成紫色。

除石蜡切片法外,还有冰冻切片法,将新鲜组织用液氮或干冰冷冻后,在低温恒冷箱内进行切片,主要用于组织化学研究。还可用非切片法制备标本,常用的有涂片法,将体液成分或组织刮取物涂在载玻片上,如血涂片、骨髓涂片、胸水或腹水涂片、子宫颈刮取物涂片等;铺片法,将疏松结缔组织或肠系膜撕成薄片铺在载玻片上;磨片法,将坚硬的骨或牙锯成薄片,放在磨石上研磨至 30～40μm 厚。

(二) 电子显微镜技术

电子显微镜(electron microscopy,EM)简称**电镜**,和普通光镜相比,其主要不同是以电子束代替可见光,以电磁透镜代替光学透镜,并将肉眼不可见的电子束成像于荧光屏上观察(图 1-1)。电镜分辨率为 0.1～0.2nm,可放大几万倍到几十万倍,能观察到细胞更微

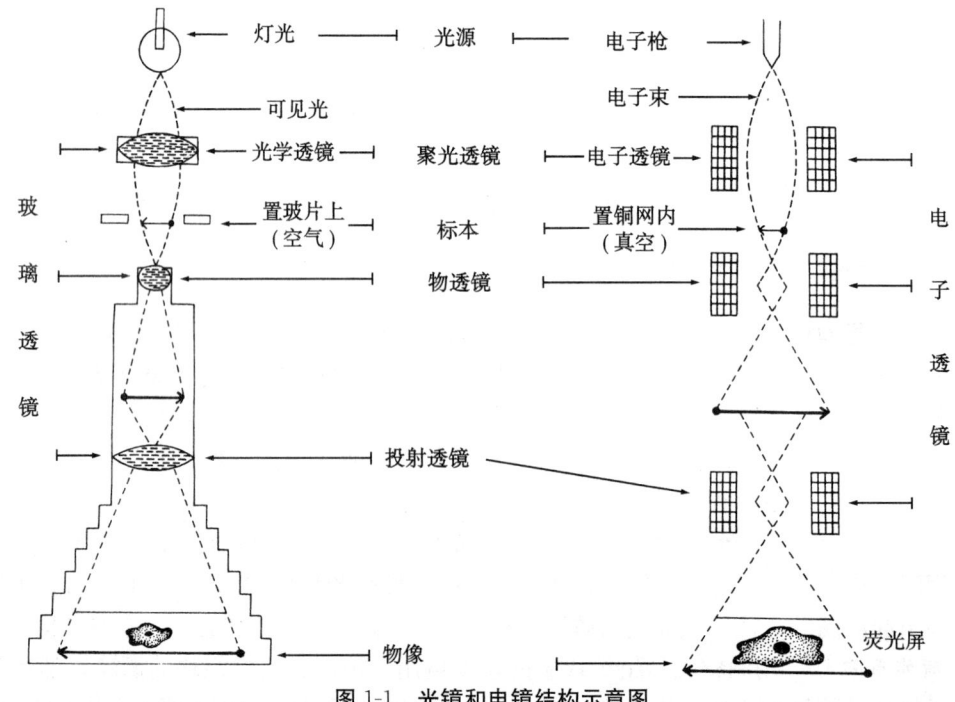

图 1-1 光镜和电镜结构示意图

细的结构。电镜下所见的结构称**超微结构**（ultrastructure）。一般用纳米（nm）来度量其大小（1000nm＝1μm）。常用的有透射电镜和扫描电镜两种。

1. **透射电镜** **透射电镜**（transmission electron microscope，TEM）是用电子发射器发射的电子束穿透样品，在荧光屏上产生物像。由于电子易被散射或被样品吸收，故穿透力低，必须制备超薄切片（50～80 nm）并进行电子染色。超薄切片制备要求严格，制备程序与石蜡切片相似。但取材组织块要小，切成1mm³，用双醛固定液（含多聚甲醛和戊二醛）和四氧化锇进行双重固定，树脂包埋，再用超薄切片机切片，贴于载网上，最后用重金属盐如醋酸铀、枸橼酸铅等进行电子染色，使组织某些结构与之结合，以增加物像的反差，从而提高结构的清晰度。电子染色与光镜染色不同，它不产生颜色差别，只形成明暗对比。被重金属盐染色的部位，电子散射多，射落到荧光屏的电子少，在荧光屏上图像显示暗，电镜照片上呈黑色或深灰色，称该结构电子密度高；反之，在荧光屏上图像显示较亮，电镜照片上呈浅灰色，称电子密度低（图 1-2）。

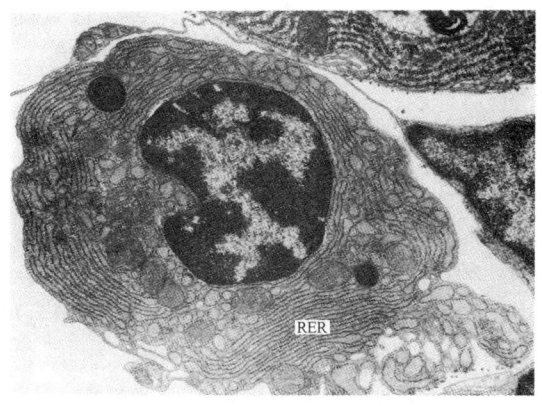

图 1-2　浆细胞电镜像
RER：粗面内质网
（尹昕、朱秀雄图）

2. **扫描电镜** **扫描电镜**（scanning electron microscope，SEM）用于观察细胞、组织和器官表面立体微细结构，如细

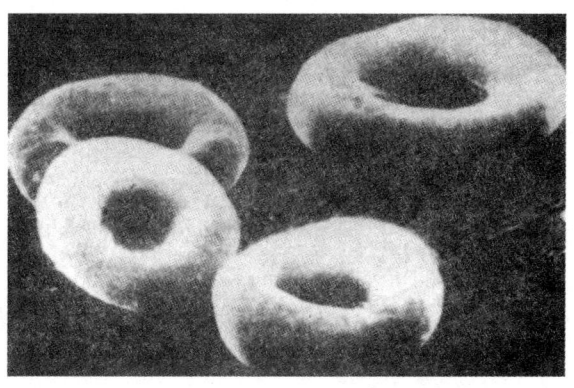

图 1-3　人红细胞扫描电镜像

胞的微绒毛、纤毛和细胞的吞噬活动等。不需制备超薄切片，组织块（约0.3cm大小）经固定、脱水干燥、表面喷镀碳与金属膜，即可观察。其原理是电镜发射极细的电子束，称为电子探针，在标本表面扫描，由于它的撞击，样品表面发出二次电子，二次电子信号代表样品的形貌，收集二次电子信号，经放大并在荧光屏显示具有立体感的图像（图 1-3）。

（三）组织化学和细胞化学技术

组织化学（histochemistry）和**细胞化学**（cytochemistry）**技术**是使某些化学试剂与组织或细胞中的化学物质发生反应，其反应最终产物在原位形成有色沉淀物，在光镜下可见。因此，运用不同的组织化学和细胞化学染色方法，对组织或细胞内的化学成分及酶活性进行定性、定位和定量研究。例如，过碘酸希夫反应简称PAS反应，能显示组织和细胞的糖类，它的最终产物呈紫红色（彩图1）。

（四）免疫细胞化学技术

免疫细胞化学（immunocytochemistry）**技术**或称**免疫组织化学**（immunohistochemistry）**技术**是通过抗原与抗体结合反应，显示细胞或组织内的抗原或抗体成分，即肽和蛋白质大分子物质。抗原抗体反应，光镜下本来是不可见的，若用镜下可观察的标记物（如辣根过氧化物酶）对抗体标记，再用标记抗体和抗原进行反应，在镜下观察标记物，即可获得该抗原所在部位（彩图2）。由于该方法特异性强，灵敏度高，应用广泛，已成为医学各学科的重要研究手段。

（五）组织培养技术

组织培养（tissue culture）**技术**是将离体的活细胞、组织或器官，放置在模拟机体生理条件的培养液（培养基）中，在无菌条件下和适当的温度下进行体外培养，使其生存和生长的一种技术。细胞培养条件包括适宜的营养、pH值、渗透压、O_2和CO_2浓度、生长因子、温度等。人工合成培养基种类多，都有商品供应，可根据培养细胞的种类的需要选用，使用方便。组织培养可观察培养的细胞、组织或器官的代谢、增殖、分化、形态和功能变化，也可研究各种理化因素和生物因素（药物、毒物、激素、辐射等）对活细胞的直接影响，是研究活细胞最理想的方法。

三、组织学的学习方法

组织学是一门形态学科，只要掌握正确的学习方法，就可以收到事半功倍的学习效果。

1. **循序渐进，把握重点** 组织学内容包括三部分：细胞、基本组织和器官组织，三者相互之间有密切的内在联系。细胞是人体的结构和功能单位，是组织和器官的主要成分。因此细胞是学习组织学的基础，学习组织学应从细胞入手。基本组织是学习器官的前提。所以学习组织学必须循序渐进，不可偏废或摒弃其中某个部分。

组织学的重点是掌握人体主要细胞、组织和器官的形态结构特点及其主要功能。一般以光镜结构为主，对功能重要的细胞的超微结构也应熟悉。本教材中的小结，通常是重点内容。

2. **结构与功能相联系** 细胞、组织和器官的形态结构特点总是和一定的生理功能有密切联系，在学习过程中，要以结构联系功能，以功能联想结构，两者不可割裂，死记硬背。例如人体具有合成和分泌蛋白质的细胞，如成纤维细胞、浆细胞、软骨细胞和成骨细胞等，其超微结构特点都是胞质含有丰富的粗面内质网和发达的高尔基复合体，因为粗面内质网的主要功能是合成和分泌蛋白质，高尔基复合体则是对粗面内质网合成的蛋白质进行加工、浓缩和成熟。由于核糖体是嗜碱性的，因此光镜下此类细胞胞质均呈嗜碱性。

3. **理论与实践相结合** 形态学科具有很强的直观性和实践性，在学习组织学基本理论知识的同时，还必须通过组织切片观察，才能加深对理论知识的理解和记忆，两者相辅相成，不可偏废。为了提高实验课效果，本教材附有主要组织和器官的光镜彩图，供同学们参考使用。此外，注意理论联系临床实际，为了帮助同学们深刻理解学习组织学的目的，扩大知识面，早期接触临床，本教材编写组织学与病理和临床联系密切的知识，供课后阅读。

4. **弄懂平面与立体的关系** 细胞、组织和器官原本是立体的三维构象，但由于教师授课和教材照片图所提供的细胞和组织结构通常是平面图，同时实验室观察的组织切片也全是平面结构。因此容易形成二维平面构象，导致在镜下观察切片时，往往不能辨认因切面的部位和方向不同而呈现的图像。所以，在学习中必须具有空间思维能力，建立由平面到立体的概念。实验课注意观察模型，复习时认真阅读教材中的模式图、示意图，也有助于器官组织立体概念的建立。

小 结

1. 组织学是研究机体微细结构及其相关功能的科学，是一门重要的医学基础课。

2. 组织学最常用的研究方法是光镜观察组织切片，LM 的分辨率为 $0.2\mu m$。组织切片最常用的染色方法是苏木精-伊红染色法，简称 HE 染色。组织结构易被碱性染料着色的性质，称嗜碱性，在细胞中呈紫蓝色。如细胞核内染色质、胞质中的核糖体。组织结构易被酸性染料着色的性质，称嗜酸性，在组织中呈红色。如细胞质、细胞间质中的胶原纤维。

3. EM 的分辨率为 $0.2nm$，电镜下所见的结构称为超微结构。在荧光屏和电镜照片上图像呈黑色或深灰色，称电子密度高；反之，图像较亮或浅灰色，称电子密度低。SEM 用于观察细胞和器官表面立体微细结构。

4. 研究活细胞最理想的方法是组织培养技术。

联系病理和临床

1. **组织学与病理学** 组织学与病理学有密切联系，病理学主要是研究疾病过程中人体的形态结构改变，在实验课中必须在光镜下观察器官组织的病理变化，如大叶性肺炎、肝硬化和肾小球肾炎等。若对正常器官组织结构和功能不熟悉，则很难理解器官的病理变化。因此组织学是学习病理学的重要基础。

2. **活体组织检查** 活体组织检查简称活检，是指从患者身上切取病变组织做病理检查，这是诊断疾病的一种重要方法。一般都要将病变组织制备石蜡切片，HE 染色，镜下观察。此外，血涂片，骨髓涂片，胸水、腹水涂片也常用于临床疾病诊断。

3. **组织培养技术在诊断病原微生物中的应用** 疾病的诊断，尤其是传染病的诊断，检查出病原体是最可靠的依据，这不仅在治疗上起决定作用，在预防这些疾病上也是必不可少的工作。从 2002 年 11 月开始，在我国流行的"非典型性肺炎"，又称"严重急性呼吸器官综合征"，简称 SARS 病，是一种新的非常严重的传染病，当时由于不知何种病原体引起，令世人束手无策和震惊。不久，科学家们找到了它的病原体是一种新的 SARS 冠状病毒。确定病原体的标准之一，就是病毒能在宿主细胞上培养出来，可见培养技术的重要性。临床上确定引起疾病的细菌、病毒和真菌等病原体的常用方法，就是对病原微生物进行人工培养。患者标本来源于血、尿、痰、鼻咽拭子、伤口分泌物、胸水和腹水等。实施细菌一般培养，常同时做抗生素药物敏感试验。

(祝继明)

第二章 细 胞

细胞（cell）是一切生物体的结构、功能和发育的基本单位。因此，要了解人体的微细结构及其相关功能，就必须从细胞入手。

一、细胞的大小和形态

据粗略估算，成年人全身约有1800万亿个细胞，约230余种，各种细胞大小不一，形态各异，都是与其所具有的功能相适应。人体最大的细胞如骨髓中巨核细胞直径可达300μm，人卵细胞和大脑皮质的大锥体细胞为100~120μm，而小淋巴细胞和小脑皮质的小颗粒细胞则仅4~5μm；骨骼肌细胞最长可达15cm，神经细胞突起最长者可达1m以上。人体细胞平均直径大多在15~70μm之间。细胞的大小与生物体的大小没有相关性，高大的个体，并非由于细胞体积增大，而是细胞数量的增多。

人体细胞的形态多种多样，但每种细胞都具有一定的形态特征，如呈球形、扁平形、梭形、棱柱形、多面体形和星形多突起等（图2-1）。

二、细胞的结构和功能

人体各种细胞的大小和形态虽然不同，但它们都有共同的基本结构，即由细胞膜、细胞质和细胞核3部分构成（图2-2）。

（一）细胞膜

细胞膜（cell membrane）是包在细胞质表面的一层薄膜，因而又称**质膜**，其厚度为7~10nm，光镜下难以分辨。

1. 细胞膜的结构　应用透射电镜观察，细胞膜可分为内、中、外三层结构，内、外两层电子密度高，色

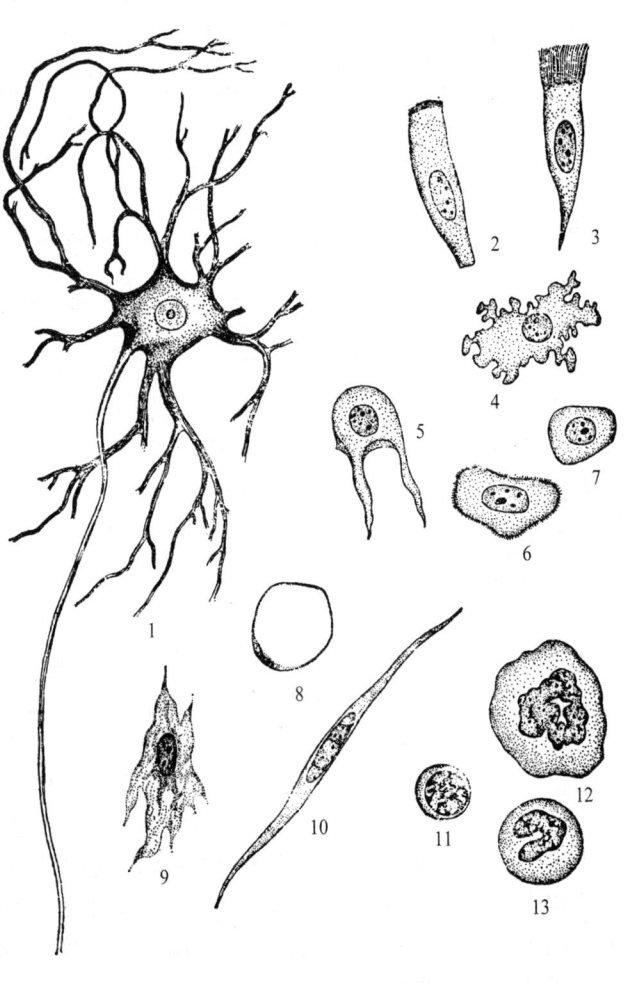

图2-1　几种细胞的形态模式图
1. 神经细胞；2~7. 上皮细胞；8. 脂肪细胞；9. 成纤维细胞；
10. 平滑肌细胞；11~13. 白细胞

深；中间层电子密度低，色浅，显示出两暗夹一明的图像。除细胞膜外，细胞中还有许多结构的膜，也具有两暗一明三层结构的形态，如内质网、线粒体、高尔基复合体、溶酶体和核膜等。细胞中具有这种模式的结构统称为**生物膜**，两暗一明的三层膜是所有生物膜的共同结构特征，因此称为**单位膜**。

细胞膜的主要化学成分是脂类和蛋白质，这些分子如何排列和组建，目前比较公认的"**液态镶嵌模型**"能较合理地解释生物膜特性。其基本内容是，细胞膜分子结构以脂类双分子层为膜的连续主体，球形蛋白质分子以各种形式镶嵌在脂类双分子层中（图2-3）。主要强调脂类分子具有液体的流动性和脂类分子与蛋白质分子的镶嵌关系。

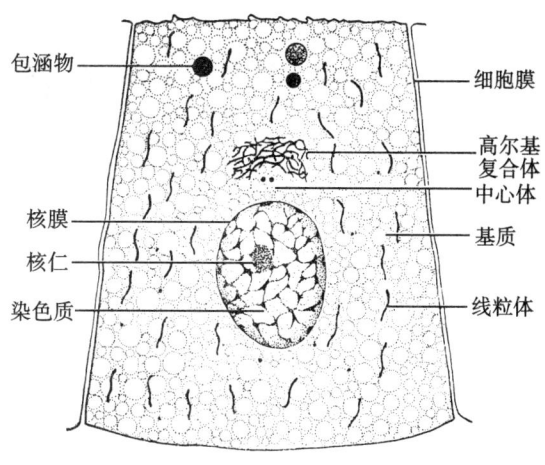

图 2-2 细胞一般结构模式图

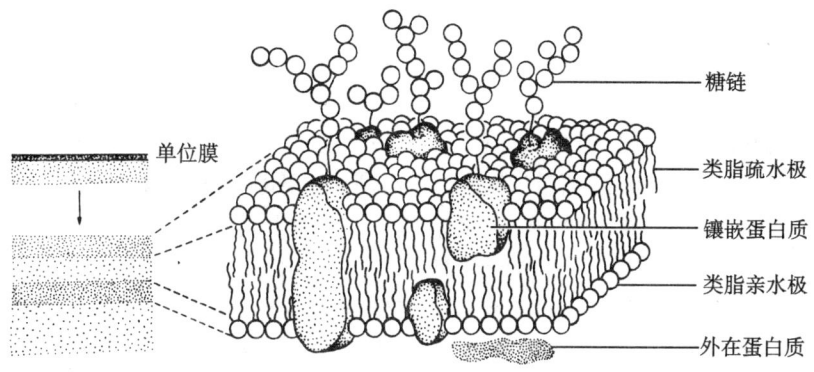

图 2-3 细胞膜液态镶嵌模型模式图

细胞膜并不是细胞的最外边界，细胞膜外还附有一些物质，主要是多糖，它与膜脂和膜蛋白结合成糖脂和糖蛋白，它们的糖链突出于细胞外表面，这种外伸糖链所形成的结构称为**糖衣**或**细胞衣**。糖衣和细胞膜合称**细胞表面**。

2. 细胞膜的功能　地球上几乎不存在无膜的生命体，细胞膜在细胞生命活动中具有多种重要功能：①维持细胞的形态；②屏障作用，抵御外界有害物质，防止细胞内物质外流；③选择性地进行物质交换；④信息传递；⑤细胞识别；⑥膜的抗原属性；⑦细胞粘合和细胞连接。其中最主要的功能之一是细胞膜通透性的选择性，保证膜内外渗透压平衡，使细胞和有机体基本生命活动得以正常进行。蛋白质、多核苷酸、多糖等大分子物质和一些溶液物质不能渗透细胞膜，但细胞能通过胞吞作用和胞吐作用摄入或排出这些大分子。胞吞作用是指细胞表面发生内陷，由细胞膜把环境中的大分子和颗粒物质包围成小泡，然后脱离细胞膜进入细胞内的转运过程。若细胞内吞入较大的固体颗粒或大分子复合物，如细菌、尘粒、细胞碎片和凋亡小体，称为吞噬作用。如果细胞吞入大分子溶液物质或极微小颗粒物质，则称为吞（胞）饮作用。同样，细胞内某些物质也可由膜包围成小泡，从细胞内移至细胞膜下方，然后小泡膜与细胞膜融合，把物质排到细胞外，称为胞吐作用（图2-4）。不同细胞的膜功能各自侧重，同一细胞不同部位的膜功能也有不同。

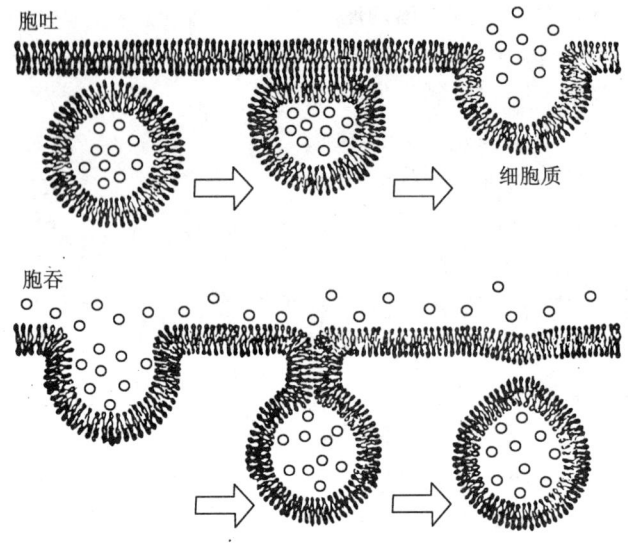

图 2-4 细胞膜的胞吞和胞吐作用示意图

(二) 细胞质

细胞质（cytoplasm）简称胞质或胞浆，生活状态为透明胶状物，在常规固定标本染色片常呈颗粒状。细胞质是细胞的代谢中心。它由基质、细胞器和包涵物三部分组成。

1. 基质 具有较强的液体性，有时呈粘稠状，实际上是一种液晶态。其化学成分复杂，构成细胞的内环境，细胞器和包涵物悬浮于基质中，基质对细胞的生命活动有重要作用。

2. 细胞器 胞质内具有一定形态结构和特殊功能的有形成分，称为**细胞器**。细胞的主要功能多由细胞器完成，是细胞代谢的关键结构。光镜下只能看到线粒体、高尔基复合体、中心体和体积大的溶酶体等 4 种细胞器，而核糖体、内质网、小溶酶体、过氧化物酶体和细胞骨架等细胞器需应用电镜才可观察到结构（图 2-5）。

(1) **线粒体**（mitochondria） 光镜观察特殊染色标本常呈短线状或颗粒状。电镜下线粒体多为椭圆形，结构特殊，具有内、外两层单位膜和内、外两室。外膜光滑，内膜向内折叠形成线粒体嵴，与线粒体长轴垂直，线粒体嵴的形态主要有板状嵴和管状嵴两种，因细胞性质不同而异。外膜与内膜之间形成的腔隙称外室，内膜封裹而成的囊腔称内室（图 2-6）。线粒体是"酶库"，有线粒体酶 120 余种。线粒体的主要功能是在线粒体内进行一系列氧化过程，使 ADP 磷酸化为三磷酸腺苷（ATP），能量储存在 ATP 中，供给细胞活动的能量。

(2) **核糖体**（ribosome） 核糖体由核糖体核糖核酸（rRNA）和蛋白质组成，故又称**核蛋白体**，是细胞内最小的细胞器，直径约 15～25nm，电镜下呈致密颗粒状。由于核糖体含有磷酸基团，易被碱性染料染色，因此在光镜下胞质呈嗜碱性的区域就是核糖体密集部位。

核糖体的功能是合成蛋白质。核糖体可以单个存在，称为单糖体，无蛋白质合成功能。单核糖体由信使核糖核酸（mRNA）串联在一起，则称为多核糖体，具有合成蛋白质的作用。胞质中多核糖体存在有两种形式：一种散在于细胞基质中，称为**游离核糖体**，主要合成结构蛋白质，是细胞本身需要的蛋白质；另一种是附着在内质网表面，称为**附着核糖体**，主要合成输出蛋白质，又称分泌蛋白质，是输送到细胞外的蛋白质。

(3) **内质网**（endoplasmic reticulum，ER） 电镜下内质网是由一层单位膜围成的管

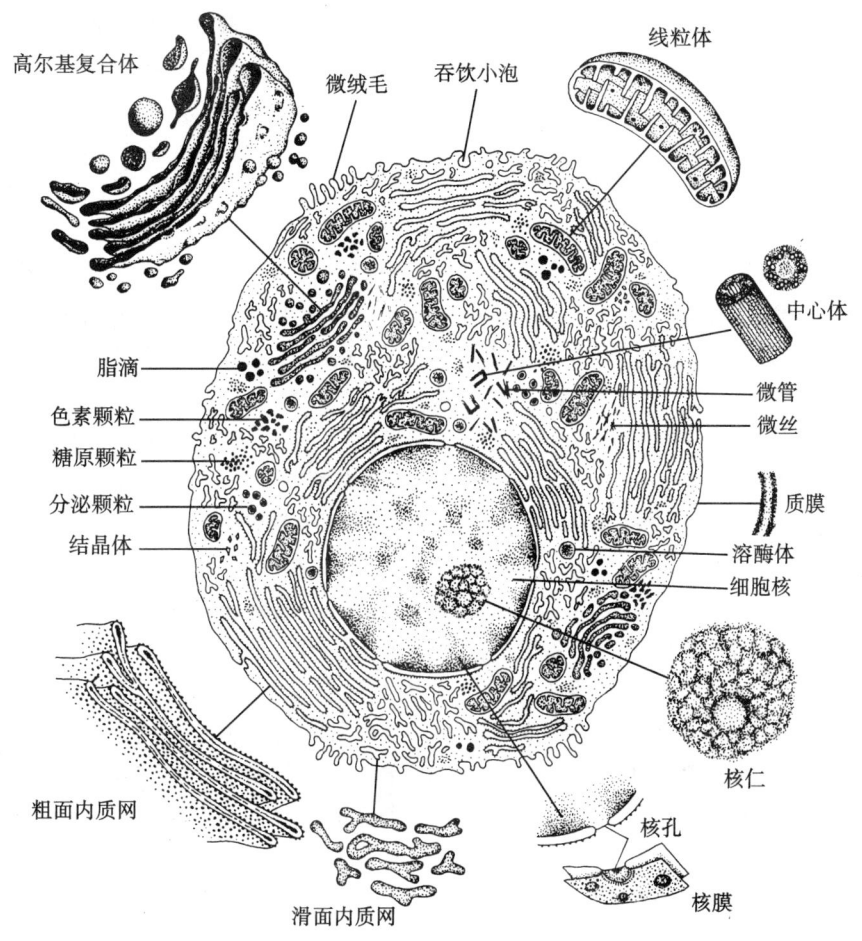

图 2-5 细胞超微结构模式图

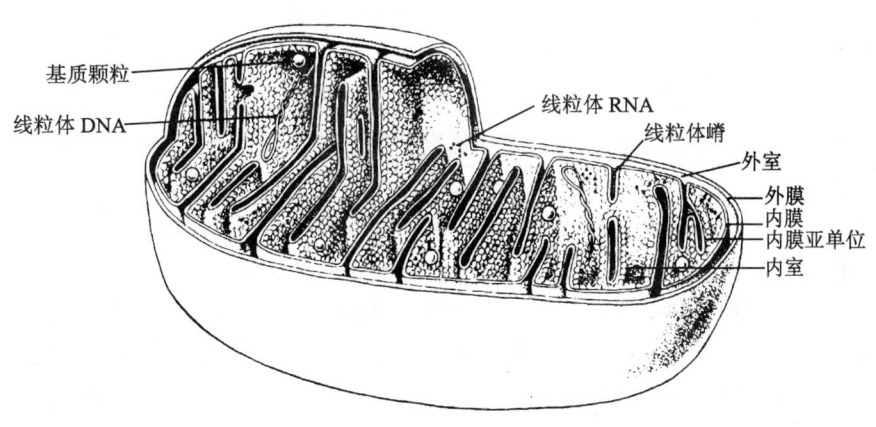

图 2-6 线粒体立体结构模式图

状、泡状和囊状结构，相互连接成网，其内腔相通的膜性管道系统。通常已分化细胞的内质网较发达，而未分化细胞却不发达，而游离核糖体丰富。根据内质网膜表面有无核糖体附着，将内质网分为粗面内质网和滑面内质网两种。

①**粗面内质网**（rough endoplasmic reticulum，RER）：由扁囊（少数为管状和泡状）和

附着在膜表面的核糖体构成。粗面内质网的功能主要是合成分泌蛋白质，另外也参与结构蛋白质的合成。粗面内质网附着核糖体随细胞功能状态的不同而变化，例如分泌功能旺盛的细胞，常以多核糖体形式存在，而且排列紧密，光镜下胞质呈嗜碱性。

②**滑面内质网**（smooth endoplasmic reticulum，SER）：由相互连通的小管或小泡（很少形成囊）构成，表面无核糖体附着，滑面内质网呈嗜酸性。多数细胞滑面内质网较少，有些特化细胞比较丰富，胞质嗜酸性强，如肝细胞和分泌类固醇激素细胞等。滑面内质网的功能复杂，随细胞类型而异，其原因是滑面内质网的化学组成、酶的种类及数量等均有不同。滑面内质网的功能包括参与固醇类激素和脂类的合成（几乎能合成所有生物膜需要的脂类），细胞的解毒作用，储存和调节 Ca^{2+} 浓度，参与糖原的代谢，与胆汁生成及血小板形成有关。

（4）**高尔基复合体**（Golgi complex） 光镜观察银染色或锇酸染色标本呈黑褐色网样结构，故称**内网器**。它是 Camillo Golgi 在 1898 年首先发现的，为纪念高尔基，又命名为高尔基体。电镜下发现它由扁平囊泡、大泡和小泡三部分膜性结构共同组成，故采用高尔基复合体这一名称。扁平囊泡通常由 3~8 层平行排列、囊腔相互连通的扁平囊泡组成。扁平囊泡呈弓形，凹凸两面的形态和功能不同，面向细胞核的一面略凸，称**生成面**；面向细胞膜的游离面略凹，称**成熟面**。小泡散布在生成面多，由单位膜包被，大小不等。小泡由内质网以出芽方式再断离形成，可与扁平囊泡融合，将内质网合成的物质运输到扁平囊泡加工、浓缩。大泡常位于成熟面，是从扁平囊泡成熟面局部球形膨大并脱落而成。高尔基复合体的主要功能是参与细胞的分泌活动，对内质网合成的蛋白质进行加工、浓缩和成熟，成为分泌物如酶原颗粒和粘原颗粒，然后以胞吐方式将其排出。也有些大泡存在胞质中，成为初级溶酶体。

（5）**溶酶体**（lysosome） 近似圆球形，大小不一，最小的直径仅 25~50nm；最大的直径可达几微米，光镜下可见。确定溶酶体的依据，一是由单位膜包被，二是内含多种水解酶，尤其是有标志性的酸性磷酸酶。迄今已知的溶酶体水解酶共有 60 多种，但不同时存在于每种细胞内。溶酶体酶水解蛋白质、脂肪、多糖和核酸等高分子物质以及其他低分子化合物。溶酶体的主要功能是清除细胞的外源性异物及内源性残余物，保护细胞的正常结构和功能。有些细胞的溶酶体的水解酶可通过胞吐作用释放到细胞外，分解消化邻近的细胞外物质。当细胞发生缺氧、中毒等病变时，溶酶体膜受损，水解酶溢出至细胞基质内并被激活，结果导致细胞代谢紊乱和自溶。

根据溶酶体的形成过程和功能状态，将溶酶体分为两类：①**初级溶酶体**，是指刚从高尔基复合体形成并含水解酶，而溶酶体尚未与被消化的底物融合，酶没有活性。②**次级溶酶体**，是初级溶酶体与被消化的细胞内、外底物融合而成，体积较初级溶酶体大。次级溶酶体内的底物被分解后，还有部分不能被消化的底物残渣存留在溶酶体内，则称为残余体。

（6）**过氧化物酶体**（peroxisome） 是由一层单位膜包被的圆形或椭圆形小体，直径为 0.1~0.2μm，光镜难以辨认。电镜观察过氧化物酶体与溶酶体颇为近似，两者容易混淆。但是过氧化物酶体含酶的种类不同于溶酶体，目前已知有 40 种以上，主要是氧化酶、过氧化物酶和过氧化氢酶，由于几乎所有的过氧化物酶体都含有过氧化氢酶，因此过氧化氢酶是过氧化物酶体的标志酶。所以用电镜细胞化学方法能与溶酶体区别。过氧化物酶体的主要功能是对细胞的解毒作用，通过过氧化氢酶的作用，能清除细胞代谢过程中产生的过氧化氢（H_2O_2）对细胞的毒害作用。同时，通过过氧化物酶体中氧化酶的强氧化作用，调节氧的浓度,避免细胞遭受高浓度氧的毒害作用。

(7) **微管**(microtubule) 是一种中空的不分支的小管,粗细均匀,直行或略弯曲,直径约25nm,长度因不同细胞而异,一般为几微米。微管的主要化学成分是微管蛋白,许多微管蛋白首尾相接形成微管蛋白原丝,再由13根原丝环行围成圆筒状的微管。微管存在三种形式,即单微管、二联微管和三联微管。二联微管由A、B两条平行聚集的微管组成,两管相连处共用3根原丝。三联微管由A、B、C三条平行聚集的微管组成,A管与B管、B管与C管相连处分别有3根原丝共用(图2-7)。其中单微管普遍存在于细胞内,二联微管主要构成纤毛和鞭毛的主体结构,三联微管是中心粒和纤毛基体的基本成分。微管的主要功能是构成细胞的支架,维持细胞的形态;参与细胞的收缩与变形运动;参与细胞器的位移和细胞的分裂过程中染色体的定向移动;参与细胞内物质的运送。

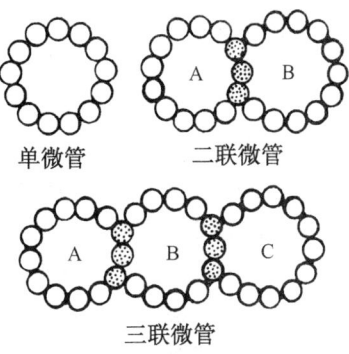

图2-7 三种微管横断面结构模式图

(8) **微丝**(microfilament) 是一种实心细丝状结构,微丝的多寡及分布因细胞而异。根据微丝的粗细不同,可分细微丝和粗微丝两种:①**细微丝**,直径5~7nm,长约1μm,主要由肌动蛋白组成,广泛存在于各种细胞内。②**粗微丝**,直径约15nm,长15μm,由肌球蛋白分子组成,主要见于肌细胞内。微丝的主要功能是构成细胞的支架,维持细胞的形态;参与细胞运动,如肌细胞收缩、细胞微绒毛收缩和细胞变形运动等;参与构成细胞连接。

(9) **中间丝**(intermediate filament) 又称中丝,是指直径介于细微丝与粗微丝之间的一种实心细丝,直径约10nm,长短不一。中间丝的化学成分主要由富含脯氨酸、甲硫丁氨酸和胱氨酸的蛋白质组成,不同于微管和微丝。中间丝的组成成分非常复杂,而且严格按细胞类型分布,例如**张力细丝**又名**角蛋白中间丝**,存在于上皮细胞或外胚层起源的细胞内;**神经中间丝**又称**神经丝**,存在于神经元中;**神经胶质中间丝**又称神经胶质丝,仅存在于神经胶质细胞内。中间丝的主要功能是构成细胞的支架;参与细胞物质定向运输作用;与mRNA的运输有关,并对mRNA的细胞内定位和翻译有决定性作用。目前对中间丝的功能了解尚欠确切和全面,有待进一步研究。

微管、微丝和中间丝共同构成细胞的支架和细胞其他成分的依附支架,以维持细胞固有的特定形态和细胞内各种成分的空间定位,三者共同组成**细胞骨架**。近年研究证实,细胞骨架除了支架作用外,还有其他多种重要功能,日益引起广泛关注。

(10) **中心体**(centrosome) 位于细胞核附近,光镜观察特殊染色标本,可见中心体由中心粒和中心球共同构成。中心粒位于中央,有两个。中心球由中心粒周围特殊分化的细胞质组成。一般在细胞进行有丝分裂时明显可见中心体。电镜下中心粒呈圆筒状,互相垂直,每个中心粒都由9组三联微管组成。中心体的主要功能是参与细胞有丝分裂过程;与微管蛋白的合成和微管的聚合有关;与细胞运动有关。

3. **包涵物** 包涵物(inclusion)是指细胞质内贮存的具有一定形态的各种代谢产物的统称,如糖原、脂类、蛋白质颗粒和色素颗粒等。包涵物的含量和形态结构,因细胞类型及生理功能状态不同而改变。

（三）细胞核

细胞核（nucleus）是储存和传递遗传信息的场所，对细胞代谢、生长、分化、繁殖、衰老和死亡等生命活动起重要的调控作用。除成熟红细胞外，所有的细胞都有细胞核，细胞通常只有一个核，但某些高度分化的细胞有两个或更多的核。核的形状常和细胞形态相适应，如球形、立方形和多边形细胞的核一般为球形，柱状和梭形细胞的核多为椭圆形。细胞核一般位于中央。但有时细胞质内有大量特殊结构形成，核偏向细胞一端或位于周边。核的大小比较恒定，细胞核通常是细胞体积的

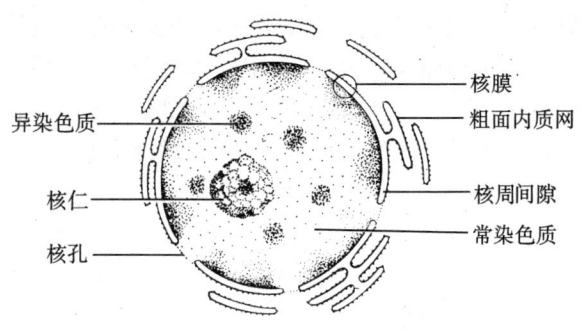

图 2-8　细胞核超微结构模式图

1/3～1/4。细胞核由核膜、染色质、核仁和核基质 4 部分组成（图 2-8）。

1. **核膜**　电镜观察**核膜**（nuclear membrance）由内、外单位膜及两层膜之间的腔称核周间隙共同组成。核膜外层表面有核糖体附着，结构类似粗面内质网。在某些部位还与粗面内质网相连接，核周间隙与内质网腔相通。核膜最明显的特征是有很多环行孔道，称**核孔**（图 2-5）。核膜的主要功能是屏障、物质交换、酶分子支架和基因调控阀门等作用。

2. **染色质**　**染色质**（chromatin）最初是指光镜下细胞间期核内易被碱性染料深染的物质。染色质的主要化学成分是脱氧核糖核酸（DNA）和蛋白质。根据间期核内染色质的形态不同，将染色质分为异染色质和常染色质两种。**异染色质**是指光镜下着色深，呈颗粒状或小块状的结构，电镜下异染色质是 DNA 分子高度螺旋、折叠而成，功能上处于静止状态，不转录或转录活性低。**常染色质**则不被染色，光镜下看不见，电镜观察实际上是 DNA 处于松散伸展的部分，其转录功能较活跃。因此细胞核染色深浅可反映细胞的代谢活跃程度。在细胞分裂时，染色质整体 DNA 分子高度凝集、变粗、变短，成为一条条**染色体**。因此异染色质、常染色质和染色体都是同一种物质在细胞不同时期不同功能状态中所呈现的不同构象。染色体是遗传物质的载体。人类体细胞的染色体为 23 对共 46 条，其中 22 对为常染色体，1 对为性染色体，男性为 XY，女性为 XX。

3. **核仁**　**核仁**（nucleolus）光镜下常为圆形，1～2 个，个别细胞无核仁。核仁位置、数量及大小随细胞类型和功能状态而改变。一般是蛋白质合成快、生长旺盛的细胞，核仁较多且大；相反，蛋白质合成不活跃的细胞，核仁少甚至缺如。电镜观察核仁无膜包被，外形不规则，主要由纤维和颗粒组成。核仁的主要化学成分是蛋白质和核糖核酸（RNA），它的主要功能是参与核糖体形成。

4. **核基质**　**核基质**（nuclear matrix）的传统概念是指细胞核内无定形粘稠液体，故又称核液。近年发现核基质除液体成分外，还呈现三度空间的细丝网架，被称为**核内骨架**。它与核纤层（位于核膜内层内表面的网格状纤维蛋白质）相连接，共同组成核骨架，保持细胞核的一定形状。

三、细胞分裂繁殖与生长发育

(一) 细胞分裂

细胞分裂(cell division)是细胞繁殖的方式,细胞分裂繁殖使生命得以延续和种族繁衍。细胞分裂是一个连续变化过程,先是细胞核分裂,继而细胞质分裂。人类体细胞分裂方式有两种:有丝分裂与无丝分裂。生殖细胞分裂方式是成熟分裂,又称减数分裂。

1. 有丝分裂　**有丝分裂**(mitosis)又称间接分裂,是最主要的细胞分裂方式。光镜下可见细胞分裂过程中出现细丝,故称有丝分裂。根据形态变化将有丝分裂过程分为前期、中期、后期和末期四个时期(图2-9)。

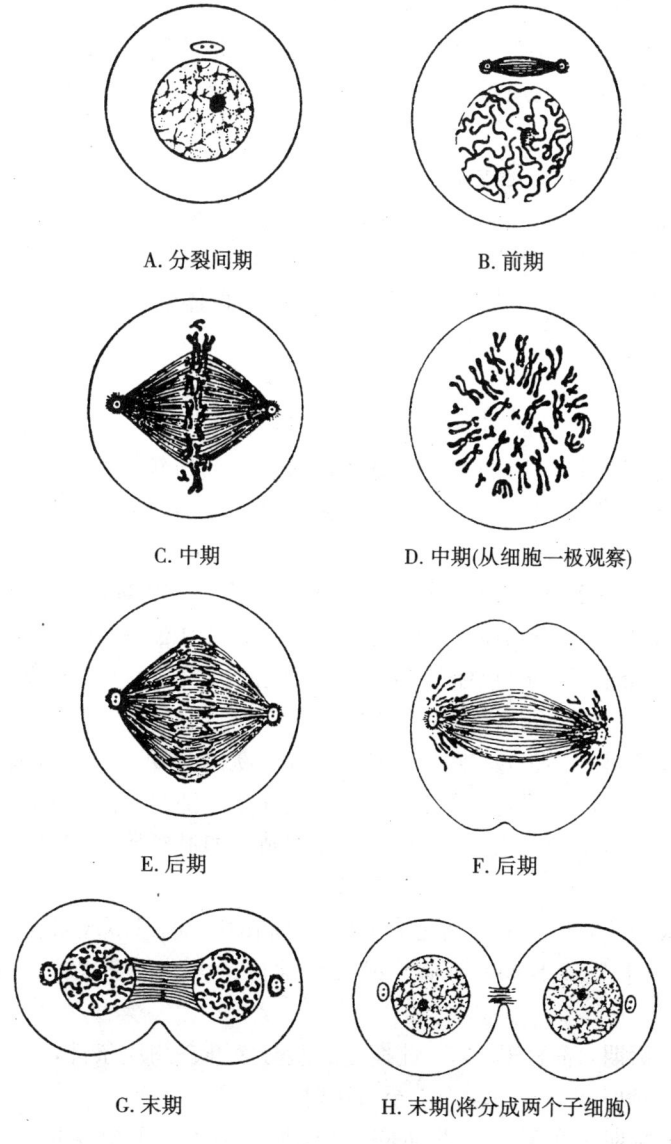

图2-9　细胞有丝分裂模式图

(1) **前期** 核染色质形成染色体，DNA复制，含量为正常的1倍。进而染色体纵裂为两条染色单体，但有着丝点相连。中心粒复制成两对并向细胞两极移动，两中心粒之间由许多微管相连，形成纺锤体。核膜碎解和核仁缩小消失，标志前期结束。

(2) **中期** 核膜、核仁完全消失。主要特征是染色体高度致密，排列在靠近赤道板上。两个中心粒移至细胞两极，纺锤体发达。

(3) **后期** 主要特征是纵裂的两条染色单体已在着丝点完全分离，并开始向两极移动。相当于赤道板部位的细胞膜出现环状缩窄。当染色体在两极合并成团，两组染色体团之间，仍残留有纺锤体，标志后期结束。

(4) **末期** 开始的标志是两组染色体不再向两极迁移。每组染色体周围形成新的核膜，染色体解开螺旋成为染色质，核仁重新出现。细胞拉长，细胞继续缩窄，细胞质分裂，最终形成分开的两个子细胞。

2. **无丝分裂** 无丝分裂（amitosis）又称**直接分裂**，人体很少见。细胞分裂过程简单而迅速，首先是细胞核拉长，呈哑铃形，随后在胞质赤道板凹陷，细胞核及细胞质断开，分裂成2个细胞。分裂前，遗传物质进行复制增倍，分裂时核膜、核仁不消失，也不形成染色体。

3. **减数分裂（meiosis）** 是生殖细胞的一种特殊有丝分裂方式，它比有丝分裂分裂过程复杂，减数分裂的主要特征：要进行两次连续的细胞分裂，即第一次减数分裂和第二次均等分裂；在减数分裂过程中，有同源染色体配对与非姐妹染色单体间遗传物质交换；减数分裂结果是1个生殖细胞形成4个具有不同遗传物质、染色体数目减半的生殖细胞。

(二) 细胞周期

细胞周期（cell cycle）又称细胞增殖周期或细胞生命周期，是指细胞从前次分裂结束后开始，到下一次分裂终了所经历的一段细胞生命过程。繁殖较快细胞的细胞周期为16~24小时。细胞周期理论和知识对解决临床医学某些问题有重要意义。细胞周期分为两个阶段（图2-10）：分裂间期和分裂期。

1. **分裂间期** 分裂间期一般持续时间较长，占整个细胞周期的90%以上。光镜和电镜观察除细胞体积增大外，细胞其他形态无明显变化，细胞内部的主要改变是一系列生物化学的变化，如合成大量蛋白质，染色体的DNA进行复制。根据DNA合成程序，分裂间期可分为三个时期：DNA合成前期、DNA合成期和DNA合成后期。

(1) **DNA合成前期** 简称G_1期，是细胞合成活跃的时期，积极合成RNA，形成结构蛋白和酶蛋白，并为DNA复制作物质准备。G_1期持续时间长短，因细胞类型而异。也有些细胞长期停滞在G_1期，在一定条件下才继续增殖，如肝细胞。还有的细胞终生处于G_1期，如神经细胞。

(2) **DNA合成期** 简称**S**期，是完成DNA复制的时期，DNA含量增加1倍，并精确复制染色体。细胞一旦进入S期，细胞增殖活动即可持续进行下去。S期持续时间比较恒定，为7~8小时。

(3) **DNA合成后期** 简称G_2期，此期为细胞分裂准备物质条件，进行新的RNA和蛋白质合成。G_2期持续时间短，平均为1至数小时。

2. **分裂期** 分裂期简称**M**期，此期是1个细胞分裂为2个相等的子细胞，持续时间较短，一般只需1~2小时，占整个细胞周期时间不足10%。人体细胞种类繁多，不同的细胞

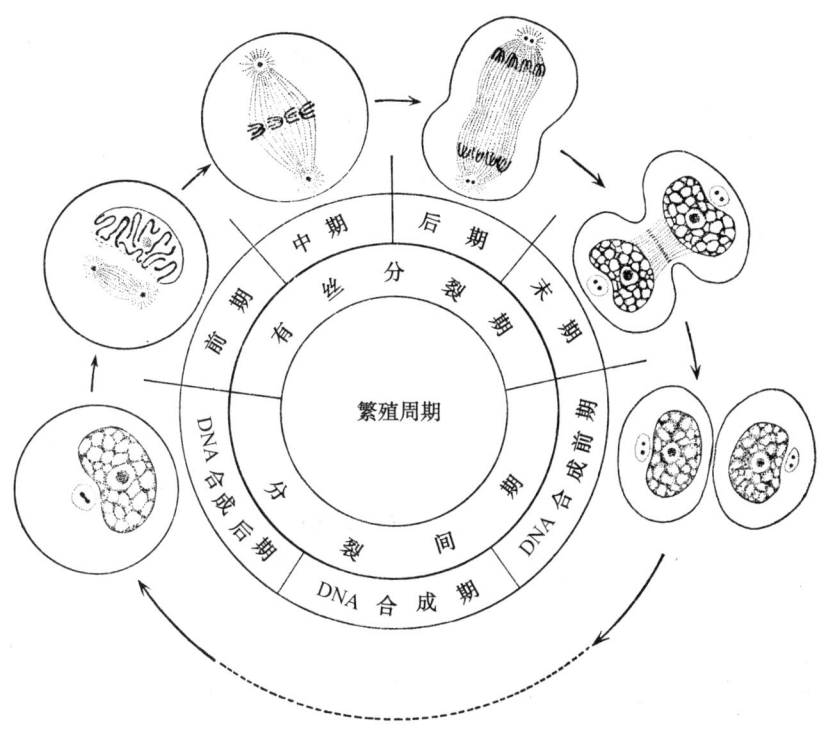

图 2-10 细胞周期示意图

分裂能力有所不同。有些细胞可持续进行分裂活动，如干细胞。而有些细胞高度分化，完全丧失分裂能力，称为**终末细胞**，如成熟的红细胞、粒细胞和精子细胞等。

（三）细胞分化、衰老和死亡

机体的绝大部分细胞都经过由未分化到分化、衰老和死亡的历程，因此，细胞分化、衰老和死亡是细胞生命活动的规律，也是细胞的生命现象。

1. 细胞分化　**细胞分化**（cell differentiation）是指幼稚或原始细胞经过分裂产生形态结构、生理功能和蛋白合成等方面有差异的细胞过程。有机体整个生命进程中都有细胞分化活动，尤以胚胎时期最典型。一个细胞能发育成完整个体，称为**全能性细胞**，受精卵至 8 细胞时期，都是全能性细胞。三胚层的分化潜能出现一定局限性，一般只发育成本胚层的组织器官，这种细胞称**多能性细胞**。在成体细胞中，还保留少数未分化细胞，一旦需要，可分化新的细胞。

2. 细胞衰老　**细胞衰老**（cellular aging）是指细胞内部结构的退变和生理功能衰退。人体绝大多数细胞的寿命与机体的寿命不相等，各种细胞寿命差异很大。短寿细胞容易见到衰老现象，而长寿细胞仅在个体晚年才见衰老现象。细胞衰老的形态结构的主要改变是：细胞收缩、体积缩小；线粒体数目减少，体积增大；细胞核染色质凝聚、核固缩等。同时细胞生化反应发生变化，如氨基酸和蛋白质合成速率下降，细胞内酶的含量及活性降低。

3. 细胞死亡　**细胞死亡**（cellular death）有凋亡（apoptosis）和坏死（necrosis）两种类型。**细胞凋亡**是由基因控制的自主有序的生理性死亡，如同树叶的自然凋落一样。细胞凋亡一般又称**程序性细胞死亡**（programmed cell death，PCD）。严格地讲，细胞凋亡和 PCD 的概念有区别，细胞凋亡是指由于外界因子作用或细胞免疫介导等原因引起的程序化或非程序化的死亡,并强调特有的形态变化过程。而 PCD 是偏重功能方面的概念,主要是指胚胎发育过程中,某些细胞按照预定的严格程序主动进行的生理死亡。但细胞凋亡和 PCD 的发生过程与典型的形态变化相似。

细胞凋亡的形态结构变化早期是细胞体积缩小,胞质浓缩而染色较深,细胞核深染,染色质凝聚成块状,呈花瓣样或聚集在核膜下呈新月状,细胞膜完整,细胞器结构基本正常。随后的变化是细胞核固缩,或裂解成多个微粒块。细胞膜内陷包围细胞器和微粒块状,向外形成芽状突起并脱落,成为大小不等的膜包围细胞器和染色质微粒块的小体,称为**凋亡小体**。细胞凋亡过程中细胞膜始终完整,溶酶体不破裂,细胞内容物不外溢,故不引起组织炎症反应(图 2-11)。细胞凋亡最具特征的生物化学变化是细胞核 DNA 降解。

细胞坏死和细胞凋亡有本质的区别,细胞坏死是病理刺激引起的细胞死亡,它的形态结构和生物化学变化及结局与细胞凋亡完全不同。

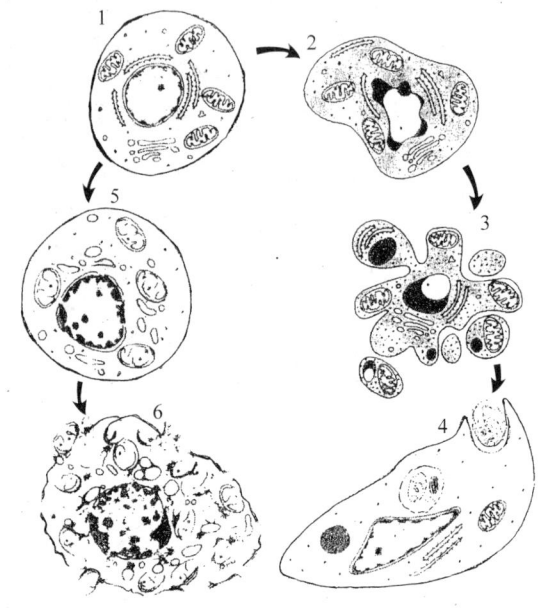

图 2-11 凋亡(右)的形态改变及其与坏死(左)比较模式图

1. 正常细胞;2. 凋亡发生早期,核染色质致密,彼此分离,有核泡形成,细胞器和胞浆浓缩;3. 凋亡细胞进一步降解,出现核分叶,核碎裂成边界清楚的块状,细胞表面明显下陷,形成伪足样的突起,然后断裂成膜包绕的凋亡小体;4. 凋亡小体为邻近细胞吞噬及消化,不引起组织的炎症反应;5. 进入坏死的细胞改变为核染色质的凝集边界不清,细胞器肿胀,线粒体基质呈絮状致密化改变;6. 细胞膜破坏,引起组织的炎症反应

小 结

1. 细胞是人体的结构、功能和发育的基本单位,细胞由细胞膜、细胞质和细胞核三部分组成。

2. 细胞膜很薄,光镜难以分辨。电镜下由三层组成,呈两暗夹一明的图像,它是所有生物膜的共同结构特征,因此称单位膜。细胞膜的分子结构可用液态镶嵌模型解释,这一模型的基本内容是,流动的脂类双分子层构成膜的连续主体,球形蛋白质分子以各种形式镶嵌在脂类双分子层中。

3. 细胞器是细胞质中具有一定形态结构和特殊功能的有形成分。多数细胞器电镜下才可见。由于核糖体易被碱性染料染色,光镜下胞质呈嗜碱性的区域,就是游离核糖体或粗面内质网密集的部位。线粒体供给能量。核糖体合成蛋白质。粗面内质网主要合成分泌蛋白质。滑面内质网功能复杂,随细胞类型而异。高尔基复合体参与细胞的分泌活动和形成初级溶酶体。溶酶体能清除细胞外源性异物及内源性残余物。细胞骨架由微管、微丝和中间丝共同组成,维持细胞的特定形态,并且有其他功能。

4. 细胞核由核膜、染色质、核仁和核基质 4 部分组成。染色质的主要化学成分是 DNA 和蛋白质，分为异染色质和常染色质两种。异染色质着色深，呈颗粒状或块状，功能处于静止状态。常染色质不被染色，光镜下看不见，功能较活跃。细胞分裂时，染色质 DNA 分子高度凝集，增粗、变短，成为染色体。异染色质、常染色质和染色体都是同一种物质在细胞不同时期、不同功能状态中所呈现的不同构象。人类体细胞共 23 对染色体，其中 22 对为常染色体，1 对为性染色体。染色体是遗传物质的载体。核仁的主要化学成分是蛋白质和 RNA，主要功能是参与核糖体形成。

5. 细胞繁殖以细胞分裂方式进行，有丝分裂是人体细胞的最主要的分裂方式，减数分裂见于生殖细胞。

6. 细胞周期是指细胞从前次分裂结束后开始，到下一次分裂终了所经历的过程，分为两个阶段：分裂间期和分裂期。分裂间期又可分 G_1 期、S 期和 G_2 期。

7. 细胞分化、衰老和死亡是细胞生命活动的规律。细胞分化是指幼稚细胞经过分裂产生形态结构、生理功能和蛋白质合成等方面有差异的细胞过程。细胞衰老时，细胞的形态结构、代谢和功能均发生明显衰退。细胞凋亡是由基因控制的自主有序的生理性死亡，主要形态结构变化是细胞核固缩或裂解成碎块，凋亡小体形成，细胞膜完整。

联系病理和临床

1. **细胞膜与疾病** 细胞膜具有多种重要功能，细胞膜结构和特性的改变，都将引起细胞发生病理变化，导致人体疾病发生。例如正常细胞变为癌细胞最明显的特征之一，就是细胞膜原有抗原发生改变，膜表面抗原消失。正常细胞生长到彼此相互接触时便停止增殖，称为接触抑制。而癌变细胞的接触抑制功能丧失，细胞无限制地生长，使细胞重叠成堆。而且癌细胞彼此间粘着力和亲和性降低，脱落分散，易于扩散转移。由此可见细胞癌变与细胞膜的改变有密切关系，因此，有人将肿瘤称为膜分子病。

2. **人工生物膜在医药学领域中的应用** 近年研究用人工生物膜作为药物的转运载体已成为热点，并在医药学领域得到较广泛的应用，例如用哺乳动物细胞膜中的磷脂和胆固醇制备脂质体膜，其性质似生物膜。将药物包封在脂质体膜中，在人体内药物释放延缓，延长作用时间，从而提高药物的疗效，减少不良反应，减少药物用量。

3. **溶酶体与疾病** 溶酶体膜或酶活性异常，均可引起相应的疾病。例如常见的工业职业病——矽肺，是由于长期吸入二氧化矽（硅）粉尘，矽尘颗粒被肺巨噬细胞吞噬，积聚在溶酶体内，并形成矽酸，使溶酶体膜破裂，大量水解酶释出于胞质中，引起细胞自溶、死亡。被释放的矽尘颗粒被其他巨噬细胞吞噬,这种过程反复进行,导致大量巨噬细胞死亡,死亡的巨噬细胞释放巨噬细胞纤维化因子,刺激成纤维细胞产生大量胶原纤维,使肺发生纤维化和形成矽结节,结果导致肺功能严重障碍。用克矽平治疗矽肺,其原理是克矽平的氢原子能与矽酸分子结合,阻止矽酸破坏溶酶体膜。

4. **细胞周期理论与肿瘤治疗**　细胞周期理论和知识为肿瘤治疗提供依据。肿瘤是由于失去正常的调控,细胞异常增生的结果。肿瘤细胞主要有增殖群细胞和非增殖群细胞(主要是静止期 G_0 期细胞)组成。增殖群细胞的细胞周期也可分为 G_1、S、G_2、M 4 个时期,而且绝大多数肿瘤细胞的细胞周期时间和它相应的正常细胞是相同的。根据抗肿瘤药物对增殖细胞群细胞周期的作用分两类:一是周期非特异性药物,主要杀灭细胞周期各期细胞,如烷化剂和抗癌抗生素。二是周期特异性药物,仅对细胞周期的某一期有较强的作用,如抑制核酸合成的 5-氟尿嘧啶和 6-巯基嘌呤等药物对 S 期作用显著;对 M 期作用强的如长春碱等。而 G_0 期细胞的代谢水平低,对抗癌药物敏感性低,往往是肿瘤治疗后复发和转移的原因,是肿瘤化疗的主要障碍。

5. **细胞凋亡与疾病**　细胞凋亡与许多疾病发生有关。机体的生存取决于机体细胞增殖与细胞凋亡之间的平衡,如果平衡被打破,则机体出现诸种病态。当今已将细胞凋亡与细胞生长放在同等重要的地位,并成为当前生命科学与医学领域的研究热点。由于细胞凋亡减少及细胞存活增加引起的疾病,包括自身免疫疾病如系统性红斑狼疮、风湿性关节炎、牛皮癣、结肠炎等,还有癌症和某些病毒性疾病。细胞凋亡增加引起的疾病,涉及神经退行性疾病如阿尔茨海默病、帕金森病、舞蹈病等。为此采取特异性措施,有效地促进或阻抑细胞凋亡,可望预防或治疗此类疾病。

(祝继明　何爱民)

第三章 上皮组织

一、上皮组织的组成和分类

上皮组织（epithelial tissue）简称上皮（epithelium），是由许多紧密排列的细胞和少量的细胞间质组成。上皮组织主要分为被覆上皮和腺上皮两大类，具有保护、分泌、吸收和排泄等功能，但人体不同部位和不同类型的上皮其功能有所差异。某些器官的上皮细胞特化为有收缩能力的肌上皮细胞，某些器官的上皮细胞特化为能感受特殊刺激的感觉上皮细胞。

二、被覆上皮

（一）被覆上皮的特点

一般所说的上皮是指被覆上皮，被覆上皮具有以下特点：①细胞多且排列紧密，细胞间质少，上皮呈膜状分布于人体外表或体内管、腔、囊的腔面，构成器官的边界，故被覆上皮又称边界上皮；②上皮细胞有明显的极性，即细胞的两端在结构和功能上具有明显的差别。一面朝向体表或腔面，称游离面；相对的另一面，称基底面。基底面附着于基膜上，借此与深部结缔组织相连。③上皮内一般无血管，其营养由深部结缔组织内的血管透过基膜供给；④上皮内有丰富的神经末梢。

（二）被覆上皮的类型

被覆上皮（covering epithelium）根据细胞排列的层数及细胞的形状，可分为下列类型（表3-1）。

表 3-1 被覆上皮的分类及主要分布

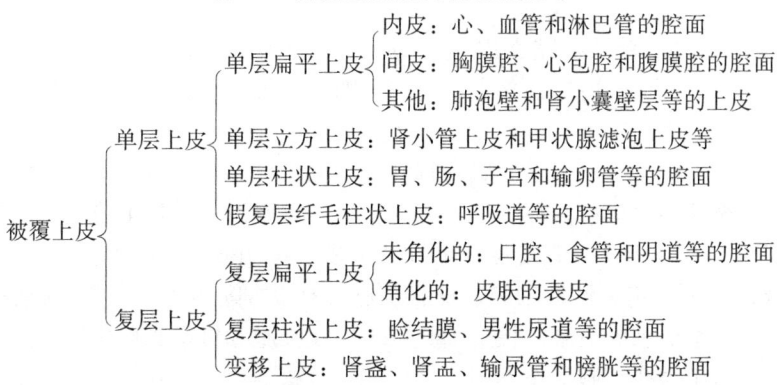

（三）被覆上皮的结构

1. 单层扁平上皮　**单层扁平上皮**（simple squamous epithelium）又称单层鳞状上皮，

主要由一层扁平似鱼鳞状的细胞组成。表面观：细胞为多边形或不规则形，边缘呈锯齿状，互相嵌合；核椭圆形，位于细胞中央。垂直切面观：细胞扁薄，胞质很少，含核部分略厚（图3-1）。衬贴在心血管和淋巴管腔面的单层扁平上皮，称**内皮**（endothelium）。内皮表面光滑，有利于物质交换和血液、淋巴液的流动。分布在胸膜腔、心包腔和腹膜腔内表面的单层扁平上皮，称**间皮**（mesothelium）。间皮表面湿润、光滑，减少器官间的磨擦，便于内脏活动。

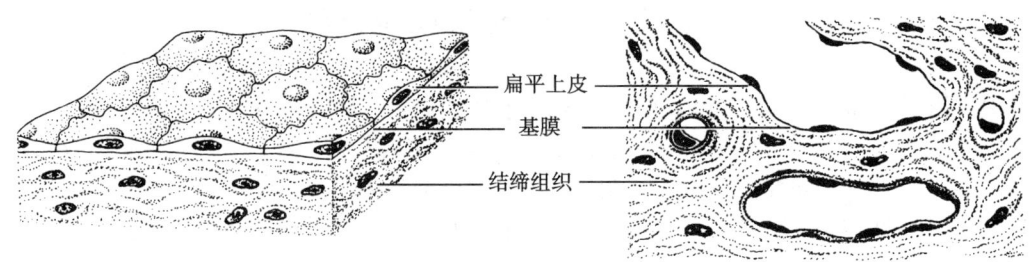

图3-1 单层扁平上皮图

2. 单层立方上皮　**单层立方上皮**（simple cuboidal epithelium）主要由一层近似立方形细胞组成。表面观：细胞呈多边形；垂直切面观：细胞大致呈正方形，核圆，位于中央（图3-2）。此种上皮有分泌和吸收功能。

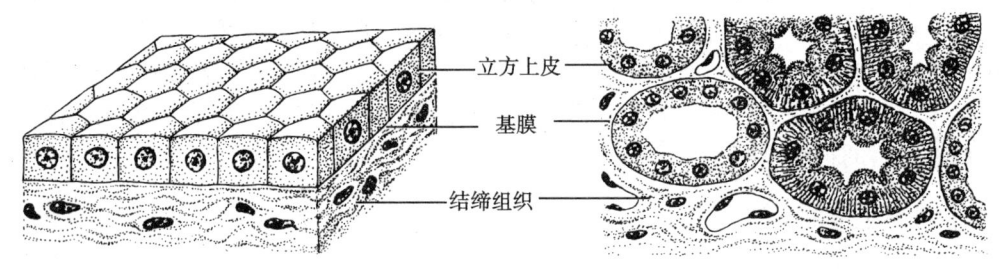

图3-2 单层立方上皮图

3. 单层柱状上皮　**单层柱状上皮**（simple columnar epithelium）主要由一层棱柱状细胞组成。表面观：细胞呈多边形；垂直切面观：细胞为长方形，核长椭圆形，多靠近细胞基底部（图3-3，彩图3）。此种上皮有吸收或分泌功能。在小肠的单层柱状上皮中，还夹有单个的杯状细胞（goblet cell），细胞形似高脚酒杯，底部狭窄，含深染的三角形或扁圆形核，顶部膨大，胞质充满粘原颗粒。杯状细胞分泌粘液，可润滑和保护上皮。

4. 假复层纤毛柱状上皮　**假复层纤毛柱状上皮**（pseudostratified ciliated columnar epithelium）主要由梭形细胞、锥形细胞、柱状细胞和杯状细胞组成。柱状细胞和杯状细胞顶部达上皮游离面；锥形细胞最矮；梭形细胞位于柱状细胞和锥形细胞之间，所有细胞基部都附着于基膜上。由于这些细胞形态不同、高低不一，核的位置不在同一平面上，从垂直切面观，貌似复层，而实为单层。且由于柱状细胞游离面有纤毛，故称为假复层纤毛柱状上皮（图3-4，彩图4）。此种上皮有保护和分泌功能。

5. 复层扁平上皮　**复层扁平上皮**（stratified squamous epithelium）较厚，主要由多层

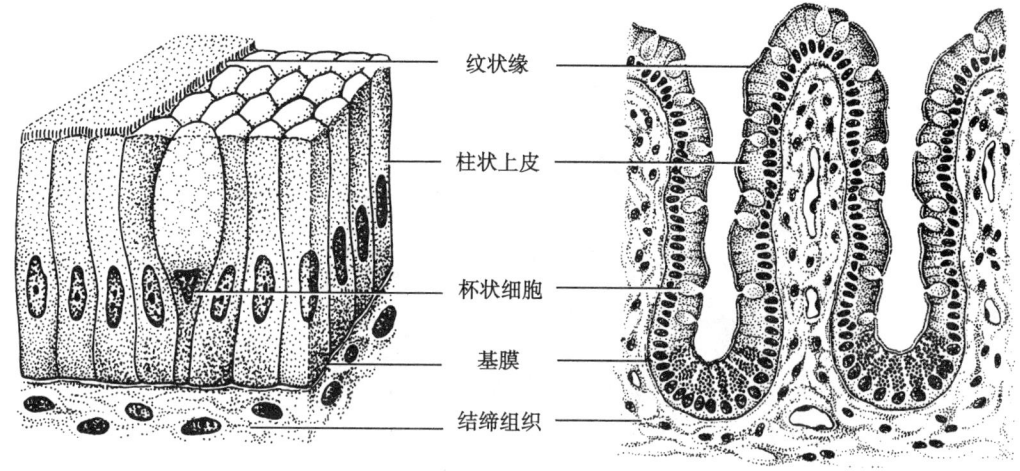

图 3-3　单层柱状上皮图

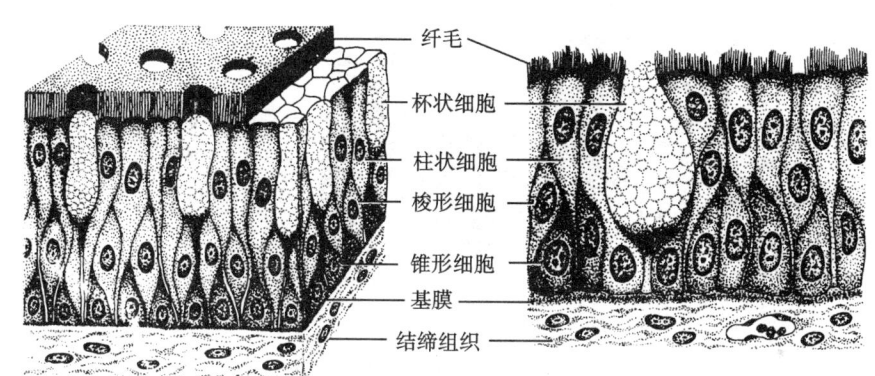

图 3-4　假复层纤毛柱状上皮图

细胞组成，因表层为数层扁平鳞片状细胞，故又称复层鳞状上皮（图 3-5，彩图 5）。垂直切面观：中间数层由深至浅为多边形和梭形细胞；紧靠基膜一层的基底细胞为低柱状或立方形，较幼稚，具有较强的分裂增殖能力。上皮与深部结缔组织的连接面凹凸不平，可增加两者的接触面积，保证上皮的营养供应，并使连接更加牢固。复层扁平上皮分为两种：①角化复层扁平上皮（keratinized stratified squamous epithelium），浅层细胞逐渐退化，核消失，胞质充满嗜酸性的角蛋白；②未角化复层扁平上皮（nonkeratinized stratified squamous epithelium），浅层细胞有核，胞质含角蛋白少。复层扁平上皮耐磨擦，具有较强的机械性保护作用，并可阻止异物入侵。

6. 变移上皮　变移上皮（transitional epithelium）又称移行上皮，主要由多层细胞组成，细胞形状和层数可随所在器官容积的大小变化而改变。如膀胱空虚缩小时，上皮变厚，细胞层数增多，表层细胞呈大立方形或矩形，体积较大，有的细胞含两个核，细胞游离端的胞质浓缩，嗜酸性较强，形成壳层，有防止尿液侵蚀作用；中间数层细胞呈多边形；基底层细胞为矮柱状或立方形。膀胱充盈扩张时，上皮变薄，细胞层数减少，细胞形状变扁（图 3-6，彩图 6）。

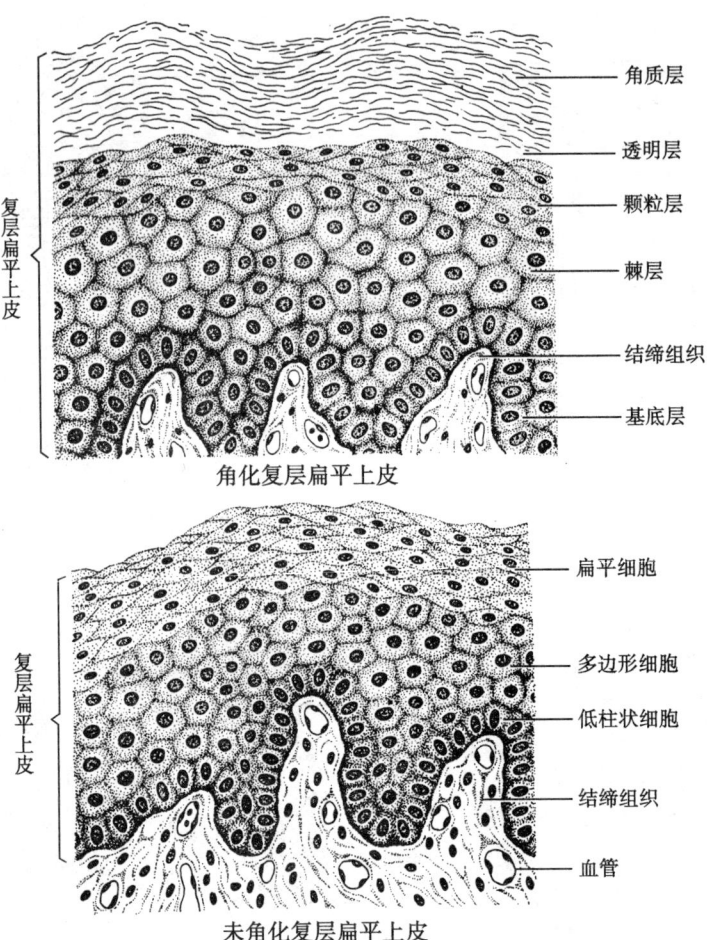

图 3-5 复层扁平上皮光镜结构模式图

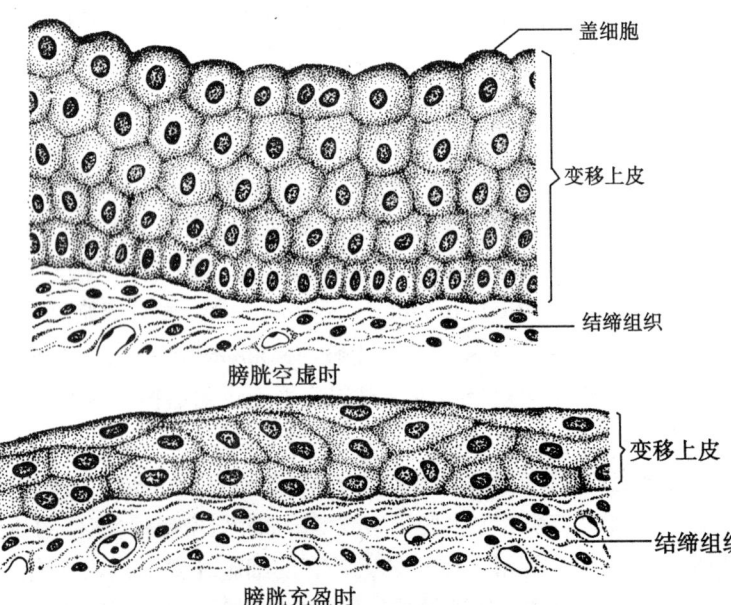

图 3-6 变移上皮光镜结构模式图

三、腺上皮和腺

以分泌功能为主的上皮称**腺上皮**（glandular epithelium），以腺上皮为主要成分构成的器官称**腺**（gland）。

腺分为外分泌腺和内分泌腺两类。外分泌腺（exocrine gland）由分泌部和导管两部分组成。分泌部又称腺泡，呈管状、泡状或管泡状，一般由单层细胞围成，通过导管与被覆上皮连接，将分泌物排到体表或体内管腔。内分泌腺（endocrine gland）无导管，腺细胞的分泌物称激素，直接进入腺细胞周围的毛细血管和毛细淋巴管内（见第12章）。

四、上皮组织的特殊结构

上皮组织与其功能相适应，在上皮细胞的各个面常形成不同的特殊结构，一般由细胞膜和细胞质构成，有的还有细胞间质参与。但是这些特殊结构并非都是上皮组织所特有，也可见于其他组织的细胞或细胞之间。

（一）上皮细胞的游离面

1. **微绒毛** 微绒毛（microvilli）是上皮细胞游离面伸出的细小的指状突起（图3-7），直径约0.1μm，长度因细胞种类不同而有很大差别，一般在电镜下才能辨认。微绒毛表面为细胞膜，胞质内含有许多纵行的微丝；微丝下端与终末网相连（终末网位于上皮细胞顶部，由许多横行交织的微丝网构成，微丝末端附着于中间连接）。微绒毛的作用是扩大细胞的表面积，有利于细胞的吸收功能。

2. **纤毛** 纤毛（cilia）是上皮细胞游离面伸出较粗而长的突起，直径约0.2μm，长5～10μm，光镜下清晰可见。电镜下，纤毛表面为质膜，胞质内含纵行排列的微管，微管排列有规律，中央有2条单独的微管，周围有9组二联微管，即9+2结构（图3-8）。纤毛能朝一定方向进行节律性摆动，许多纤毛的协调摆动像风吹麦浪起伏，将粘附在纤毛表面的粘液和灰尘、细菌等异物推送到咽部，以痰的形式排出。

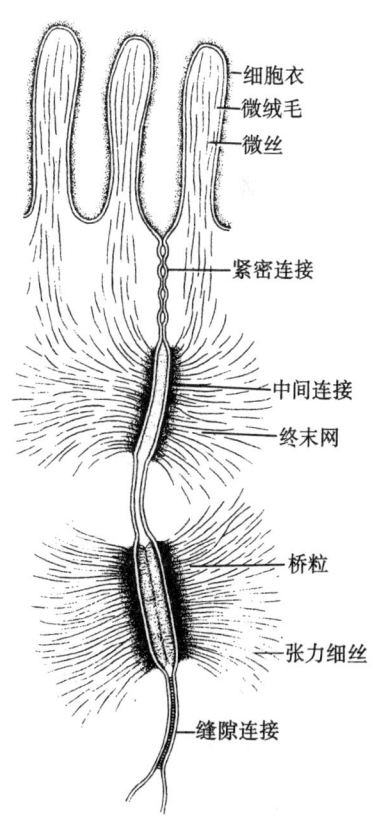

图3-7 细胞连接超微结构模式图

（二）上皮细胞的侧面

上皮细胞排列紧密，细胞间隙很窄，细胞相邻面某些区域特化形成一定的连接结构，称为细胞连接（cell junction）。它们的主要功能是加强细胞之间的机械性连接或传递信息，对维持组织结构的完整性和协调细胞功能有重要意义。细胞连接结构只能在电镜下观察到。常见的细胞连接有以下四种：

1. **紧密连接** 紧密连接（tight junction）又称闭锁小带，位于上皮细胞顶端侧面，呈

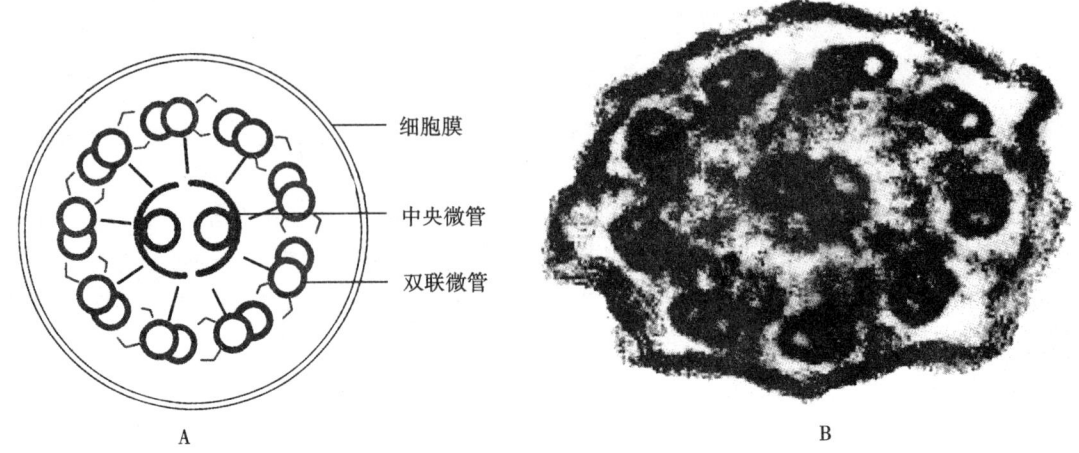

图 3-8 纤毛横断面图
A. 纤毛横断面示意图；B. 纤毛横断面电镜像

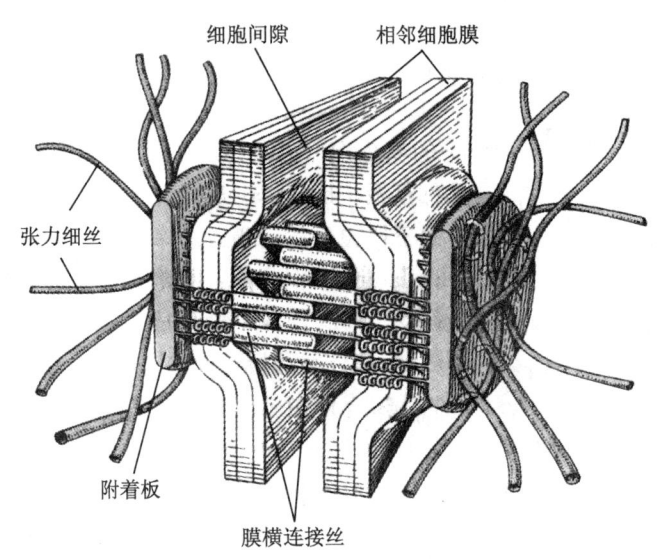

图 3-9 桥粒超微结构模式图

带状环绕细胞。相邻上皮细胞质膜外层间断性互相融合，细胞间隙消失（图 3-7）。紧密连接除有机械性的连接作用外，还具有屏障作用。

2. 中间连接　**中间连接**（intermediate junction）又称粘着小带，位于紧密连接下方，呈环行带状环绕上皮细胞顶部。相邻细胞的细胞间隙内充满横行的细丝状物，连接相邻的细胞膜，质膜的胞质面附有致密物质和终末网（图 3-7）。中间连接具有粘着、保持细胞形状和传递细胞收缩力的作用。

3. 桥粒　**桥粒**（desmosome）又称粘着斑，呈圆盘状，位于中间连接的深部。连接区细胞间隙内充满丝状物，中央有一条致密的中间线，由细丝状物交织而成。相邻细胞膜的胞质面有致密物质构成的附着板，从附着板发出一些细丝，穿过细胞膜，伸入细胞间隙，与中间线的细丝网相连。胞质中的张力细丝附着于板上并折成襻状返回胞质（图 3-7、图 3-9）。桥粒连接很牢固，像铆钉样将两个细胞铆在一起，在易受牵拉的组织中桥粒最丰富，例如口腔、食管、皮肤等处的复层鳞状上皮中。

4. 缝隙连接　缝隙连接（gap junction）又称通讯连接，呈斑状。连接处细胞间隙仅 2~3nm，相邻细胞质膜间有许多直径为 2nm 的小管通连（图 3-10）。离子和小分子物质可以通过小管进行交换，传递化学信息和电冲动。

上述 4 种细胞连接中，如果有两种或两种以上的细胞连接同时存在，称连接复合体（junctional complex）。

（三）上皮细胞的基底面

1. 基膜　基膜（basement membrane）又称基底膜，位于上皮组织基底面与结缔组织之间，为一层薄膜，在 HE 染色切片中一般不能分辨，较厚的上皮基膜可见呈粉红色。电镜下，基膜可分为透明板、基板和网板三层（图

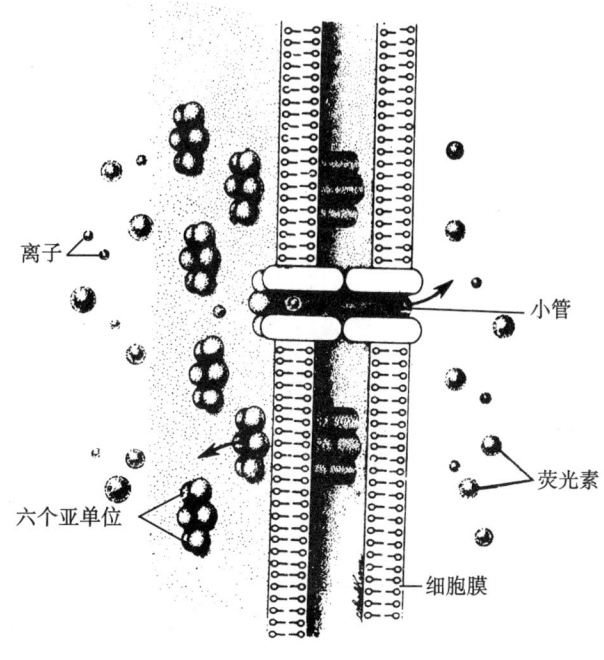

图 3-10　缝隙连接超微结构模式图
↑示小分子物质经缝隙连接的小管进入相邻细胞

3-11）。透明板靠近上皮细胞基底面，较薄，电子密度低；基板位于透明板下面，较厚，电子密度高，由上皮细胞分泌而成；网板位于基板深面，较厚，由结缔组织的成纤维细胞产生，主要由网状纤维和基质构成。有的基膜没有网板。基膜对上皮细胞有连接、支持和固着作用，并且是一种半透膜，具有选择性通透作用，有利于上皮与深部结缔组织进行物质交换。

2. 质膜内褶　质膜内褶（plasma membrane infolding）是上皮细胞基底面的质膜向细胞内凹陷形成，质膜内褶与细胞基底面垂直，即光镜下所见的基底纵纹，在质膜内褶间的胞质内有许多纵向排列的线粒体（图 3-12），质膜内褶扩大细胞基底面的表面积，有利于水和电解质的迅速转运，线粒体为此过程提供能量。

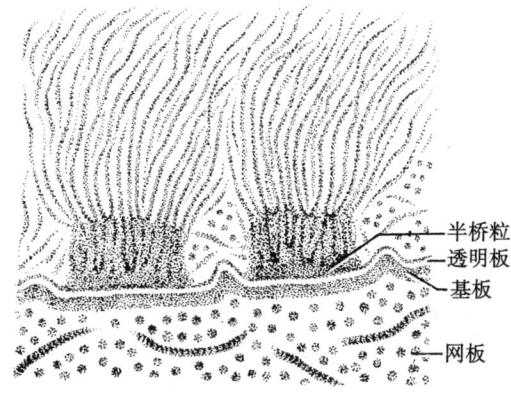

图 3-11　半桥粒和基膜超微结构模式图

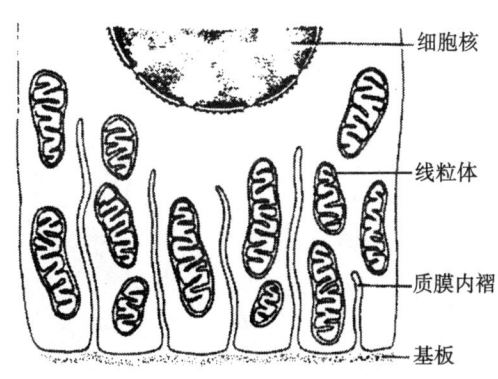

图 3-12　质膜内褶超微结构模式图

小　结

1. 上皮组织简称上皮，由许多紧密排列的细胞和少量的细胞间质组成，主要分为被覆上皮和腺上皮两类，一般所说的上皮是指被覆上皮。

2. 被覆上皮的特点　①细胞多且排列紧密，细胞间质少；呈膜状覆盖在人体的外表面或衬贴在体内有腔器官的腔面；②上皮细胞有极性，分游离面和基底面，基底面借基膜与结缔组织相连；③无血管，其营养由深部结缔组织内的血管供应；④上皮内有丰富的神经末梢。上皮的主要功能是保护、吸收、分泌和排泄等。

3. 被覆上皮根据细胞的层数和形态分为单层扁平上皮、单层立方上皮、单层柱状上皮、假复层纤毛柱状上皮、复层扁平上皮、变移上皮等几类。分布在心血管和淋巴管腔面的单层扁平上皮称内皮；分布在胸膜腔、心包膜和腹膜腔面的单层扁平上皮称间皮。

4. 上皮组织的特殊结构　①上皮细胞游离面有微绒毛与纤毛，它们是上皮细胞游离面伸出的小突起。微绒毛细小，内有纵行的微丝，微绒毛使细胞表面积扩大，有利于细胞的吸收功能。纤毛粗长，内有纵行排列的 9+2 微管，纤毛能定向摆动，能将纤毛表面的粘液和异物推送到咽。②上皮细胞的侧面有紧密连接、中间连接、桥粒、缝隙连接等，缝隙连接具有传递化学信息的功能。③上皮细胞基底面有质膜内褶及基膜。基膜电镜下分为透明板、基板和网板。质膜内褶是上皮细胞基底面的细胞膜向细胞质内深陷形成，光镜下称基底纵纹。

联系病理和临床

1. 肿瘤的命名　肿瘤是机体局部组织的某一个细胞发生克隆性异常增生而形成的新生物，瘤细胞具有异常的形态、代谢和功能，并不同程度地失去分化成熟的能力。肿瘤分为良性和恶性两类，所有恶性肿瘤称为癌症。据统计，城市居民癌症死亡率占死因第一位。来源于上皮组织的恶性肿瘤称为癌，例如来源于鳞状上皮的称为鳞状细胞癌；来源于腺体和导管上皮的称腺癌。由中胚层来源的组织发生的恶性肿瘤统称为肉瘤，如纤维肉瘤、骨肉瘤、横纹肌肉瘤等。

2. 缝隙连接与肿瘤　在哺乳动物中，除骨骼肌纤维、某些神经元、循环血细胞外，大多数类型的细胞间都存在缝隙连接。缝隙连接是细胞间直接进行信息交换的重要通道，通过细胞间的离子和分子的传递进行细胞通讯，对调节胚胎发育，控制细胞、组织生长和伤口愈合，维持组织器官内细胞间的协调稳定、增强组织对激素的反应等方面起重要作用。

肿瘤组织中存在两种类型的缝隙连接，一种是正常细胞间的缝隙连接及肿瘤细胞间的缝隙连接，另一种是异型缝隙连接，即肿瘤细胞与周围正常细胞间的缝隙连接。研究结果表明大多数肿瘤组织中两种缝隙连接都很少，细胞通讯功能很弱，尤其是异型缝隙连接的细胞间通讯水平很低。由此可以推测，异型缝隙连接的减少使肿瘤细胞脱离正常的调控，促使肿瘤细胞异常增生。

实验证实，肿瘤细胞可以通过重建异型缝隙连接而使其生长速率显著降低，对异型缝隙连接的调控可以作为肿瘤治疗的一种途径。

（王　兰　郑慧媛）

第四章 结缔组织

结缔组织（connective tissue）由细胞和大量**细胞间质**（intercellular substance）构成。其结构特点是：细胞少，散在分布于细胞间质内，细胞无极性；细胞间质多，由纤维和基质构成。广义的结缔组织包括柔软的固有结缔组织、液态的血液、坚硬的软骨及骨组织。一般所说的结缔组织指固有结缔组织，包括疏松结缔组织、致密结缔组织、脂肪组织和网状组织。结缔组织在体内分布广泛，具有连接、支持、营养、运输、保护等多种功能。结缔组织均由胚胎时期的**间充质**（mesenchyme）分化而来。间充质

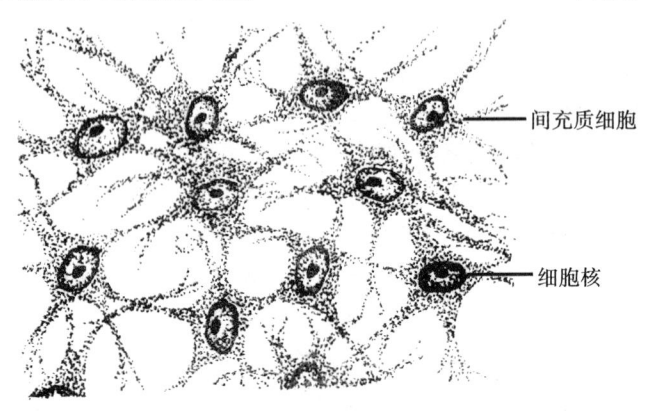

图 4-1　间充质模式图

由间充质细胞和基质构成。**间充质细胞**呈星状，突起相互连接成细胞网，胞质呈弱嗜碱性，细胞核大，核仁明显（图 4-1）。细胞分化程度很低，分裂分化能力很强。在胚胎时期可分化成多种结缔组织细胞、内皮细胞和平滑肌细胞等。成体的结缔组织内仍保留少数的未分化的间充质细胞。

一、疏松结缔组织

疏松结缔组织（loose connective tissue）又称蜂窝组织，其结构特点是细胞种类多，纤维数量较少，排列稀疏。疏松结缔组织是人体分布最广泛的组织，存在于器官之间、组织之间，具有连接、支持、防御和修复等功能。

（一）细胞

疏松结缔组织内有成纤维细胞、巨噬细胞、浆细胞、肥大细胞、脂肪细胞、未分化间充质细胞等，各类细胞的数量和分布随存在的部位和功能状态而不同。

1. **成纤维细胞**　**成纤维细胞**（fibroblast）是疏松结缔组织中的主要细胞（图 4-2），呈扁平多突状。胞核较大，呈卵圆形，色浅，核仁明显。胞质较丰富，呈弱嗜碱性。电镜下（图 4-3），胞质含丰富的粗面内质网、游离核糖体、发达的高尔基复合体等细胞器，表明该细胞合成蛋白质功能较强。成纤维细胞的功能是产生结缔组织中的各种纤维和分泌基质，参与创伤修复。还有一定的吞噬异物颗粒的能力。

成纤维细胞功能处于静止状态时，称为**纤维细胞**（fibrocyte）（图 4-3）。细胞变小，呈长梭形。胞核小，染色深。胞质少，呈嗜酸性。在创伤修复等情况下，纤维细胞又可转变为成纤维细胞。

第四章 结缔组织

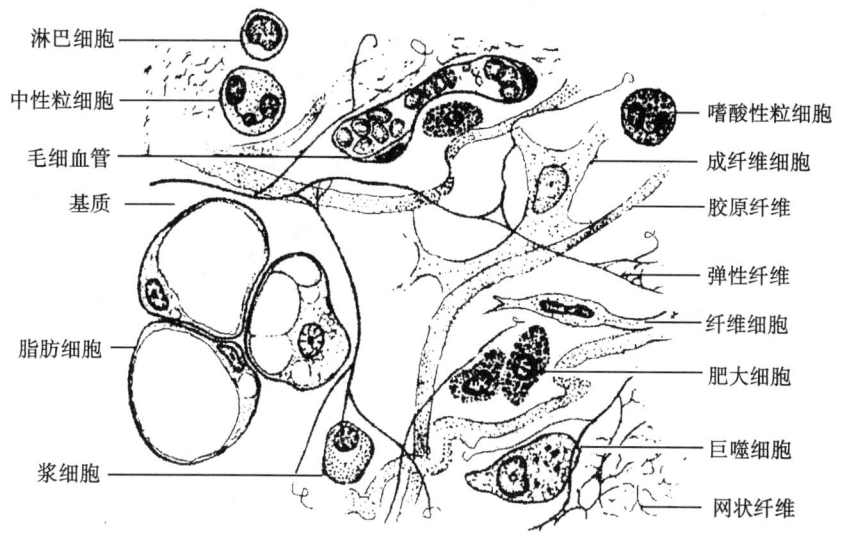

图 4-2 疏松结缔组织铺片模式图

2. 巨噬细胞　**巨噬细胞**（macrophage）在体内广泛存在，形态多样，随功能状态而改变，功能活跃时，常伸出伪足而呈多突形。胞核较小，呈圆形或卵圆形，多为偏位，染色较深。胞质丰富，多呈嗜酸性，常含异物颗粒和空泡（图 4-2）。电镜下，细胞表面有微绒毛，胞质内含大量溶酶体、吞噬体和吞饮小泡（图 4-4）。在疏松结缔组织内固定的巨噬细胞又称组织细胞（histiocyte）。巨噬细胞存活时间最长为 2~3 个月或更久。巨噬细胞具有趋化性，**趋化性**是指巨噬细胞向某些化学物质定向移动，聚集到产生这些化学物质部位的特性，而这类化学物质称**趋化因子**。巨噬细胞具有多种功能：①吞噬作用：巨噬细胞有很强的吞噬能力，能吞噬细菌、病毒、衰老死亡的自体细胞、异体细胞和尘粒等。②分泌作用：巨噬细胞有活跃的分泌功能，能合成和分泌数十种生物活性物质，如溶菌酶、干扰素、白细胞介素Ⅰ和补体等，参与机体的防御功能。③参与和调节免疫应答：巨噬细胞能捕捉、加工处理和提呈抗原，启动淋巴细胞发生免疫应答。同时，巨噬细胞本身也是免疫效应细胞，能杀伤病原体和肿瘤细胞。

3. 浆细胞　**浆细胞**（plasma cell）呈圆

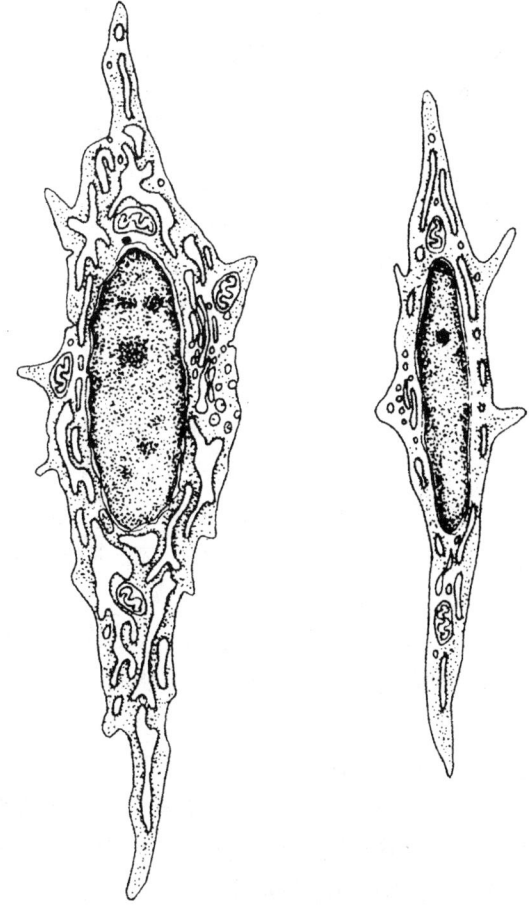

图 4-3 成纤维细胞（左）和纤维细胞（右）超微结构模式图

形或椭圆形（图4-2）。胞核圆，常偏于细胞一侧，染色质呈粗块状，沿核膜内面呈辐射状排列。胞质丰富，呈嗜碱性，核旁有一浅染区。电镜下（图4-4），浆细胞胞质内含大量平行排列的粗面内质网和游离核糖体，浅染区内含发达的高尔基复合体。浆细胞的功能是合成与分泌**免疫球蛋白**（immunoglobulin, Ig），即**抗体**（antibody），能与抗原特异性结合，形成抗原抗体复合物，因此能抑制或杀灭细菌，中和病毒等抗原性物质，参与体液免疫。浆细胞来源于B淋巴细胞。浆细胞的寿命短，仅存活数日至数周。

4. 肥大细胞　肥大细胞（mast cell）较大，圆形或卵圆形。胞核小而圆，染色浅。胞质内充满粗大的分泌颗粒，具有嗜碱性和异染性。异染性是指用甲苯胺蓝等碱性染料染色后不呈现蓝色而呈紫色的现象（图4-2）。由于分泌颗粒易溶于水，故在切片上难以辨认肥大细胞。电镜下可见颗粒表面有单位膜包裹（图4-4）。肥大细胞颗粒内含肝素、组胺、嗜酸性粒细胞趋化因子等，肥大细胞受到刺激时，胞质还能合成白三烯。肝素具有抗凝血作用，组胺和白三烯可使毛细血管通透性增加和支气管平滑肌收缩；嗜酸性粒细胞趋化因子可引起嗜酸性粒细胞向过敏反应部位迁移。肥大细胞常沿小血管广泛分布，尤其在身体与外界接触的部位，如皮肤、呼吸道和消化管粘膜结缔组织内较多。当肥大细胞受到抗原刺激后，释放组胺和白三烯，使机体产生过敏反应。肥大细胞的寿命为数日至数月。

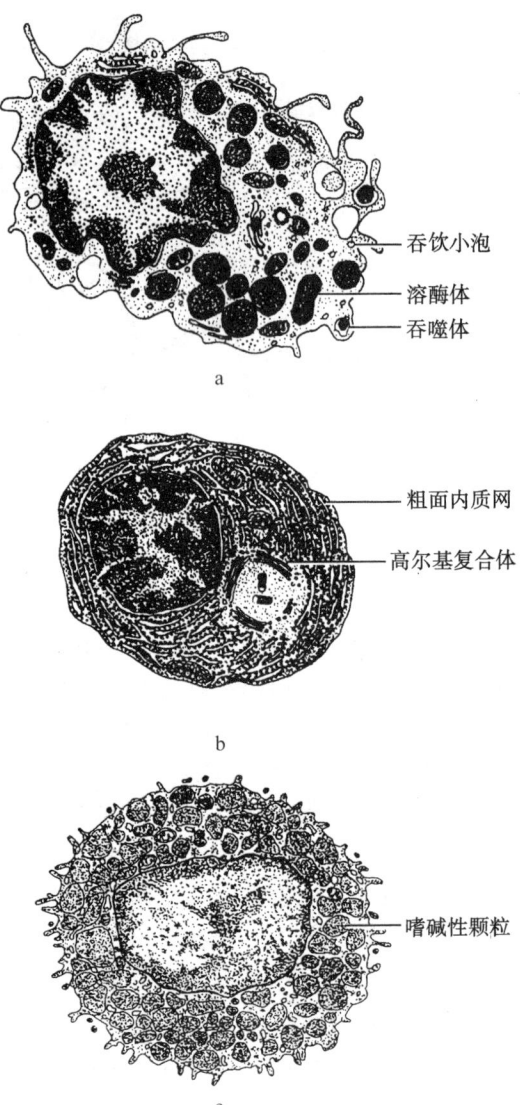

图4-4　巨噬细胞（a）、浆细胞（b）和肥大细胞（c）超微结构模式图

5. 脂肪细胞　脂肪细胞（fat cell）单个或成群存在。细胞大，呈球形或相互挤压成多边形。胞质内充满脂滴，胞质被脂滴挤到周缘，成为很薄的一层包绕脂滴。胞核被挤压成扁圆形，位于细胞一侧。在HE染色标本中，脂滴被溶解而呈空泡状（图4-2）。脂肪细胞的功能是合成和贮存脂肪，参与脂类代谢。

6. 未分化间充质细胞　未分化间充质细胞（undifferentiated mesenchymal cell）主要分布在毛细血管周围，形态似成纤维细胞，是一种较原始的细胞，在炎症及创伤修复时可增殖分化成纤维细胞和脂肪细胞等，并能分化为新生血管的内皮细胞和平滑肌细胞。

7. 白细胞　血液内的**白细胞**，如中性粒细胞、嗜酸性粒细胞、淋巴细胞等，常穿出毛细血管，游走到疏松结缔组织内，行使防御功能。

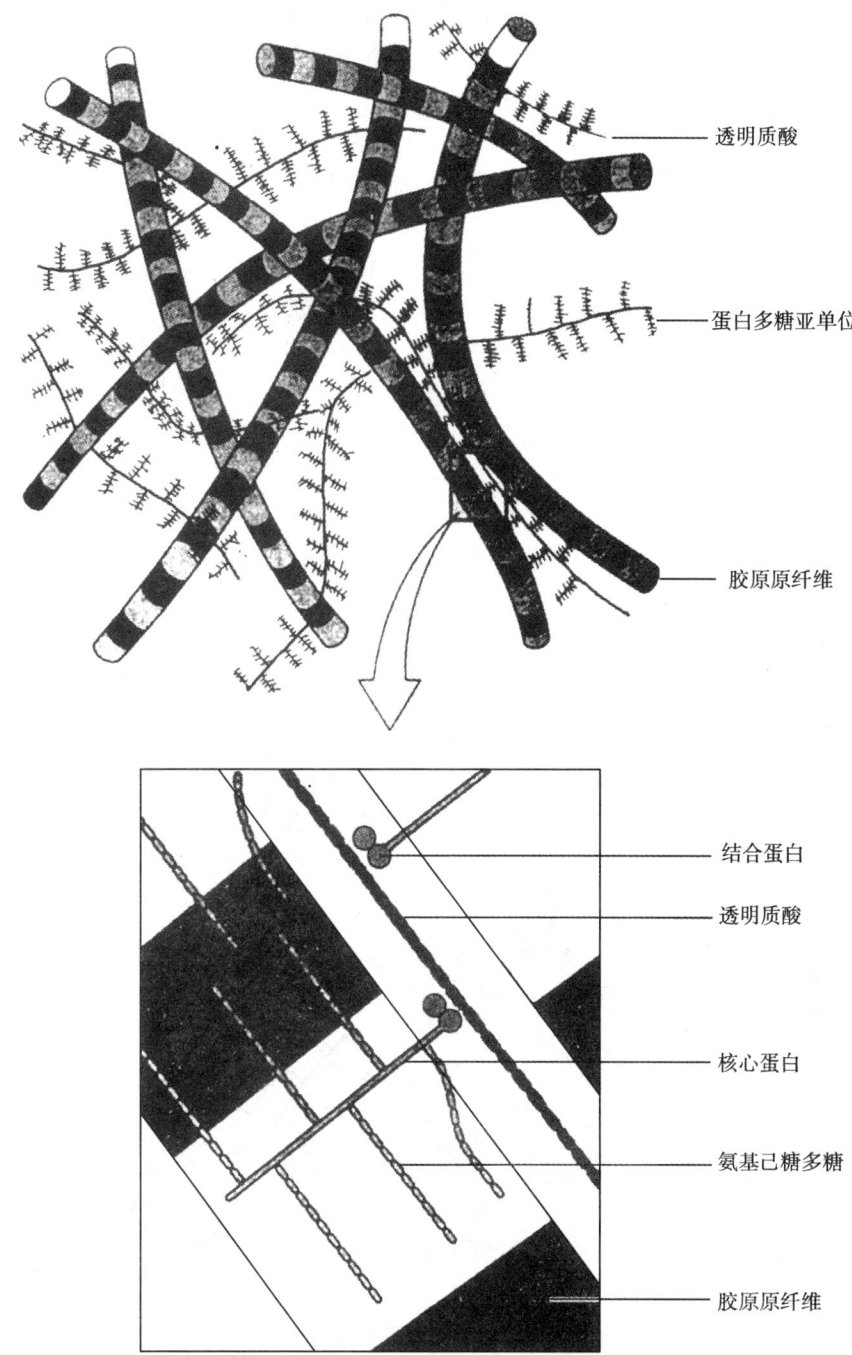

图 4-5 蛋白多糖聚合体及分子筛模式图

(二) 细胞间质

1. 纤维 纤维 (fiber) 包埋在基质内, 有 3 种: 胶原纤维、弹性纤维、网状纤维。

(1) **胶原纤维** (collagenous fiber) 数量最多, 新鲜时呈白色, 又称白纤维。HE 染色呈嗜酸性。粗细不等, 呈波浪形, 有分支并交织成网 (图 4-2)。电镜下, 胶原纤维由许多更细的胶原原纤维组成,且呈现明暗相间的周期性横纹,横纹周期约 64nm。胶原纤维的化学成分是Ⅰ型和Ⅲ型胶原蛋白。胶原纤维韧性大,抗拉力强。

(2) **弹性纤维**(elastic fiber) 新鲜时呈黄色,又称黄纤维。HE 染色着色淡红,折光性强,不易与胶原纤维区分。弹性纤维较细,断端常卷曲,可分支交织成网(图 4-2)。弹性纤维的核心部分是弹性蛋白,外周覆盖微原纤维。弹性纤维弹性大,伸展性强。若皮肤内的微原纤维断裂,就导致皮肤产生皱纹和失去弹性。

(3) **网状纤维**(reticular fiber) 数量少,纤维细,分支交织成网。网状纤维主要由Ⅲ型胶原蛋白构成,由于其表面被覆蛋白多糖和糖蛋白,被银盐染成黑色,故又称嗜银纤维。网状纤维具有一定的弹性,主要存在于网状组织、结缔组织与其他组织交界处。

2. **基质** 基质(ground substance)是由生物大分子构成的无定形的胶状物,有一定粘性。生物大分子主要是由多糖分子和蛋白质分子结合而成的**蛋白多糖**(proteoglycan),又称粘多糖。其多糖分子中以**透明质酸**(hyaluronic acid)较多,透明质酸是曲折盘绕的长链大分子,它构成蛋白多糖的主干,其他多糖即氨基己糖多糖(又称糖胺多糖)则与蛋白质(核心蛋白)结合,形成蛋白多糖亚单位,它再通过结合蛋白与透明质酸长链分子结合,形成蛋白多糖聚合体(图 4-5)。在大量蛋白多糖聚合体的立体构型中,形成许多微小孔隙,称分子筛。小于孔隙的营养物质、代谢产物、水和气体分子等可以通过,而大于孔隙的细菌和肿瘤细胞等不能通过,限制有害物质在结缔组织内扩散,因此基质具有防御屏障作用。

在毛细血管动脉端,含电解质、单糖等小分子的液体通过毛细血管,渗入到基质内,形成**组织液**(tissue fluid)。而在毛细血管静脉端,组织液大部分又回到血液中。组织液的这种产生和回流,有利于血液与组织细胞的物质交换,因此成为细胞赖以生存的内环境(图 4-6)。

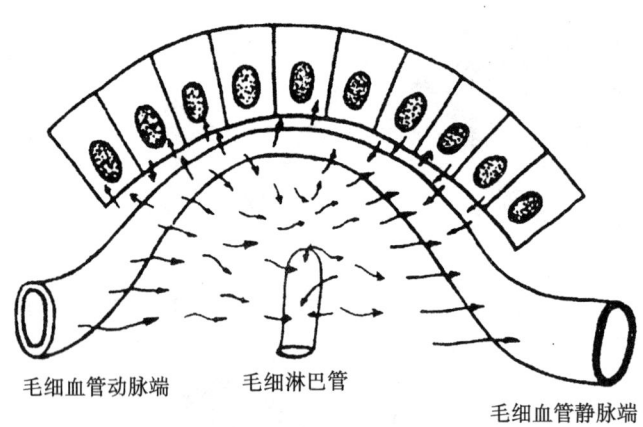

图 4-6 组织液和血液之间物质交换示意图

二、致密结缔组织

致密结缔组织(dense connective tissue)的结构特点是含大量且排列致密的粗大纤维,细胞和基质较少,主要功能是支持和连接。

根据纤维的排列方式,主要分为两类。

1. **规则致密结缔组织** 主要由大量密集平行排列的胶原纤维束和纤维束之间的腱细胞

构成。腱细胞为一种形态特殊的成纤维细胞，胞体伸出多个突起插入胶原纤维束之间，细胞核长而染色深（图4-7），如肌腱、腱膜和韧带等。

2. **不规则致密结缔组织**　主要特点是胶原纤维粗大且纵横交织形成致密的板层结构，纤维之间含少量基质和成纤维细胞，如真皮、硬脑膜和多数器官的被膜。

机体内还有一些部位（如消化管和呼吸道的固有层）的结缔组织，结构介于疏松结缔组织与致密结缔组织之间，纤维细密，细胞种类和数量较多，称为细密结缔组织。

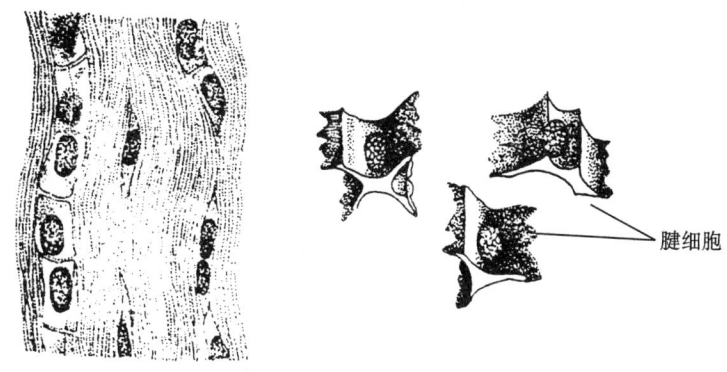

图4-7　规则致密结缔组织（肌腱与腱细胞）结构模式图

三、脂肪组织

脂肪组织（adipose tissue）的结构特点是含大量群集的脂肪细胞，其间有少量疏松结缔组织将其分隔成小叶（图4-8）。

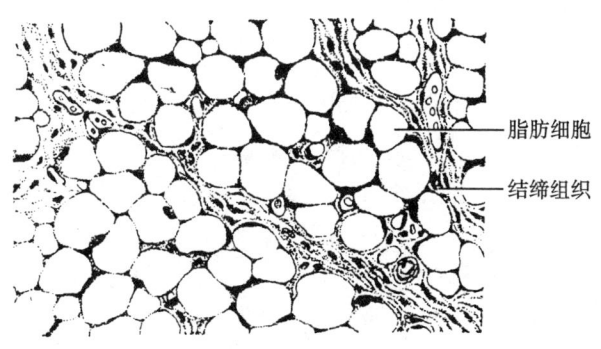

图4-8　脂肪组织光镜结构模式图

脂肪组织主要分布在皮下、网膜及肠系膜等处。主要功能是贮存脂肪，是体内最大的贮能库，具有产生热量、维持体温、缓冲、保护和填充等作用。

四、网状组织

网状组织（reticular tissue）由网状细胞、网状纤维和基质构成。网状细胞是有突起的星形细胞,相邻细胞的突起连接成网;胞核较大,圆形或卵圆,着色浅,核仁明显;胞质较多,呈弱嗜碱性。网状纤维交织成网,成为网状细胞依附的支架(图4-9)。网状组织是造血组织和淋巴组织的基本组成成分,网状组织的功能是为血细胞发生和淋巴细胞发育提供适宜的微环境。

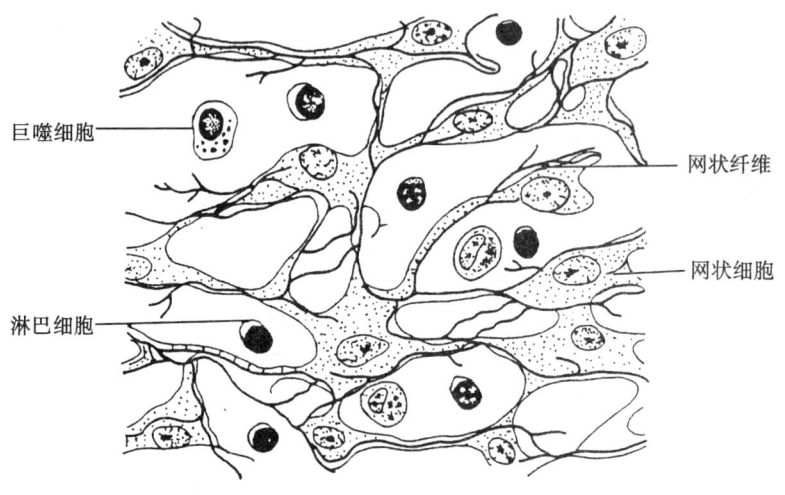

图4-9 网状组织结构模式图

小 结

1. 结缔组织的结构特点是细胞少,散在分布于细胞间质内,细胞无极性;细胞间质多,由纤维和基质构成。

2. 疏松结缔组织(蜂窝组织)的结构特点是细胞种类多(成纤维细胞、巨噬细胞、浆细胞、肥大细胞、脂肪细胞、未分化的间充质细胞等),纤维数量少且排列稀疏。分布最广泛,存在于器官之间、组织之间、甚至细胞之间。具有连接、支持、防御和修复等功能。成纤维细胞能产生纤维和基质,参与创伤修复;巨噬细胞具有趋化性,其功能是吞噬作用、分泌作用、参与和调节免疫应答;浆细胞能分泌免疫球蛋白(抗体);肥大细胞释放组胺和白三烯,使机体产生过敏反应;脂肪细胞可贮存脂肪;未分化间充质细胞可向多个方向分化。纤维有胶原纤维、弹性纤维及网状纤维三种。基质主要成分为蛋白多糖,构成分子筛,具有防御屏障作用,能限制有害物质扩散。毛细血管液体渗入基质内形成组织液。

3. 致密结缔组织主要含大量排列致密的纤维,细胞和基质少,具有支持和连接作用。脂肪组织主要含大量脂肪细胞,主要功能是贮存脂肪,具有产生热量、维持体温、缓冲、保护和充填作用。网状组织由网状细胞、网状纤维和基质构成,是造血组织和淋巴组织的基本组成成分。

联系病理和临床

1. **急性蜂窝织炎** 即疏松结缔组织的急性化脓性炎症。由于皮肤或粘膜受损害,病菌入侵皮下疏松结缔组织,常见的为溶血性链球菌,因为病菌能产生透明质酸酶,破坏基质的防御屏障——分子筛,使炎症迅速扩散。主要临床表现是患处疼痛肿胀,皮肤发红,红肿边缘界限不清楚。

2. **创伤的修复与愈合** 轻度的创伤仅限于皮肤表皮层,可通过上皮再生迅速愈合,稍重者有皮肤和皮下组织的断裂,出现伤口,如外科手术切口。伤口由肉芽组织填平,肉芽组织是由新生的毛细血管和增生的成纤维细胞构成。成纤维细胞产生纤维和基质,使胶原纤维不断增多,而毛细血管减少,最后肉芽组织改建成纤维性结缔组织。成纤维细胞产生胶原纤维过程中,需要维生素 C 等辅助因子参加,若维生素 C 缺乏会影响胶原纤维的形成,进而影响伤口的愈合。因此创伤病人应摄入足量的维生素 C。

3. **肥大细胞与过敏性疾病** 过敏反应是指机体对某些抗原初次应答后,再次接受相同抗原刺激时,发生的一种以机体生理功能紊乱或组织损伤为主的特异性免疫应答,又称变态反应。当过敏原或称变应原与机体的肥大细胞和血液中的嗜碱性粒细胞膜上的 IgE 受体结合时,使其释放组胺、白三烯等,引起过敏反应。药物过敏以青霉素最常见,可引起过敏性休克;吸入花粉、毛屑、尘螨等可引起过敏性鼻炎和过敏性哮喘;有的人进食虾、蟹、蛋、奶等发生过敏性胃肠炎,出现腹痛、腹泻等症状;药物、食物和肠道寄生虫等还可引起荨麻疹和湿疹等皮肤过敏反应。

4. **水肿** 人体内的液体称为体液,约占人体总重量的 60%,其中 2/3 位于细胞内,称细胞内液;其余分布在细胞外,称细胞外液。细胞外液包括血液、组织液和淋巴。组织液的形成和吸收始终保持动态平衡。如果这一动态平衡遭到破坏,基质中的组织液含量就会增多或减少。组织液在组织间隙内增多称水肿;反之,称脱水。在 HE 染色切片中,水肿为透亮空白区。

5. **肥胖病** 是多发病,我国发病率超过 10%,欧美高达 20%~30%。体重超过标准 20% 以上为肥胖病,我国和日本等亚洲国家计算成人标准体重的公式:标准体重(kg)= 身高(cm)-105 或标准体重(kg)=[身高(cm)-100]×0.9。肥胖病的发生是遗传因素与环境因素共同作用的结果。少年肥胖病是脂肪细胞数量增加,而成年后肥胖病则是脂肪细胞体积增大,可达原来的 10 倍。肥胖病的临床表现主要是乏力,气短,活动困难,容易发生糖尿病、高血压、冠心病和胆结石等。

(谭 克)

第五章 软骨和骨

一、软　骨

软骨（cartilage）是软骨组织的简称。软骨较硬，有弹性，可变形。软骨由软骨细胞和细胞间质构成，大部分软骨表面还有软骨膜包裹。根据细胞间质中纤维种类不同，软骨可分为3种：透明软骨、弹性软骨和纤维软骨。

（一）透明软骨

透明软骨（hyaline cartilage）新鲜时呈浅蓝乳白色，半透明状。分布较广，如肋软骨、关节软骨、鼻软骨、大部分喉软骨、气管和支气管的软骨。

1. 软骨的结构

（1）**软骨细胞**（chondrocyte）　包埋在软骨基质中，软骨细胞所在的基质腔隙称**软骨陷窝**。活组织内软骨细胞充满于陷窝；在切片中因细胞脱水收缩，在陷窝壁与细胞之间可见空隙，即软骨陷窝的一部分。软骨细胞的形态和分布有一定的规律，在软骨周边的细胞较小，呈扁圆形，常单个分布，与软骨表面平行排列，为幼稚的软骨细胞。在软骨中央的细胞长大成熟，呈圆形或椭圆形，常成群分布，每群多为2~8个细胞，它们由一个细胞分裂而来，故称**同源细胞群**。成熟软骨细胞的核小而圆，有1~2个核仁，胞质呈弱嗜碱性（图5-1，彩图7）。电镜下胞质内含有丰富的粗面内质网和发达的高尔基复合体，线粒体较少，糖原和脂滴较多。软骨细胞具有合成、分泌软骨基质和产生纤维的功能。

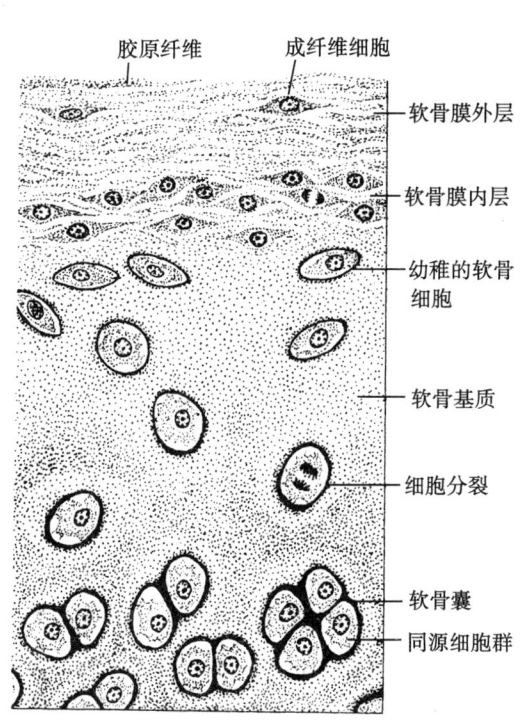

图5-1　透明软骨光镜结构模式图

（2）**细胞间质**　由纤维和基质组成。

① 纤维　主要是Ⅱ型胶原蛋白组成的胶原原纤维，相互交织排列成三维网状。由于胶原原纤维细小，且折光率与基质相近，故光镜不能分辨。

② 基质　呈凝胶状，主要成分是蛋白多糖和水，其蛋白多糖的立体构型和疏松结缔组织相似，即形成分子筛。多糖中以硫酸软骨素含量最高，硫酸软骨素分布不均匀，在软骨陷窝周围较多，呈强嗜碱性，染色深，形似囊状包围软骨陷窝外面，称为**软骨囊**。软骨基质内

无血管，但由于基质富含水分，通透性强，从血管膜血管渗出的营养物质可渗透进入软骨深部。

（3）**软骨膜** 除关节软骨外，软骨表面包有薄层致密结缔组织，称为**软骨膜**（perichondrium）。软骨膜内层含骨祖细胞，可增殖分化为软骨细胞。软骨膜内还含有血管，供给软骨营养。

2. 软骨的生长　软骨的生长有两种并存的方式：

（1）外加生长　又称软骨膜下生长，是由软骨膜的骨祖细胞不断分裂、分化为软骨细胞，添加在软骨表面，同时新的软骨细胞产生基质和纤维，使软骨从表面向外增大。

（2）间质生长　又称软骨内生长，是通过软骨内的软骨细胞分裂增殖，并产生基质和纤维，使软骨从内部增大。

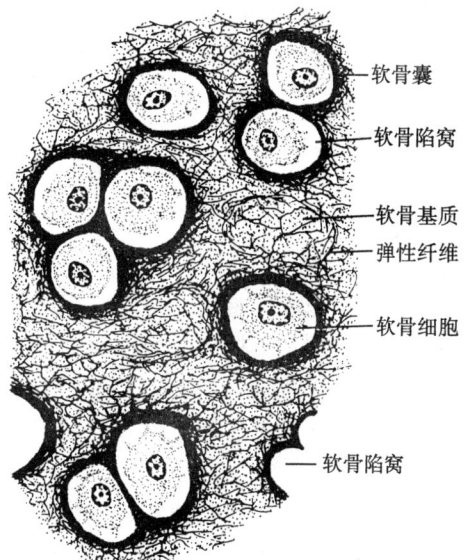

图 5-2　弹性软骨光镜结构模式图

（二）弹性软骨

弹性软骨（elastic cartilage）新鲜时呈不透明的黄色，分布于耳廓、外耳道、咽鼓管和会厌等处。弹性软骨的结构与透明软骨相似，主要特点是细胞间质中含有大量交织成网的弹性纤维（图 5-2），具有较强的弹性。

（三）纤维软骨

纤维软骨（fibrous cartilage）新鲜时呈不透明的乳白色，分布于椎间盘、关节盘和耻骨联合等处。结构特点是细胞间质含大量平行或交叉排列的

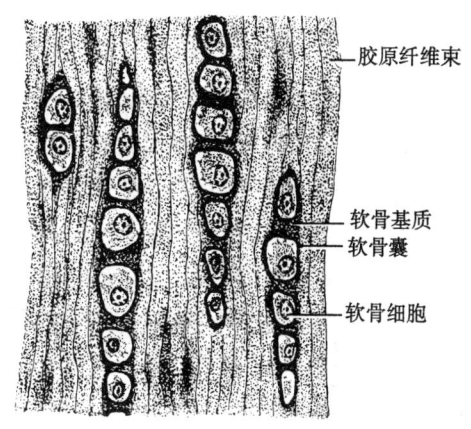

图 5-3　纤维软骨光镜结构模式图

胶原纤维束，软骨细胞较小，常成行分布于纤维束之间，基质少（图 5-3）。纤维软骨无软骨膜。

二、骨

骨是主要由骨组织和骨膜构成的器官，对机体有支持和保护作用，还是机体钙、磷的贮存库。

（一）骨组织

骨组织（osseous tissue）由细胞和钙化的细胞间质组成。骨组织的特点是细胞间质有大量钙盐沉积，即**细胞间质钙化**，使骨组织成为人体最坚硬的组织之一。骨组织有 4 种细胞，其中最多的是骨细胞，位于骨组织内，而骨祖细胞、成骨细胞和破骨细胞则分布在骨组织边缘。

1. 细胞间质 骨组织钙化的细胞间质又称**骨质**，由有机成分和无机成分组成。有机成分包括胶原纤维和基质，其中胶原纤维占90%，故骨组织呈嗜酸性，胶原纤维主要由Ⅰ型胶原蛋白构成。基质少，呈凝胶状，主要成分是蛋白多糖，具有粘合胶原纤维的作用。此外，基质还含有200余种非胶原蛋白，对骨组织的钙化等起重要作用。无机成分又称**骨盐**，主要以**羟基磷灰石结晶**的形式存在，呈细针状，沿胶原原纤维长轴排列并与其紧密结合。

骨质的结构是以胶原纤维高度有规律地成层排列，并与骨盐和基质紧密结合，共同构成薄板状，称为**骨板**。同一骨板内的胶原纤维相互平行排列，而相邻两层骨板内的纤维方向相互垂直，如同多层木质胶合板（图5-4）。骨组织的坚硬性取决于无机成分，而韧性和弹性则有赖于它的有机成分，特别是丰富的胶原纤维，有机成分与无机成分结合及骨板的结构形成，使骨组织具有坚强的支持能力，并能适应物质代谢的要求。

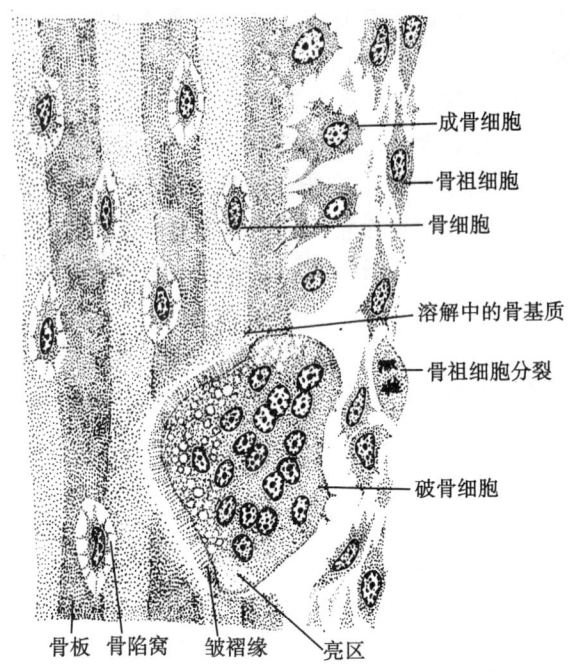

图5-4 骨组织的骨板和细胞模式图

2. 细胞

（1）**骨祖细胞**（osteoprogenitor cell） 是骨组织的干细胞，位于骨膜内。细胞呈梭形，较小，胞质较少，呈弱嗜碱性，核椭圆形。在骨生长、改建或骨折修复时，骨祖细胞可分裂、分化为成骨细胞。

（2）**成骨细胞**（osteoblast） 分布在骨组织表面，一般以单层上皮样排列，胞体呈立方形或矮柱状。细胞有许多有小突起，并与相邻成骨细胞突起和骨细胞突起形成缝隙连接。核大而圆，位于远离骨组织的一端，核仁明显。胞质呈嗜碱性，电镜下可见大量丰富的粗面内质网和发达的高尔基复合体。成骨细胞具有合成和分泌胶原纤维和基质的功能，即形成**类骨质**（osteoid）。

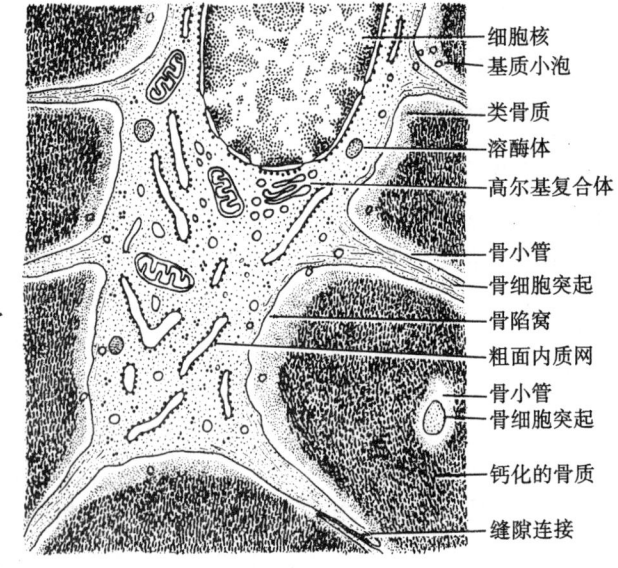

图5-5 骨细胞超微结构模式图

（3）**骨细胞**（osteocyte） 单个分散于骨板内或骨板之间，胞体较小，呈扁圆形，有许多细长突起，相邻骨细胞的突起以缝隙连接相连。骨细胞埋于骨质内，胞体所处的腔隙称**骨陷窝**，突起所在的陷隙称**骨小管**，各陷窝借骨小管彼此相通，骨陷窝内和骨小管内含组织液，可营养骨细胞并输送代谢产物（图5-5）。骨细胞具有一定的溶骨和成骨作用，并参与调节钙、磷平衡。

（4）**破骨细胞**（osteoclast） 数量较少，常位于骨组织表面的小凹陷内。破骨细胞是一种多核巨细胞，细胞核一般为10～15个，其数目变动范围为2～100个，胞质呈嗜酸性，有许多小空泡。电镜下可见紧贴骨组织一侧细胞膜内陷很深的质膜内褶，呈现许多不规则的指状突起，称**皱褶缘**。皱褶缘深面胞质含大量的初级溶酶体、次级溶酶体和吞饮泡。细胞核之间还有较多的粗面内质网、高尔基复合体和线粒体等（图5-6）。破骨细胞具有很强的溶解和吸收骨质的作用，它能分泌有机酸如柠檬酸和乳酸，使骨盐溶解；还可分泌多种蛋白酶，分解胶原蛋白。同时破骨细胞可吞噬骨质溶解后的残余物，进一步进行细胞内消化。

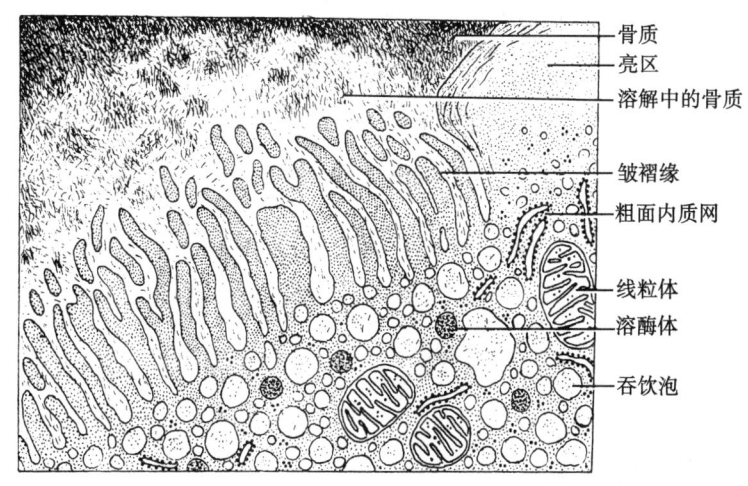

图 5-6 破骨细胞超微结构模式图

（二）长骨

长骨由密质骨、松质骨、骨膜、关节软骨及血管、神经等构成。

1. **密质骨** 由于骨板排列规则且紧密结合，肉眼看致密无空隙，故名**密质骨**（compact bone）；多分布在长骨骨干，骨板排列方式有3种（图5-7）：

（1）**环骨板** 指环绕骨干内、外表面排列的骨板，分别称为**内环骨板**和**外环骨板**。外环骨板较厚，由数层或十多层骨板组成。内环骨板较薄，仅由几层骨板组成，且排列不规则。

（2）**哈弗斯骨板** 位于内、外环骨板之间，是骨干密质骨的主要部分，它们以**哈弗斯管**为中心，呈同心圆排列，并与哈弗斯管共同组成**哈弗斯系统**（Haversian system）。所有哈弗斯系统的结构基本相同，它是长骨骨干的主要结构单位，故哈弗斯系统又称**骨单位**（osteon）。哈弗斯管又称中央管，内有骨内膜、血管和神经（图5-8）。

（3）**间骨板** 位于骨单位之间或骨单位与环骨板之间，呈三角形或不规则形的几层平行排列骨板。间骨板是骨生长和改建时哈弗斯骨板或环骨板被溶解吸收后的残留部分。

此外，还有一些横向贯穿外环骨板、内环骨板及中央管之间的小管，称为**穿通管**，它是血管和神经的通道。

2. **松质骨** 松质骨（spongy bone）多分布在长骨的骨骺，由大量针状或片状骨小梁相互连接的立体网格构成，由于骨小梁的空间结构具有较多的肉眼可见孔隙，故名松质骨，孔

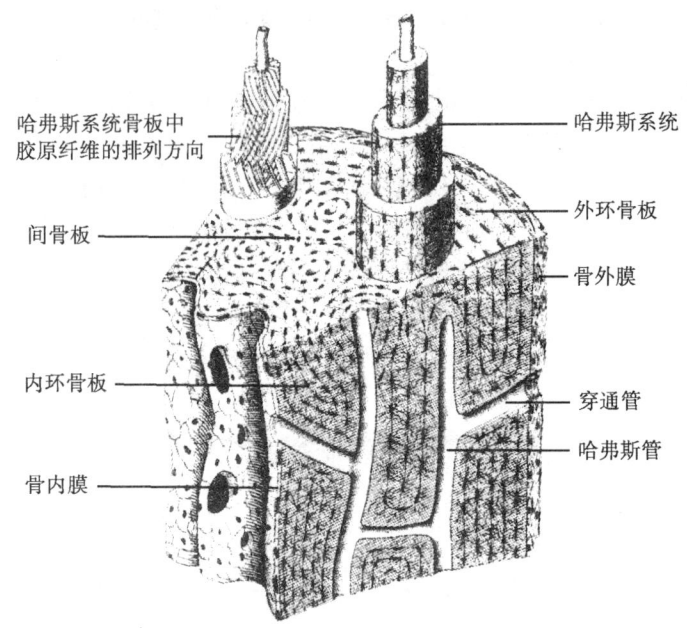

图 5-7 长骨骨干结构模式图

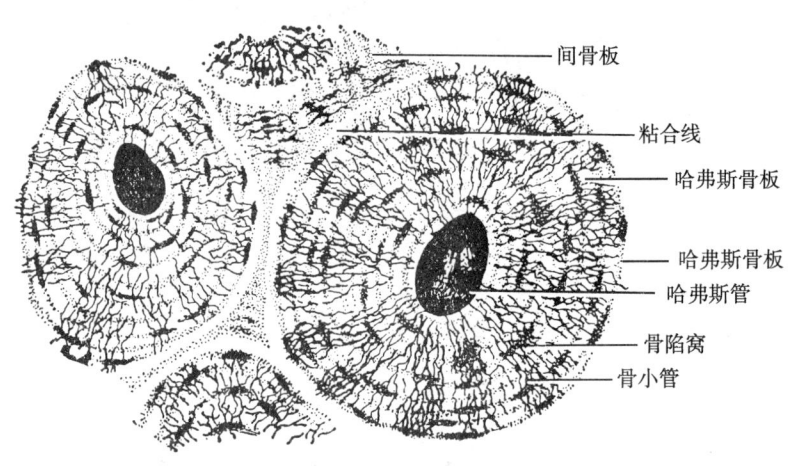

图 5-8 骨单位光镜结构模式图

隙内含骨髓及血管。骨小梁结构简单，仅由几层平行排列的骨板和骨细胞构成。

3. **骨膜**　除关节面外，骨的内、外面表面均被覆**骨膜**，由结缔组织组成。包在骨表面的称**骨外膜**（periosteum），骨外膜外层中有些粗大的胶原纤维束穿入外环骨板，称**穿通纤维**，其作用是将骨外膜固定于骨；骨外膜内层含骨祖细胞和血管、神经。**骨内膜**（endosteum）被覆于骨髓腔面、骨小梁表面、中央管和穿通管的内表面，很薄，由一层扁平的骨祖细胞和少量结缔组织构成。骨膜的主要功能是营养骨组织，并为骨的生长和修复提供成骨细胞。

（三）骨组织发生的基本过程

骨由胚胎时期的间充质发生，骨发生有两种方式：一是膜内成骨，是指在原始的结缔组织膜内直接成骨；二是软骨内成骨，是指先形成软骨雏形，然后软骨逐渐被骨替换。虽然骨发生方式不同，但骨组织发生的过程基本相同，都包括骨组织形成和骨组织吸收两个方面。

1. **骨组织的形成**　首先形成类骨质，即骨祖细胞增殖分化为成骨细胞，成骨细胞分泌类骨质，成骨细胞被类骨质包埋后转变为骨细胞。然后类骨质钙化成为骨组织。

2. **骨组织的吸收**　骨组织形成的同时原有骨组织的某些部位又被吸收，即骨组织被侵蚀溶解。骨组织吸收主要是破骨细胞的作用。

骨发生过程中骨组织的形成和吸收总是同时存在，保持动态平衡，使骨的生长发育与个体的生长发育相适应。目前认为，成骨细胞和破骨细胞通过相互调控机制，共同完成骨组织的形成和吸收。

小　结

1. 软骨主要由软骨细胞和细胞间质组成。根据细胞间质中纤维的不同，软骨分为3种：透明软骨（含胶原原纤维）、弹性软骨（含弹性纤维）、纤维软骨（含胶原纤维束）。

2. 骨组织由细胞和钙化的细胞间质组成，骨组织的特点是细胞间质钙化。骨组织有4种细胞：骨祖细胞、成骨细胞、骨细胞和破骨细胞。成骨细胞具有分泌胶原纤维和基质的功能，即形成类骨质。破骨细胞具有吸收骨组织的功能，即能侵蚀溶解骨组织。骨祖细胞是干细胞，主要存在于骨膜内，能分裂、分化为成骨细胞，对骨生长、改建和骨折修复有重要作用。钙化的细胞间质又称骨质，其结构呈薄板状，称骨板。

3. 长骨骨干主要由哈弗斯系统构成，故哈弗斯系统又称骨单位。哈弗斯系统由哈弗斯管（中央管）和同心圆排列的哈弗斯骨板共同组成。长骨密质骨骨板排列有3种方式：环骨板、哈弗斯骨板和间骨板。

联系病理和临床

1. **软骨损伤的治疗——软骨移植和软骨组织工程**　由于软骨再生能力较差，当外伤、炎症、肿瘤等原因致使软骨损伤，一般不见软骨直接再生，但可通过软骨移植治疗，即用自身软骨或同种异体软骨移植，诱导新的软骨形成。对畸形进行整形手术，也可采用软骨移植。此外，软骨膜和骨膜再生能力较强，能形成软骨，也可通过移植软骨膜或骨膜修复治疗。因为自体软骨来源有限，异体软骨可被宿主排斥，所以软骨移植受到一定限制。近年利用软骨组织工程技术，可以在实验室制作人的耳形软骨、鼻形软骨、支气管软骨、半月板软骨和关节软骨等，为软骨疾病治疗开辟新的途径。

2. **骨组织的年龄性变化与骨质疏松症**　尽管骨的外形和大小不发生改变，但骨组织的化学成分和结构随年龄而变化。从50岁开始，骨无机成分逐渐减少，钙的含量降低；有机成分中的胶原蛋白增多，胶原纤维增粗且排列不规则。40～50岁时骨组织结构开始改变，密质骨变薄，松质骨骨小梁减少并变细，因此骨密度降低，即骨量下降。这种变化女性比男性约早10岁。妇女在绝经期后，由于雌激素水平下降，骨小梁骨组织丢失加速，每年丢失2%～3%，持续10～15年后，骨量减少趋于缓慢。男性75岁以后骨丢失速率加快。由于骨小梁表面骨质丢失，导致骨小梁变细、变薄，甚至部分结构碎裂，骨小梁连接中断。因此，老年人骨组织呈多孔、疏松状态，密质骨萎缩变薄，成为老年骨质疏松症，只需很小的扭转暴力，就发生骨折或压缩性变形，患者有腰酸背痛症状占70%～80%。50岁以上妇女患老年骨质疏松症的比例约为1/3。对老年骨质疏松症的预防比治疗更重要，可以说"预防是最好的治疗"，要多吃富含钙的食品，特别是每日要进食足够的奶制品和适量的蛋白质。经常进行户外体育活动或日光浴，但应避免剧烈的负重运动。每年10月20日定为世界骨质疏松日。

3. 骨折的治疗　骨折是指骨的完整性或连续性中断。由于骨组织再生能力较强，骨折后及时采取措施，一般均可完全愈合，恢复骨的原有形态，且不形成纤维性瘢痕，这种完全性骨再生，在人体其他组织器官再生中很少见，骨折愈合成人一般需2～3个月。治疗骨折的原则是复位、固定和功能锻炼。对于延迟愈合、不愈合的骨折、骨质缺损和整形等情况，可通过骨移植治疗，其目的是使移植的骨起固定作用和促进新骨形成。通常用的骨移植是自体骨移植和同种异体骨移植，由于同种异体骨移植可发生排斥反应，因此，移植前应对移植骨进行处理，以减少或完全除去其抗原性。此外，骨膜移植也可形成新骨。

（陈　晏　祝继明）

第六章 血液和血细胞发生

一、血 液

血液（blood）是在心血管内流动的红色液体，血液又称外周血，成人的血容量约为 5L，占体重的 7% 左右。血液由**血浆**（plasma）和**血细胞**（blood cell）组成。

（一）血浆

血浆相当于细胞间质，为淡黄色液体，约占血液容积的 55%，其中 90% 是水，其余为溶解于水中的血浆蛋白（白蛋白、球蛋白、纤维蛋白原等）、脂蛋白、酶、激素、维生素、无机盐和各种代谢产物。当血液流出血管后，血浆中一种称为纤维蛋白原的可溶性蛋白质转变为不溶性细丝状的纤维蛋白，将血细胞和大分子血浆蛋白包裹起来，形成血凝块，并析出淡黄色的透明液体，称为**血清**（serum）。

（二）血细胞

血细胞包括红细胞、白细胞和血小板，约占血液容积的 45%。正常人各种血细胞的形态、数量和比例相对恒定，临床上将血细胞的形态、数量、百分比和血红蛋白含量的测定称为血象。患病时，血象常有显著变化，故检查血象对诊断疾病十分重要。通常用 Wright 或 Giemsa 染色血涂片观察血细胞的形态。血细胞分类与正常值如下：

血细胞有形成分
- 红细胞
  - 男性 $(4.0\sim5.5)\times10^{12}$ 个/L（400 万～550 万个/μl）
  - 女性 $(3.5\sim5.0)\times10^{12}$ 个/L（350 万～500 万个/μl）
- 白细胞 $(4.0\sim10)\times10^9$ 个/L（4000～10000 个/μl）
  - 有粒白细胞
    - 中性粒细胞 50%～70%
    - 嗜酸性粒细胞 0.5%～3%
    - 嗜碱性粒细胞 0～1%
  - 无粒白细胞
    - 淋巴细胞 20%～30%
    - 单核细胞 3%～8%
- 血小板 $(100\sim300)\times10^9$ 个/L（10 万～30 万个/μl）

1. 红细胞 红细胞（erythrocyte, red blood cell, RBC）是血液中数量最多的一种细胞，呈双凹圆盘状，直径约 7.5μm，中央较薄，周边较厚。因此，在血涂片中红细胞中央染色较浅，周边较深（彩图 13）。成熟的红细胞内没有细胞核和细胞器，胞质内充满碱性**血红蛋白**（hemoglobin, Hb），使红细胞染成橘红色。正常成人血液中血红蛋白的含量，男性为 120～150g/L，女性为 110～140g/L。红细胞的主要功能是运输 O_2 和大部分 CO_2，因为红细胞内血红蛋白具有结合 O_2 和 CO_2 的能力。红细胞独特的双凹圆盘形状，使红细胞表面积增大，全身所有红细胞总面积相当于人体表面积的 2000 倍，从而有利于红细胞内外气体迅速交换。红细胞有一定弹性和形态的可变性，当它们通过小于自身直径的毛细血管时，可改变形状。

正常成人每微升血液中红细胞数的平均值，男性为 400 万～550 万个，女性为 350 万～500 万个。红细胞的形态和数目以及血红蛋白的质和量超出正常范围为病理现象。

外周血中还有少量未完全成熟的红细胞，称为**网织红细胞**（reticulocyte），在成人为红细胞总数的 0.5%～1.5%，新生儿较多，可达 3%～6%。网织红细胞的直径略大于成熟红细胞，在常规染色的血涂片中不能与成熟红细胞区分。用煌焦蓝作体外活体染色，可见网织红细胞的胞质内有染成蓝色的细网状结构，它是细胞内残留的核糖体。网织红细胞的计数有一定临床意义，它是贫血等某些血液病的诊断、疗效判断和估计预后的指标之一。

2. 白细胞　白细胞（leukocyte，white blood cell，WBC）为无色有核的球形细胞，体积比红细胞大，能作变形运动，具有防御和免疫功能。成人白细胞的正常值为 4000～10000 个/μl。根据白细胞胞质有无特殊颗粒，可将其分为有粒白细胞（简称粒细胞）和无粒白细胞两类。有粒白细胞又根据颗粒的嗜色性，分为中性粒细胞、嗜酸性粒细胞和嗜碱性粒细胞三种；无粒白细胞有单核细胞和淋巴细胞两种（彩图 13）。

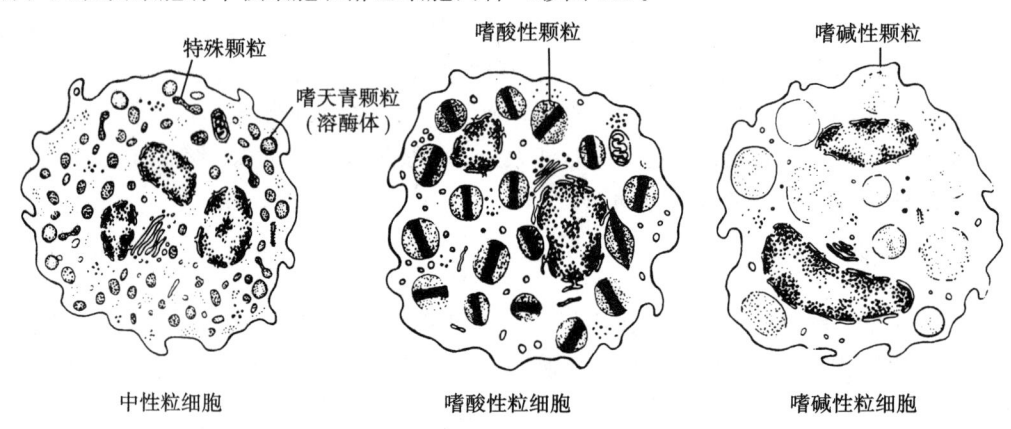

图 6-1　三种粒细胞超微结构模式图

（1）**中性粒细胞**（neutrophilic granulocyte，neutrophil，N）是白细胞中数量最多的一种，占白细胞总数的 50%～70%。细胞呈球形，直径 10～12μm。核染色较深，为弯曲的杆状或分叶状，叶间有细丝相连，一般为 2～5 叶，正常人以 2～3 叶者居多。一般认为核分叶越多，细胞越接近衰老。

中性粒细胞的胞质染成粉红色，含有许多分布均匀的细小颗粒，其中染色呈淡紫色的为**嗜天青颗粒**（azurophilic granule），约占颗粒总数的 20%。它是一种溶酶体，含有酸性磷酸酶和髓过氧化物酶等，能消化分解吞噬的异物。电镜下为圆形或椭圆形的膜包颗粒（图 6-1）。另一种是**特殊颗粒**（specific granule），数量多，呈淡红色，约占颗粒总数的 80%。电镜下呈现哑铃状或椭圆形（图 6-1）。特殊颗粒内含吞噬素和溶菌酶等，吞噬素具有杀菌作用，溶菌酶能溶解细菌表面的糖蛋白。

中性粒细胞具有活跃的变形运动、敏锐的趋化性和吞噬功能，又称小吞噬细胞。当机体某一部位受到细菌侵犯时，能以变形运动穿出毛细血管，聚集到细菌侵犯部位，大量吞噬细菌和杀灭细菌，中性粒细胞在体内起着重要的防御作用。中性粒细胞吞噬了大量细菌后，自身也死亡，成为**脓细胞**。中性粒细胞减少，机体容易发生感染。中性粒细胞在血液中停留 6～8 小时，然后到结缔组织中，在此存活 2～3 天。

（2）**嗜酸性粒细胞**（eosinophilic granulocyte，eosinophil，E）数量较少，占白细胞总

数的 0.5%～3%。细胞呈球形，直径 10～15μm，核常为 2 叶，呈八字形。胞质内充满粗大（直径 0.5～1.0μm）、均匀、略带折光性的嗜酸性颗粒，染色呈橘红色。电镜下为圆形膜包颗粒，内含长方形的致密结晶体（图 6-1）。颗粒含有酸性磷酸酶、芳基硫酸酯酶、过氧化物酶和组胺酶等，它也是一种溶酶体。

嗜酸性粒细胞也能作变形运动，并具有趋化性和吞噬功能。它能吞噬抗原抗体复合物，从而减轻该复合物沉积引起的病理损害；释放组胺酶灭活组胺，释放芳基硫酸酯酶分解白三烯，从而减弱过敏反应；胞体还能借助抗体与某些寄生虫表面接触，促进颗粒内物质释放，杀灭寄生虫。因此，患过敏性疾病或寄生虫病时，血液中嗜酸性粒细胞增多。它在血液中一般仅停留 6～8 小时，在结缔组织中可存活 8～12 天。

(3) **嗜碱性粒细胞**（basophilic granulocyte, basophil, B）数量最少，占白细胞总数的 0～1%。细胞呈球形，直径 10～12μm。胞核分叶或呈 S 形或不规则形，染色较浅。胞质内含有嗜碱性颗粒，大小不等，分布不均，染色呈蓝紫色，可覆盖在核上。颗粒具有异染性，甲苯胺蓝染色呈紫红色。电镜下，膜包颗粒中充满分布均匀的细小微粒（图 6-1）。颗粒内含有肝素和组胺，胞质内有白三烯，组胺和白三烯参与过敏反应，肝素具有抗凝血作用。嗜碱性粒细胞在组织中可存活 12～15 天。

嗜碱性粒细胞与肥大细胞，都含有肝素、组胺和白三烯等成分，故嗜碱性粒细胞的功能与肥大细胞相似。研究表明这两种细胞均来源于骨髓中的同一种造血祖细胞。

(4) **单核细胞**（monocyte, M）占白细胞总数的 3%～8%，是白细胞中体积最大的细胞，直径 14～20μm，呈椭圆形。胞核为卵圆形、肾形或马蹄铁形等。染色质细网状，故染色较浅。胞质丰富，因弱嗜碱性而呈灰蓝色，内含有许多细小的淡紫色嗜天青颗粒，即溶酶体。颗粒内含有过氧化物酶、酸性磷酸酶、非特异性酯酶和溶菌酶。

单核细胞具有活跃的变形运动、明显的趋化性和一定的吞噬功能。单核细胞在血流中停留 12～48 小时后，穿过血管进入组织，分化为巨噬细胞。

(5) **淋巴细胞**（lymphocyte, L）占白细胞总数的 20%～30%，呈圆形，大多数是直径为 6～8μm 的小淋巴细胞。少数是中淋巴细胞，直径为 9～12μm。直径为 13～20μm 的是大淋巴细胞。小淋巴细胞的核为圆形，一侧常有浅凹陷，染色质致密呈块状，染色深，核占细胞的大部，胞质很少，在核周形成一窄缘，嗜碱性，染色呈蔚蓝色，含少量嗜天青颗粒。大、中淋巴细胞核的染色质较稀疏，着色较浅，胞质较多，胞质内也可见少量嗜天青颗粒（彩图 13）。电镜下淋巴细胞胞质内含丰富的游离核糖体。

淋巴细胞不仅产生于骨髓，而且产生于淋巴器官和淋巴组织。根据淋巴细胞的发生部位、表面生物学特征、寿命长短和免疫功能的不同，一般可分为**胸腺依赖淋巴细胞（T 细胞）**、**骨髓依赖淋巴细胞（B 细胞）**和**自然杀伤细胞（NK 细胞）**三类。血液中的 T 细胞约占淋巴细胞总数的 75%，它参与细胞免疫，并具有调节免疫应答的功能。B 细胞约占血液中淋巴细胞总数的 10%～15%。B 细胞受抗原刺激后增殖分化为浆细胞，产生抗体，参与体液免疫（详见第 10 章）。

3. **血小板** 血小板（blood platelet, Pt）或称**血栓细胞**（thrombocyte），正常数值为 $(100～300)×10^9$ 个/L（10 万～30 万个/μl）。它是从骨髓中巨核细胞胞质脱落下来的小块，并非严格意义上的细胞，无细胞核，表面有完整的细胞膜。血小板体积甚小，直径 2～4μm，呈双凸扁盘状；当受到机械或化学刺激时，则伸出突起，呈不规则形。在血涂片中，血小板常呈多角形，聚集成群。血小板中央部分有着蓝紫色的颗粒，称颗粒区；周边部呈均质浅蓝色，称透明区。电镜下，透明区含有微丝和微管等，颗粒区有血小板颗粒和致密颗粒等（图6-2）。

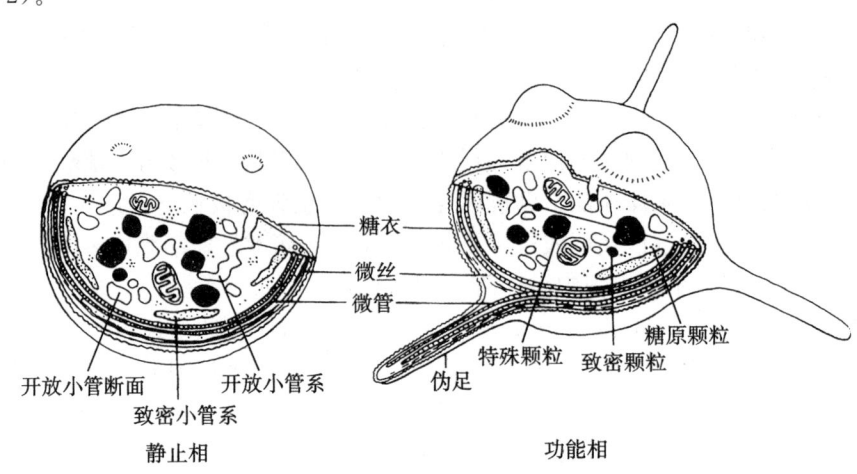

图 6-2　血小板超微结构模式图

血小板在止血和凝血过程中起重要作用。当血管受损害或破裂时，血小板迅速粘附凝聚成团，堵塞裂口；同时血小板释放颗粒内的物质，使血管收缩。血液中的血小板数低于10万个/μl时，有出血危险。

二、骨髓和血细胞发生

各种血细胞都有一定的寿命，红细胞的寿命平均约120天，白细胞的寿命为数天、数周或数年，血小板寿命为7～14天。血细胞不断地衰老和死亡，由新生的血细胞不断补充，使外周血循环中血细胞数量和质量保持动态平衡。

早在胚胎第3周初，卵黄囊壁的血岛生成原始血细胞即造血干细胞。然后造血干细胞迁入肝、脾、胸腺、淋巴结并开始造血。从胚胎后期至生后终身，骨髓成为主要的造血器官，产生红细胞系、粒细胞系、单核细胞系和巨核细胞-血小板系，这些细胞系称为骨髓成分；脾和淋巴结等淋巴器官以及淋巴组织产生淋巴成分。

（一）骨髓的结构

骨髓（bone marrow）位于骨髓腔中，占体重的4％～6％，是人体最大的造血器官。骨髓分为**红骨髓**和**黄骨髓**。胎儿及婴幼儿时期的骨髓都是红骨髓，大约从5岁开始，长骨干的骨髓腔内出现脂肪组织，并随年龄增长而增多，变为黄骨髓。成人的红骨髓和黄骨髓约各占一半。红骨髓主要分布在扁骨、不规则骨和长骨骺端的骨松质中，造血功能活跃。黄骨髓内尚有少量的幼稚血细胞，故仍保持着造血潜能，当机体需要时可转变为红骨髓进行造血。红骨髓主要由造血组织和血窦构成。

1. 造血组织　主要由网状组织和造血细胞组成。网状细胞和网状纤维构成造血组织的网架，网孔中充满不同发育阶段的各种血细胞，以及少量造血干细胞、巨噬细胞、脂肪细胞和间充质细胞等（图6-3）。

2. 血窦　为腔大、形状不规则的毛细血管，窦壁衬贴有孔内皮，内皮基膜不完整，有

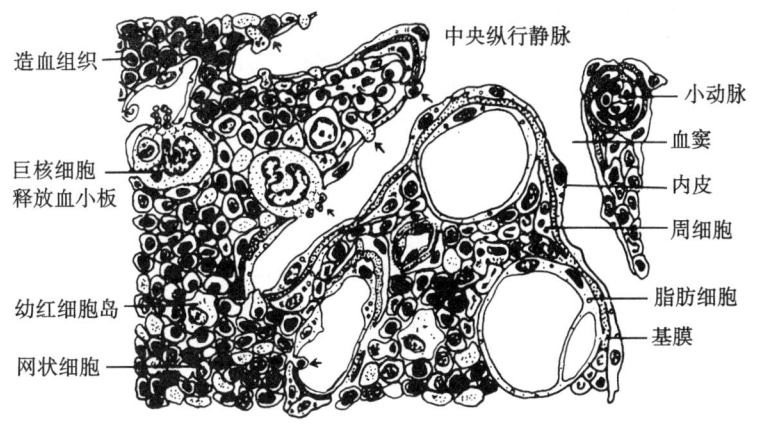

图 6-3 红骨髓组织结构模式图
↑示巨核细胞生成血小板与成熟的血细胞进入血窦

利于成熟血细胞穿过进入外周血（图6-3）。血窦壁周围和血窦腔内的巨噬细胞有吞噬清除血流中的异物和衰老死亡血细胞的功能。

（二）血细胞的发生

血细胞发生是造血干细胞经增殖、分化直至成为各种成熟血细胞的过程。

1. **造血干细胞** 造血干细胞（hemopoietic stem cell）是生成各种血细胞的原始细胞，又称**多能干细胞**（multipotential stem cell）。造血干细胞的形态类似小淋巴细胞。造血干细胞的基本特性是：①有很强的增殖能力，在一定条件下能反复分裂，大量增殖；②有自我复制能力，即细胞分裂后的部分子代细胞仍具原有特性，故造血干细胞可终身保持恒定的数量；③有多向分化能力，能分化成各系造血祖细胞，并由此分化为各系血细胞。

2. **造血祖细胞** 造血祖细胞（hemopoietic progenitor cell）是由造血干细胞分化而来，它也是一种相当原始的具有增殖能力的细胞，但已失去自我复制和多向分化能力，只能向一个或几个血细胞系定向增殖分化，故也称**定向干细胞**（committed stem cell）。它们进而再分别分化为形态可辨认的各种原始血细胞。

（三）血细胞发生过程的形态演变

血细胞的发生是一连续发展过程，各种血细胞的发育大致可分为三个阶段：原始阶段、幼稚阶段（又分早、中、晚三期）和成熟阶段。

血细胞发生过程中形态变化有共同规律：①胞体由大变小，而巨核细胞的发生则由小变大。②胞核由大变小，红细胞的核最后消失，粒细胞的核由圆形逐渐变成杆状至分叶；但巨核细胞的核由小变大呈分叶状；核内染色质由细疏逐渐变粗密，核仁由明显渐至消失；核的着色由浅变深。③胞质的量由少逐渐增多，胞质嗜碱性逐渐变弱，但单核细胞和淋巴细胞仍保持嗜碱性；胞质内的特殊结构如红细胞中的血红蛋白；粒细胞中的特殊颗粒均由无到有，并逐渐增多。④细胞分裂能力从有到无，但淋巴细胞仍有很强的潜在分裂能力。

1. **红细胞发生** 红细胞发生历经原红细胞、早幼红细胞、中幼红细胞、晚幼红细胞，后者脱去胞核成为网织红细胞，最终成为成熟红细胞。从原红细胞的发育至晚幼红细胞需3~4天。巨噬细胞可吞噬晚幼红细胞脱出的胞核和其他代谢产物，并为红细胞的发育提供铁质等营养物。各阶段细胞的一般形态特点见表6-1。

表6-1　红细胞发生过程的形态演变

发育阶段和名称		胞体		胞核				胞质			分裂能力
		大小(μm)	形状	形状	染色质	核仁	核质比	嗜碱性	着色	血红蛋白	
原始阶段	原红细胞	14~22	圆	圆	细粒状	2~3	>3/4	强	墨水蓝	无	有
幼稚阶段	早幼红细胞	11~19	圆	圆	粗粒状	偶见	>1/2	很强	墨水蓝	开始出现	有
	中幼红细胞	10~14	圆	圆	粗块状	消失	约1/2	减弱	红蓝间染	增多	弱
	晚幼红细胞	9~12	圆	圆	致密块	消失	更小	弱	红	大量	无
成熟阶段	网织红细胞	7~9	双凹圆盘状	无				微	红	大量	无
	红细胞	7.5	双凹圆盘状	无				无	红	大量	无

2. 粒细胞发生　粒细胞发生历经原粒细胞、早幼粒细胞、中幼粒细胞、晚幼粒细胞，进而分化为成熟的杆状核和分叶核粒细胞。从原粒细胞增殖分化为晚幼粒细胞需4~6天。各阶段细胞的一般形态特点见表6-2。

表6-2　粒细胞发生过程的形态演变

发育阶段和名称		胞体		胞核				胞质				分裂能力
		大小(μm)	形状	形状	染色质	核仁	核质比	嗜碱性	着色	嗜天青颗粒	特殊颗粒	
原始阶段	原粒细胞	11~18	圆	圆	细网状	2~6	>3/4	强	天蓝	无	无	有
幼稚阶段	早幼粒细胞	13~20	圆	卵圆	粗网状	偶见	>1/2	减弱	浅蓝	大量	少量	有
	中幼粒细胞	11~16	圆	半圆	网块状	消失	约1/2	弱	浅蓝	少	增多	有
	晚幼粒细胞	10~15	圆	肾形	网块状	消失	<1/2	极弱	浅红	少	明显	无
成熟阶段	杆状核粒细胞	10~15	圆	杆状	粗块状	消失	<1/3	消失	淡红	少	大量	无
	分叶核粒细胞	10~15	圆	分叶	粗块状	消失	更小	消失	淡红	少	大量	无

3. 单核细胞发生　经过原单核细胞和幼单核细胞，最后变为单核细胞。

4. 血小板发生　经过原巨核细胞、幼巨核细胞、巨核细胞，巨核细胞的胞质块脱落成为血小板。每个巨核细胞可生成约2000个血小板。

5. 淋巴细胞发生　淋巴细胞的发育主要表现为细胞膜蛋白和功能状态的变化，形态结构的演变不很明显，而且还缺乏常规光镜下可见的分化标志，故很难从形态上严格划分淋巴细胞的发生和分化阶段。

小 结

1. 血液由血浆和血细胞组成，血细胞分为红细胞、白细胞和血小板。血细胞的形态、数量、百分比和血红蛋白含量的测定称为血象。血细胞分类和计数的正常值如下：

男性 RBC 为 $(4.5\sim5.5)\times10^{12}$ 个/L，女性比男性少 0.5×10^{12} 个/L；WBC 为 $(4.0\sim10)\times10^9$ 个/L（4000～10000 个/μl），其中 N 占 50%～70%，E 占 0.5%～3%，B 占 0%～1%，L 占 20%～30%，M 占 3%～8%；Pt 为 $(100\sim300)\times10^9$ 个/L（10 万～30 万个/μl）。

2. 成熟的红细胞的形态结构特点：①呈双凹圆盘状；②没有细胞核和细胞器；③胞质内充满血红蛋白。红细胞的主要功能是运输 O_2 和 CO_2。

3. 白细胞根据胞质内有无特殊颗粒分为有粒白细胞和无粒白细胞两类。有粒白细胞又根据特殊颗粒的嗜色性，分为中性粒细胞、嗜酸性粒细胞和嗜碱性粒细胞三种。无粒白细胞有单核细胞和淋巴细胞两种。中性粒细胞具有很强的吞噬功能，是吞噬细菌的主要细胞。嗜酸性粒细胞的功能是吞噬抗原抗体复合物，减弱过敏反应和杀灭寄生虫。嗜碱性粒细胞参与过敏反应。单核细胞进入组织分化成巨噬细胞。淋巴细胞参与免疫应答。

4. 血小板是骨髓中巨核细胞胞质脱落下来的小块，表面有完整的细胞膜，无细胞核，有细胞器。血小板在止血和凝血过程中起重要作用。

5. 骨髓是人体主要的造血器官。红骨髓由造血组织和血窦构成。造血组织主要由网状组织和造血细胞组成。血细胞发生是造血干细胞经增殖、分化直至成为各种成熟血细胞的过程。造血干细胞的特性是有很强的增殖能力，有自我复制能力，有多向分化能力。

联系病理和临床

1. **血液和骨髓检查** 血液检查包括许多内容，其中血象检查临床应用最为广泛，是三大常规（血液、尿液和粪便）检查中最主要的一项，是诊断疾病和判断疾病预后最基本最常用的方法。例如急性化脓性细菌感染时，白细胞总数增高，中性粒细胞增多；而流感病毒感染，白细胞和中性粒细胞均减少。对某些血液病如白血病、再生障碍性贫血和血小板减少性紫癜等则要作骨髓细胞学检查，对确定诊断起关键作用。采取骨髓液一般在髂前上棘或胸骨进行穿刺，将骨髓液滴在载玻片上作有核细胞计数和制成骨髓涂片作形态学检查。

2. **贫血** 指外周血中红细胞数量或血红蛋白含量低于正常值，有多种原因可引起贫血，因此贫血常是一种症状，而非具体疾病。但不论哪种类型的贫血，都有共同的临床表现，最早出现的症状是疲乏、困倦、软弱无力、皮肤苍白、面色无华。检查病人不能只看脸色，较可靠的方法是观察指甲、睑结膜、口腔粘膜和舌质。对贫血患者应查找原因，消除贫血的病因是治疗的首要原则。

3. **血小板减少性紫癜** 是出血性疾病中常见的一种，由于某些原因或原因不明导致血小板减少所致。临床表现主要是自发出血或损伤后出血不止，皮肤出现淤点和淤斑，鼻、口腔、牙龈粘膜出血，胃肠道和泌尿生殖系统出血等。

4. **造血干细胞（HSC）移植** 是将自体或异体 HSC 植入受体，使其定居于骨髓，从而使受体恢复造血和免疫功能，是用于治疗血液恶性肿瘤（如白血病）、再生障碍性贫血和某些遗传性免疫性疾病的重要方法。HSC 存在于骨髓、外周血、脐带血和胎肝。由于骨髓中含有丰富的 HSC，骨髓移植是临床应用最早、最常用的 HSC 移植方法。第 3~5 个月胎肝含较丰富的 HSC，人胎肝 HSC 移植也用于临床。脐带血也含有较丰富的 HSC，且来源广泛，获取便利，脐血 HSC 移植，目前主要用于儿童和低体重患者。由于外周血 HSC 数量少，移植成功的关键是采取措施将骨髓中的 HSC 动员到外周血，以便采集到足够数量的 HSC。目前，外周血 HSC 移植已应用于临床。

（胡煜辉）

第七章 肌 组 织

肌组织（muscle tissue）主要由肌细胞组成。肌细胞细而长，故又称**肌纤维**（muscle fiber）。肌细胞的细胞膜称**肌膜**（sarcolemma），细胞质称**肌浆**（sarcoplasm），肌纤维的结构特点是在肌浆内含大量与肌纤维长轴平行排列的肌丝，它们是肌纤维收缩和舒张的结构基础。肌细胞间无特殊的细胞间质，有少量结缔组织、血管、淋巴管及神经。

肌组织分为骨骼肌、心肌、平滑肌三种。骨骼肌纤维和心肌纤维镜下可见明暗相间的横纹，故称横纹肌。平滑肌纤维无横纹。骨骼肌的收缩活动受意识支配，又称随意肌。心肌和平滑肌的活动不受意识支配，称不随意肌。

一、骨 骼 肌

骨骼肌（skeletal muscle）一般借肌腱附着于骨骼，主要由骨骼肌纤维组成。

（一）骨骼肌纤维的光镜结构

骨骼肌纤维呈长圆柱状，直径为 $10\sim100\mu m$，长短不一，一般在 $1\sim40mm$ 之间。骨骼肌纤维细胞核多达几十个甚至几百个，核呈扁椭圆形，位于肌膜下方（图 7-1，彩图 8）。肌浆内含有许多与细胞长轴平行排列的**肌原纤维**（myofibril），呈细丝状。每条肌原纤维呈现许多相间排列的明带和暗带。明带着色浅，又称 **I 带**，中央有一条深色的 **Z 线**。暗带着色深，又称 **A 带**，中央有一着色较浅区，称 **H 带**，H 带中央也有一条较暗的 M 线。相邻两条 Z 线之间的一段肌原纤维称为**肌节**（sarcomere）。肌节是肌原纤维的结构和功能单位。每个肌节长 $2\sim2.5\mu m$，由 1/2I 带＋A 带＋1/2I 带组成（图 7-2）。由于各条肌原纤维的明带和暗带整齐地排列在同一平面上，故使整条肌纤维显示出明暗相间的横纹。

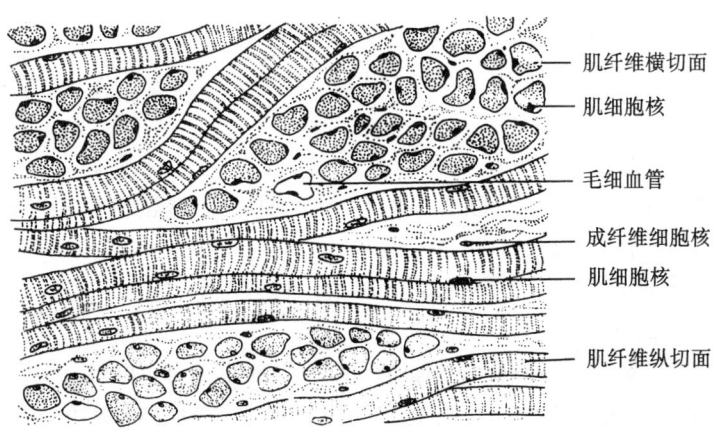

图 7-1　骨骼肌纤维横切及纵切面光镜结构模式图

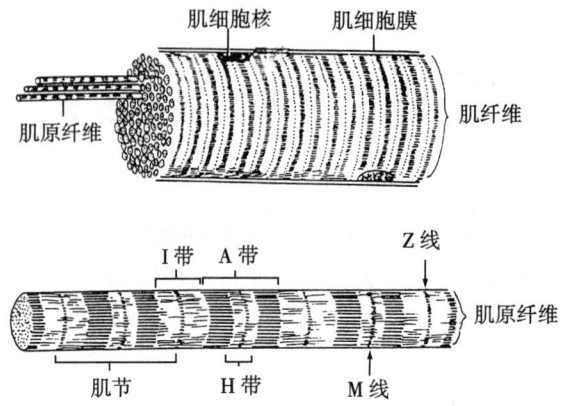

图 7-2 骨骼肌纤维和肌原纤维结构模式图

(二) 骨骼肌纤维的超微结构

1. 肌原纤维　电镜下，**肌原纤维**是由许多平行排列的**粗肌丝**（thick myofilament）与**细肌丝**（thin myofilament）构成。粗肌丝位于 A 带，中央固定于 M 线上，两端游离。细肌丝一端附着于 Z 线上，另一端伸至粗肌丝之间，其末端游离，止于 H 带的外侧。明带内只有细肌丝，暗带中间的 H 带内仅有粗肌丝，而 H 带的两侧的暗带内既有粗肌丝又有细肌丝（图 7-3）。

粗肌丝是由许多豆芽状的肌球蛋白分子平行聚集而成。相当于豆芽瓣的是肌球蛋白分子的头部，豆茎为杆部。头部朝向粗肌丝的两端并露于表面，称为**横桥**（cross bridge）（图 7-4）。横桥是一种 ATP 酶，可分解它所结合的 ATP，而释放能量，使头部产生屈伸运动。

细肌丝是由肌动蛋白、原肌球蛋白和肌钙蛋白三种蛋白分子组成。许多肌动蛋白分子互相连接成双股螺旋链，每个肌动蛋白分子都有与横桥结合的位点。原肌球蛋白嵌在肌动蛋白的双螺旋沟内。肌钙蛋白由 TnT、TnI、TnC 三个亚单位组成，其中 TnC 能与 Ca^{2+} 结合（图 7-4）。

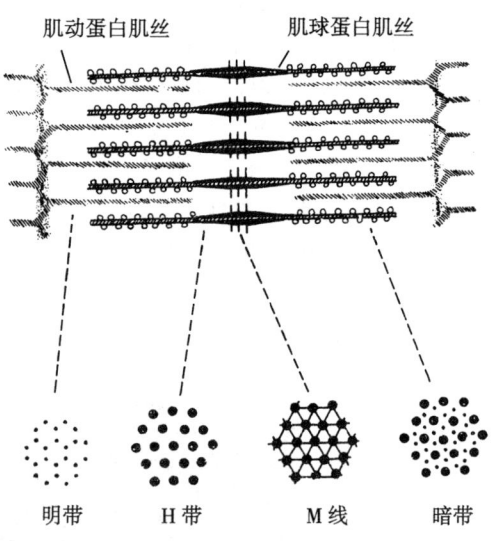

图 7-3 骨骼肌肌原纤维超微结构模式图

2. 横小管　**横小管**（transverse tubule）是肌膜向肌浆内陷而形成的小管，其走向与肌纤维长轴垂直，又称 T 小管，位于明、暗带交界处。同一水平面上的横小管分支吻合，环绕每条肌原纤维的周围。横小管的功能是将肌膜的兴奋冲动迅速传到细胞内部（图 7-5）。

3. 肌浆网　**肌浆网**（sarcoplasmic reticulum）是指肌纤维内特化的滑面内质网，它分支吻合成网，包绕每条肌原纤维，并沿其长轴纵行排列，故又称**纵小管**（longitudinal tubule）。邻近横小管两侧的纵小管末端膨大汇合成较粗的管，称**终池**（terminal cisterna）。每条横小管及两侧的终池合称**三联体**（triad）（图 7-5）。肌浆网有贮存 Ca^{2+} 的能力，肌浆网膜

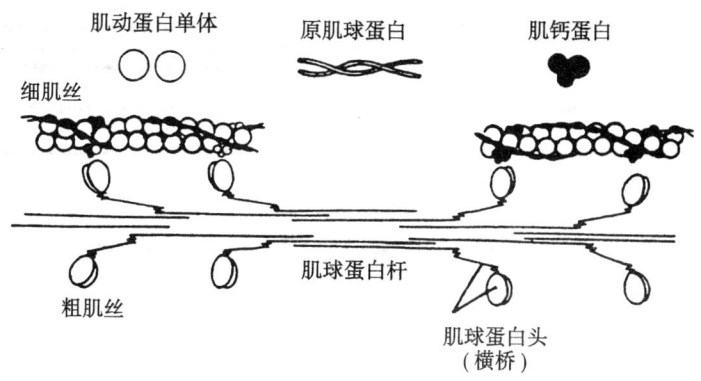

图 7-4　粗肌丝、细肌丝分子结构模式图

上嵌有丰富的钙泵，它可将肌浆中的 Ca^{2+} 泵入肌浆网内贮存。肌浆网的功能是调节肌浆中 Ca^{2+} 的浓度。

（三）骨骼肌纤维的收缩机制

关于骨骼肌纤维的收缩机制，目前公认的是肌丝滑动学说。该学说认为：当肌纤维收缩时，粗、细两种肌丝的长度不变，而是粗肌丝牵拉细肌丝向 M 线方面滑动，导致 I 带和 H 带的长度变短，A 带不变，两 Z 线靠近，肌节缩短。整个肌纤维的长度也随之缩短（图 7-6）。

收缩的主要过程：当神经冲动传到肌纤维表面，使肌膜兴奋，兴奋经横小管传入，在三联体处，引起肌浆网释放 Ca^{2+} 入肌浆内，Ca^{2+} 与细肌丝的肌钙蛋白结合，引起构型变化，粗肌丝上的横桥与细肌丝的肌动蛋白接触，此时 ATP 酶被激活分解 ATP，

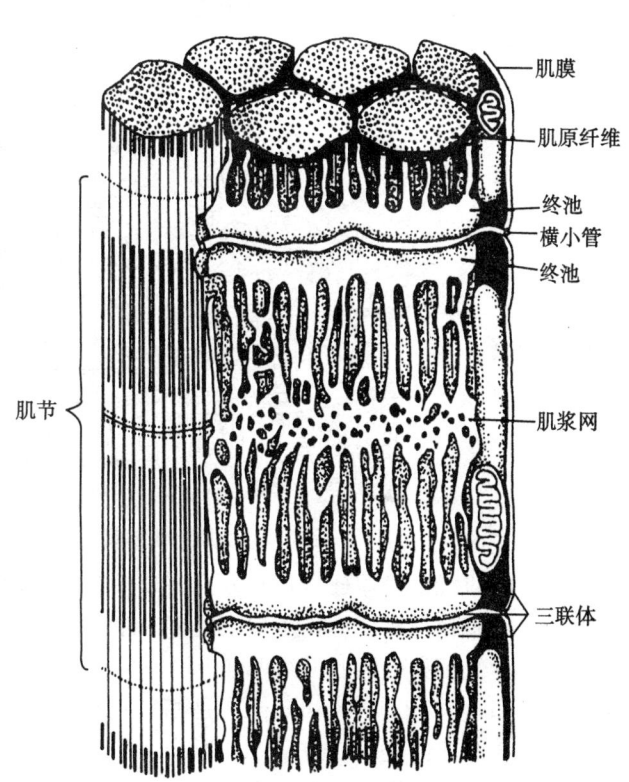

图 7-5　骨骼肌纤维超微结构模式图

并释放能量，横桥将细肌丝拉向 M 线方向，肌节收缩，导致肌纤维的收缩。

（四）肌肉的结构

肌肉是一种器官，它由结缔组织将许多骨骼肌纤维包绕在一起而构成。每条肌纤维外包少量的结缔组织，称**肌内膜**（endomysium）。数条或数十条肌纤维组成肌束，每个肌束外包的结缔组织称**肌束膜**（perimysium）。每块肌肉外包较厚的结缔组织，称**肌外膜**（epimysium）。

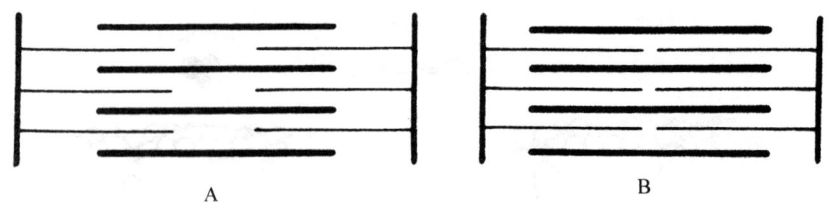

图 7-6 骨骼肌纤维收缩时肌节结构变化示意图
A. 肌纤维舒张；B. 肌纤维收缩

二、心 肌

心肌（cardiac muscle）主要由心肌纤维组成。心肌纤维与骨骼肌纤维的结构基本相似，其结构的主要不同点如下：

1. 心肌纤维的光镜结构（图 7-7，彩图 9）

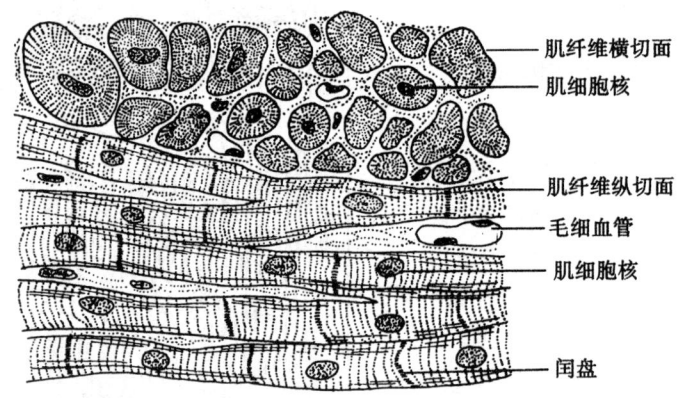

图 7-7 心肌纤维横切及纵切面光镜结构模式图

（1）心肌纤维呈短柱状，有分支，并相互吻合成网。

（2）细胞核呈椭圆形，多数细胞有一个核，少数为双核，位于细胞中央。

（3）横纹不如骨骼肌纤维明显。

（4）**闰盘**（intercalated disk）是相邻心肌纤维之间的连接结构，在 HE 染色标本中为深红色粗线，与肌纤维垂直或呈阶梯形。

（5）线粒体长而粗，数量多。

2. 心肌纤维的超微结构（图 7-8）

（1）不形成明显的肌原纤维。

（2）横小管较粗，位于 Z 线水平。

（3）肌浆网不发达，终池少而小，多见横小管与一侧的终池紧贴形成**二联体**（diad）。

（4）闰盘的横位部分，有中间连接和桥粒；闰盘的纵位部分，存在缝隙连接（图 7-9），能传递信息，使心肌产生同步收缩。

三、平滑肌

平滑肌（smooth muscle）广泛分布于血管壁和内脏器官。

第七章 肌组织

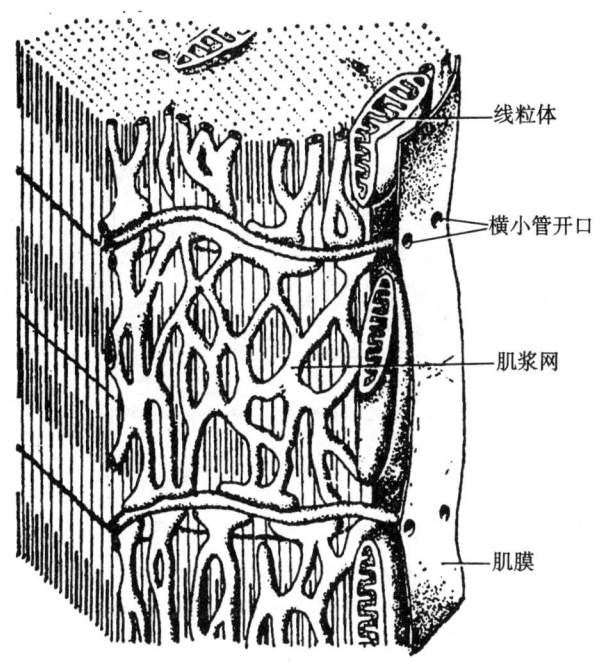

图 7-8 心肌纤维超微结构模式图

1. 平滑肌纤维的光镜结构　平滑肌纤维呈长梭形,其长度往往随器官而异,约 20～500μm。有一个细胞核,呈椭圆形或杆状,位于细胞中央。细胞内无肌原纤维(图 7-10,彩图 10)。平滑肌常平行成层或成束排列,每个肌纤维中间的宽部与相邻细胞两端的细部相互交错。

2. 平滑肌纤维的超微结构

(1) 在肌膜下有许多电子密度高的区域,称**密区**。肌浆内散在一些电子密度高的梭形

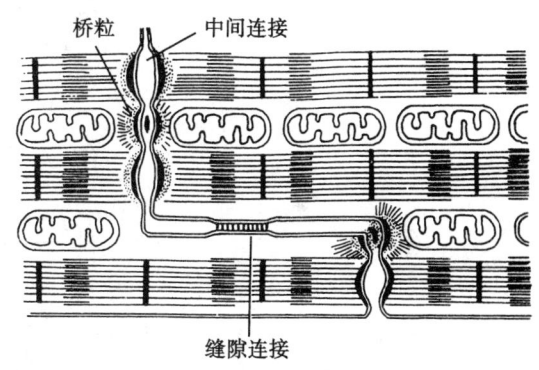

图 7-9 闰盘的超微结构示意图

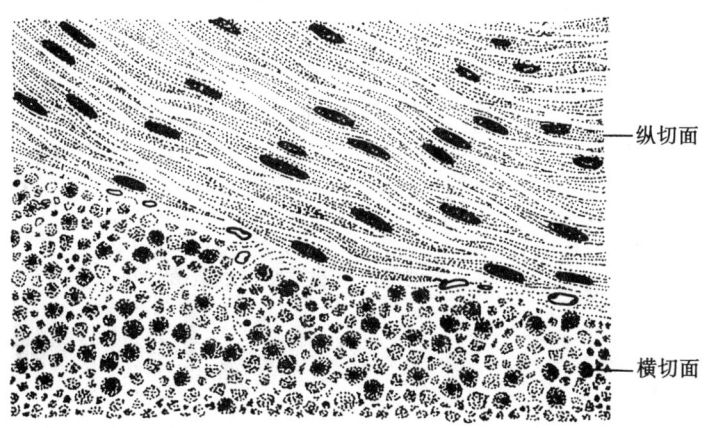

图 7-10 平滑肌纤维纵切面及横切面光镜结构模式图

小体，称**密体**，相当于骨骼肌纤维内的 Z 线（图 7-11）。

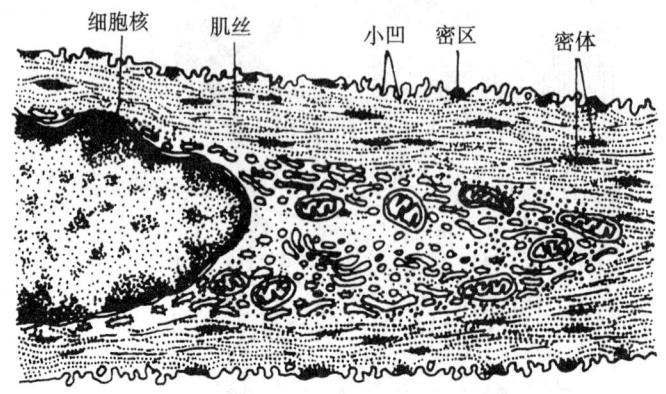

图 7-11　平滑肌纤维超微结构模式图

（2）肌浆内有大量的粗肌丝和细肌丝，细肌丝一端附着密区或密体，另一端游离，环绕在粗肌丝周围。若干条粗、细肌丝聚集形成肌丝单位（图 7-12）。

（3）平滑肌纤维的表面常可见肌膜内陷而形成的浅凹，其作用尚无定论。

（4）相邻平滑肌纤维之间有缝隙连接。

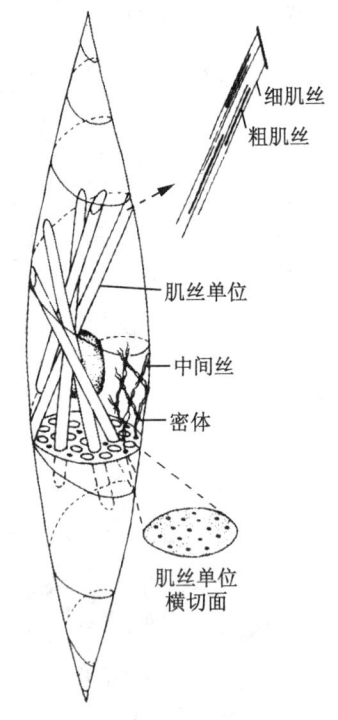

图 7-12　平滑肌纤维超微结构示意图

小 结

1. 肌组织主要由肌纤维组成，肌纤维的结构特点是肌浆内含大量的肌丝。肌组织分为骨骼肌、心肌、平滑肌。

2. 肌原纤维的结构和功能单位是肌节，它是相邻两条 Z 线之间的一段肌原纤维，由 1/2I 带＋A 带＋1/2I 带组成。肌膜向肌浆内陷形成横小管。纵小管末端膨大汇合成较粗的管，称终池。每条横小管及两侧的终池合称三联体。电镜下肌原纤维由许多平行排列的粗肌丝和细肌丝构成。相邻心肌纤维之间的连接结构称闰盘。

3. 三种肌纤维的形态结构比较

比较点	骨骼肌纤维	心肌纤维	平滑肌纤维
细胞形态	长圆柱状	短柱状，有分支吻合	长梭形
细胞核	多个，位于细胞边缘	1～2个，位于细胞中央	1个，位于细胞中央
横纹	明显	有，不如骨骼肌明显	无
闰盘	无	有	无
横小管	位于明、暗带交界处	位于 Z 线水平	无
肌原纤维	有	不明显	无
肌浆网	发达，有三联体	不发达，有二联体	很不发达

联系病理和临床

1. **骨骼肌的再生** 成人体内肌肉受轻微损伤，若肌内膜存在，骨骼肌纤维的残端能生长而愈合。骨骼肌纤维无分裂增殖能力。在骨骼肌纤维表面附着扁平、有突起的肌卫星细胞，它是生肌干细胞，数量恒定。实验研究证明，肌卫星细胞能分裂、分化为骨骼肌纤维。

体育运动能使肌肉隆起而强壮，主要是骨骼肌纤维增粗增长。细胞内的变化是：肌丝数量增多，肌原纤维加粗；肌节数量增多且增长；线粒体等细胞器以及糖原贮存增加。此外，骨骼肌纤维之间的结缔组织和毛细血管也都增多。骨骼肌纤维的数目并未增多。

2. **多发性肌炎和皮肌炎** 是骨骼肌非化脓性炎症疾病。多发性肌炎的主要病理变化是骨骼肌纤维肿胀，横纹消失，进而肌纤维断裂，甚至坏死。临床表现主要是对称性近端肢体肌无力，难以蹲下或起立，双臂难以上举。患者若同时发生呈紫红色斑块状、略高起的皮疹，则为皮肌炎。此类疾病病因不明。

3. **心肌梗死** 是心肌缺血性坏死。由于冠状动脉病变，导致心肌供血不足，甚至中断，因此心肌纤维坏死，并逐渐溶解。因为心肌纤维再生能力极弱，坏死处由结缔组织修复，形成瘢痕愈合，称为陈旧性心肌梗死。心肌梗死的临床表现主要是持续性胸骨后剧烈疼痛，发热，甚至心力衰竭。

（唐 平 钱燕春）

第八章 神经组织

神经组织（nervous tissue）由神经细胞和神经胶质细胞组成。**神经细胞**（nervous cell）是神经系统的结构和功能单位，又称**神经元**（neuron）。人体内约有 10^{11} 个神经元，它们具有感受刺激、整合信息和传导信息的能力。有的神经元还有内分泌功能，其分泌物称神经激素。**神经胶质细胞**（neuroglial cell）的数量是神经元的 10～50 倍，主要对神经元起支持、营养、保护和绝缘作用，但没有传导信息的功能。这两种细胞虽然形态和功能不同，但相互关系十分密切。

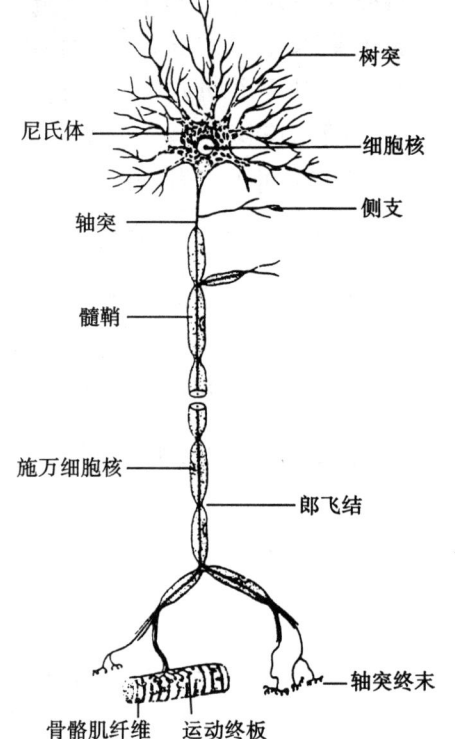

图 8-1 运动神经元模式图

一、神经元

神经元的形态各异，但每个神经元都由胞体和突起两个部分组成（图 8-1）。

（一）神经元的结构

1. **胞体** 神经元的胞体有多种形态，呈锥形、梨形、梭形、星形和圆形等。大小不等，直径在 4～120μm 之间。它们主要位于大脑和小脑的皮质、脑干和脊髓的灰质以及神经节内，是神经元的营养和代谢中心。胞体分为细胞膜、细胞质和细胞核三部分：

（1）**细胞膜** 是包在神经元表面的单位膜，具有感受刺激、处理信息、产生和传导冲动的功能，在神经元的连接处，它可以转化为突触前膜或突触后膜。

（2）**细胞质** 又称**核周质**（perikaryon），除了含有一般的细胞器外，还含有下述两种特征性的结构：

尼氏体（Nissl body），又称嗜染质，光镜下呈紫蓝色的斑块状或细颗粒状，分布均匀（图 8-2，彩图 11）；电镜下，由密集排列的粗面内质网和游离核糖体构成（图 8-5）。表明神经元具有活跃的合成蛋白质的功能。

神经原纤维（neurofibril），在镀银染色切片中，呈棕黑色细丝，交织成网，并伸入其突起内（图 8-3，彩图 12）。电镜下由神经丝和微管构成。**神经丝**（neurofilament）是一种中间丝。神经原纤维构成了神经元的骨架，并参与细胞内某种物质的运输。

（3）**细胞核** 位于胞体中央，大而圆，常染色质多，

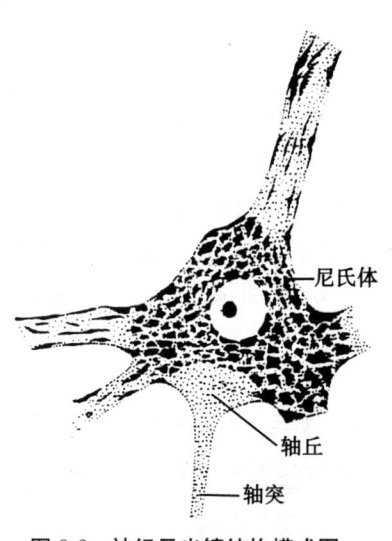

图 8-2 神经元光镜结构模式图

着色浅,核仁也大而圆。

2. **突起** 神经元的突起可分为树突和轴突两种。

(1) **树突**(dendrite) 一个神经元有一个或多个树突。树突短而粗,反复分支呈树枝状而得名。在分支上常有许多棘状的小突起,称**树突棘**(dendritic spine)。树突内的结构和胞质相似。树突的功能是接受刺激,并将兴奋信息传入胞体。树突和树突棘极大地增加神经元接受刺激的表面积。

(2) **轴突**(axon) 一个神经元只有一个轴突,它细而长,直径均一,长的轴突可达1m以上。轴突表面光滑,分支少,分支常与主干呈直角称侧支,其末端分支较多,与其他神经元或效应细胞形成突触。胞体发出轴突的起始部有一圆锥状的浅染区称**轴丘**(axon hillock),该区无尼氏体,染色浅(图8-2,彩图11)。轴突表面的胞膜称**轴膜**(axolemma),内含胞质称**轴质**,轴质内有大量神经原纤维,但无尼氏体和高尔基复合体,故不能合成蛋白质。轴突的主要功能是将兴奋信息传出胞体,兴奋传导在轴膜上进行。

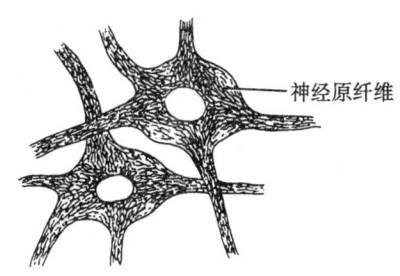

图8-3 神经原纤维光镜结构模式图(银染色)

(二) 神经元的分类

根据神经元的形态和功能的不同,分类如下:

(1) 根据突起的数量多少分为三类(图8-4):

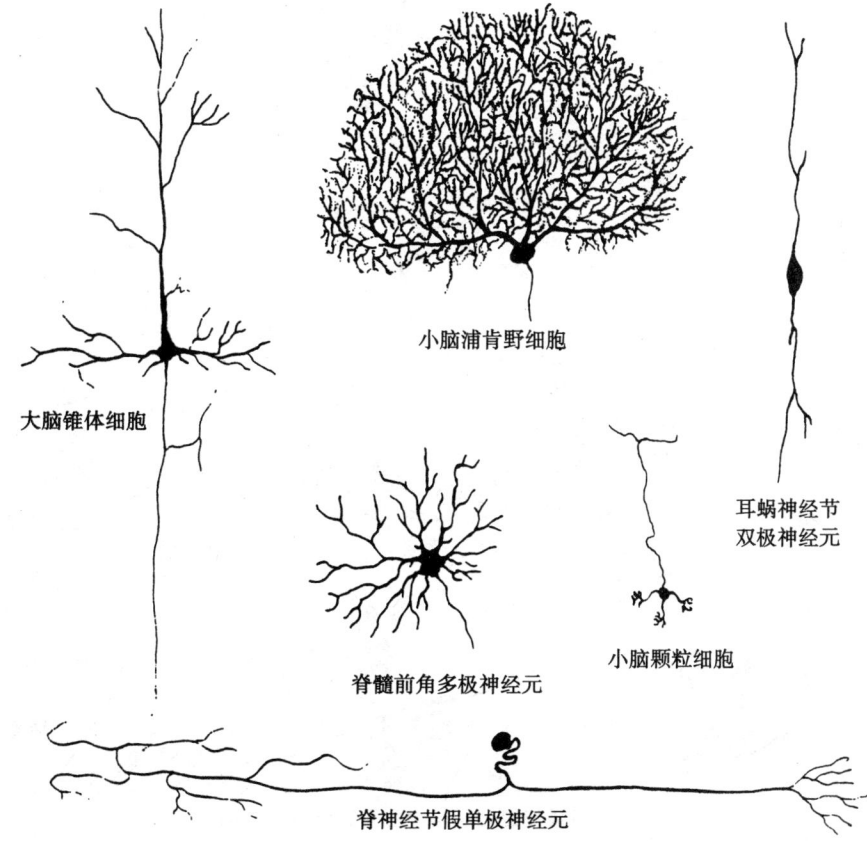

图8-4 神经元的形态及分类模式图

①**多极神经元**（multipolar neuron） 有多个树突，一个轴突。
②**双极神经元**（bipolar neuron） 有一个树突，一个轴突。
③**假单极神经元**（pseudounipolar neuron） 从胞体发出一个突起，在不远处呈"T"形分为两支，一支分布到周围的其他器官称周围突；一支进入中枢神经系统，称中枢突。按神经传导兴奋的方向，中枢突是轴突；周围突是树突，但周围突细而长，形态上似轴突，故周围突也称轴突。

（2）根据神经元的功能分为三类：
①**感觉神经元**（sensory neuron）或称传入神经元，多为假单极神经元。
②**运动神经元**（motor neuron）或称传出神经元，一般为多极神经元。
③**中间神经元**（interneuron），主要为多极神经元。位于感觉神经元与运动神经元之间，对信息起传递和加工作用。动物越进化，中间神经元越多。人类的中间神经元占神经元总数的90%以上，在中枢神经系统内构成复杂的神经元网络，是学习、记忆和思维的基础。

二、突　触

突触（synapse）是指神经元与神经元之间或神经元与非神经元（如肌细胞、腺细胞）之间的一种特化的细胞连接，通过它的传递作用实现细胞与细胞之间的通讯。突触可分为化学突触和电突触两类。**化学突触**以化学物质（神经递质）作为传递信息的媒介，是通常所讲

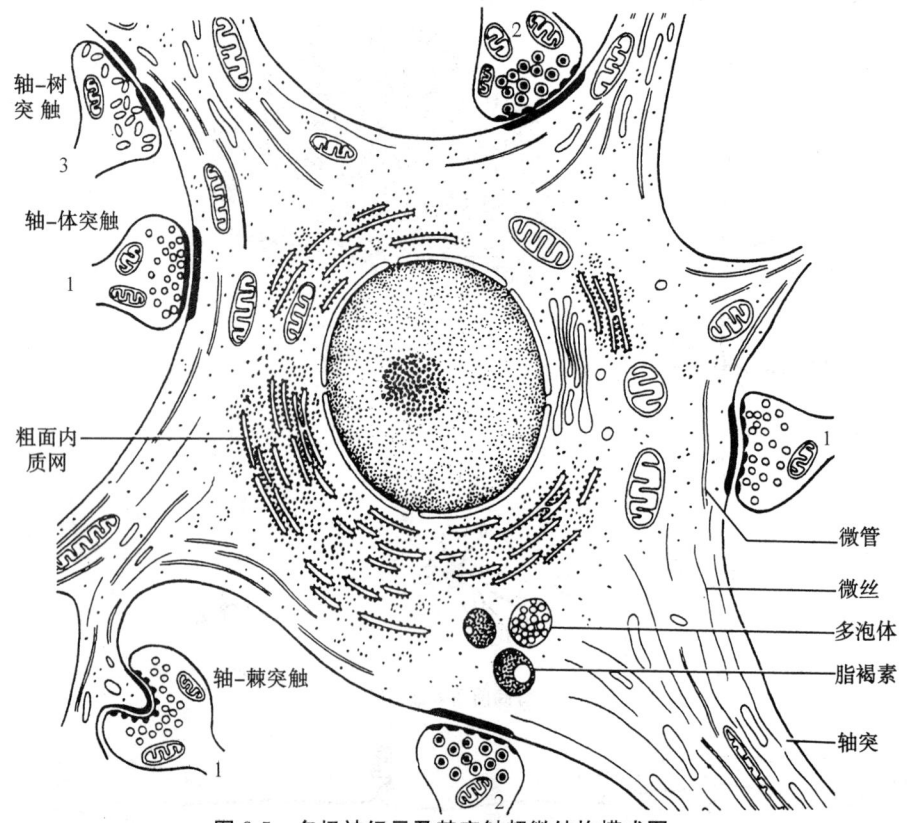

图 8-5　多极神经元及其突触超微结构模式图
1. 突触前成分内有圆形清亮小泡，内含乙酰胆碱；2. 突触前成分内有颗粒型小泡，内含单胺类；
3. 突触前成分内有扁平清亮小泡，内含甘氨酸等

的突触，**电突触**实为缝隙连接，以电流（电讯号）作为信息载体，人类少见。在化学突触中，最常见的是一个神经元的轴突终末与另一个神经元的树突、树突棘或胞体连接，分别形成轴-树突触，轴-棘突触或轴-体突触（图8-5）。突触的数目不等，少则几个，多则数万个。

光镜观察银染色标本，神经元轴突末端膨大呈棕黑色的环扣状，紧贴于另一神经元胞体或树突表面，称突触扣结（图8-6）。电镜下，化学突触由三部分组成（图8-7）：

（1）**突触前成分**（presynaptic element）　指轴突终末的膨大部分，内含大量**突触小泡**，突触小泡内含神经递质。与突触后成分相对的轴突终末的细胞膜称**突触前膜**，由于突触前膜胞质面附有一些致密物质，故突触前膜比一般细胞膜略厚。

（2）**突触后成分**（postsynaptic element）指后一神经元或效应细胞与突触前成分相对应的局部区域，该处的胞膜略厚，称为**突触后膜**，膜上有特异性的神经递质的**受体**。

（3）**突触间隙**（synaptic cleft）　是位于突触前膜与突触后膜之间的狭小间隙，宽约15～30nm，内含糖蛋白与一些细丝。

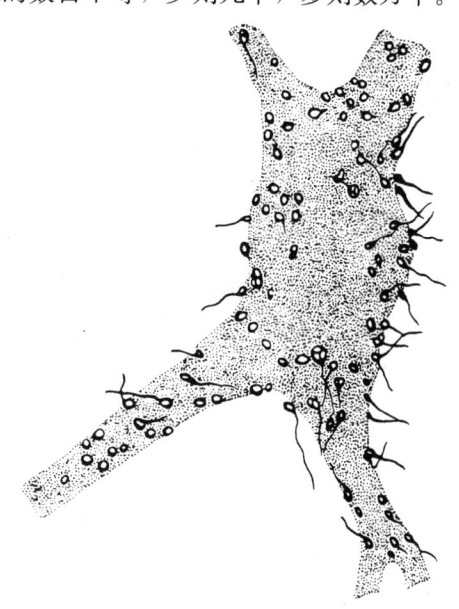

图8-6　脊髓运动神经元突触扣结光镜结构模式图（银染色）

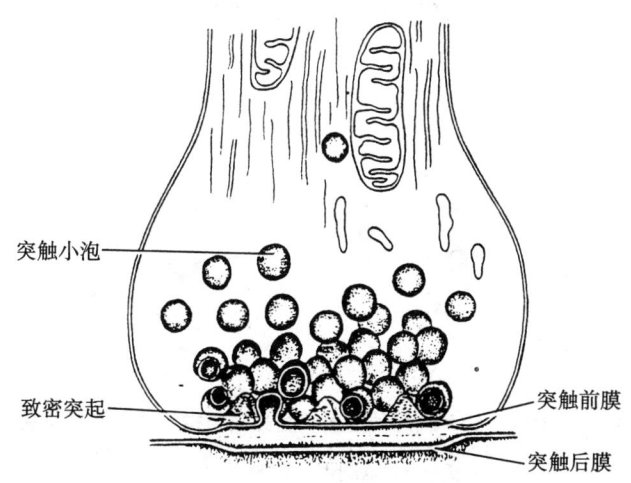

图8-7　化学突触超微结构模式图

突触传递信息的基本过程是，当信息沿轴膜传递至突触前膜时，突触小泡移到突触前膜并与之融合，通过胞吐方式释放突触小泡内的神经递质，经过突触间隙与突触后膜上特异性受体结合，将信息传给后一神经元或效应细胞，使之产生兴奋或抑制生理效应，随后神经递质被相应的酶水解而失活，以保证突触传递兴奋的正常功能。

三、神经胶质细胞

神经胶质细胞简称胶质细胞（glial cell），分布于神经元之间或包裹神经元的长轴突。它也有突起，但不分树突和轴突，胞体小，用HE染色只能显示细胞核及其周围少量胞质。

（一）中枢神经系统的胶质细胞（图8-8）

1. **星形胶质细胞** 星形胶质细胞（astrocyte）体积大，胞体呈星状，从胞体发出的突起呈放射状，突起末端膨大形成脚板贴于毛细血管表面，参与血-脑屏障的组成，或贴附在脑和脊髓表面形成胶质膜。星形胶质细胞分为两种：①纤维性星形胶质细胞，其突起细长，分支少，多分布于脑和脊髓的白质。②原浆性星形胶质细胞，其突起短粗，分支多，多分布在脑和脊髓的灰质。

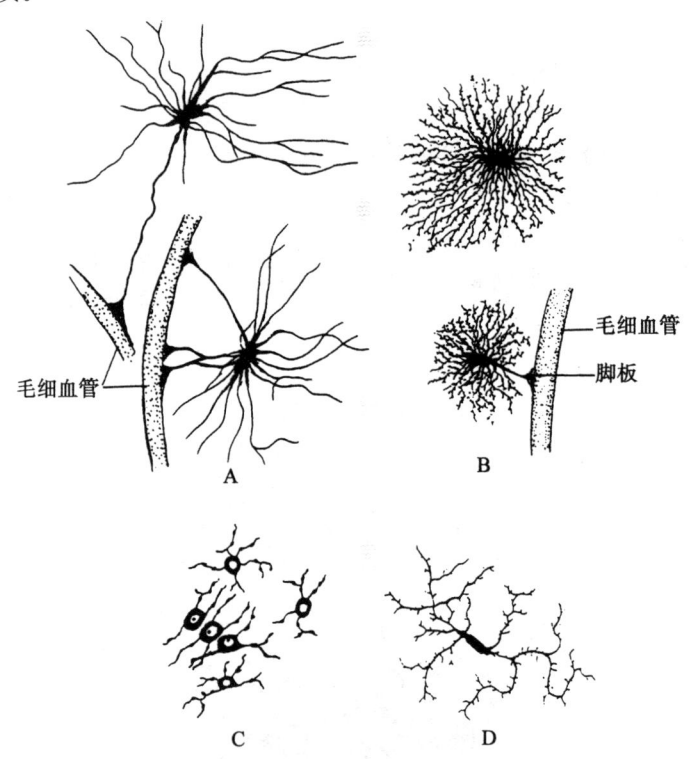

图8-8 中枢神经系统几种胶质细胞光镜结构模式图（银染色）
A. 纤维性星形胶质细胞；B. 原浆性星形胶质细胞；
C. 少突胶质细胞；D. 小胶质细胞

2. **少突胶质细胞** 少突胶质细胞（oligodendrocyte）体积较小，实际上突起和分支并不少，突起末端为叶片样膨大，反复包卷轴突，形成髓鞘，是中枢神经系统的髓鞘形成细胞。

3. **小胶质细胞** 小胶质细胞（microglia）胞体最小，突起细长，有分支，表面有许多小棘突，当中枢神经系统损伤时，小胶质细胞可转变为有吞噬能力的小胶质细胞，吞噬死亡细胞的碎屑。

4. **室管膜细胞** 室管膜细胞（ependymal cell）被覆于各脑室和脊髓中央管腔面，为单层立方或柱状上皮，称室管膜，细胞游离面有微绒毛和纤毛（图8-9）。室管膜细胞在脑脊液、神经元与血管之间起主动运输物质的作用。

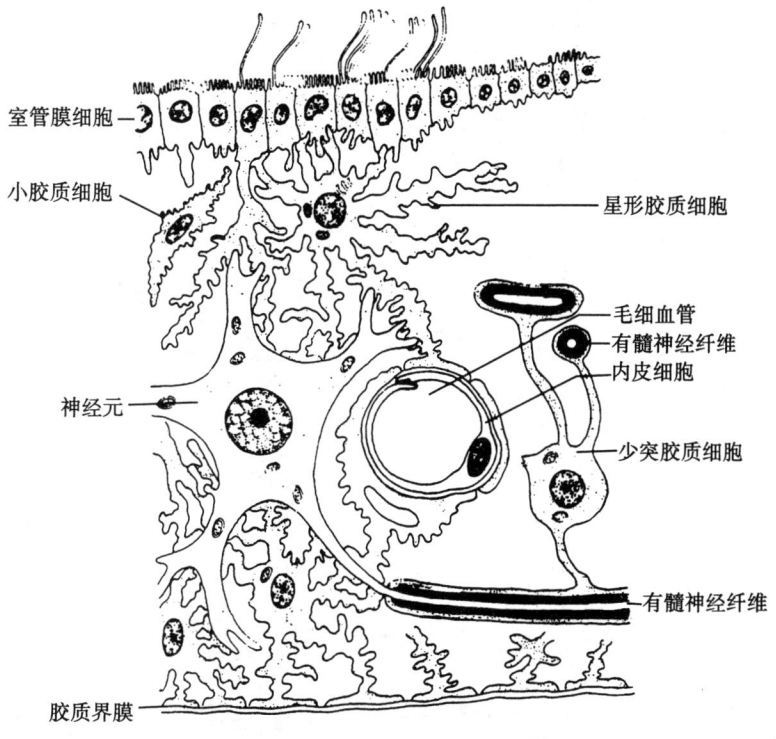

图 8-9 中枢神经系统神经胶质细胞与神经元和毛细血管的关系示意图

（二）周围神经系统的胶质细胞

1. 施万细胞　**施万细胞**（Schwann cell）又称**神经膜细胞**（neurilemmal cell），成串排列，包裹周围神经系统中神经元长轴突，构成神经纤维。该细胞外表面有基膜，对神经纤维再生起支持和诱导作用。

2. 卫星细胞　**卫星细胞**（satellite cell）是神经节内包裹神经元胞体的一层扁平或立方形胶质细胞。细胞外表面有基膜。

四、神经纤维和神经

（一）神经纤维

神经纤维（nerve fiber）由神经元的长轴突和包绕它的神经胶质细胞构成。根据胶质细胞是否形成**髓鞘**（myelin sheath）可分为两种类型。

1. 有髓神经纤维　周围神经系统的**有髓神经纤维**（myelinated nerve fiber）的构成是，以轴突为中轴，施万细胞细胞膜呈同心圆状包绕轴突，形成髓鞘（图 8-10）。髓鞘的化学成分主要是脂蛋白，HE 染色标本制备时，髓鞘中类脂被溶解，仅见少量网状蛋白质。一个施万细胞包绕一段轴突，这段结构称**结间体**。相邻的结间体连接处无髓鞘，轴膜裸露，称**郎飞结**（Ranvier node）（图 8-11，彩图 14）。施万细胞最外面的一层细胞膜与基膜相贴，两者统称神经膜。

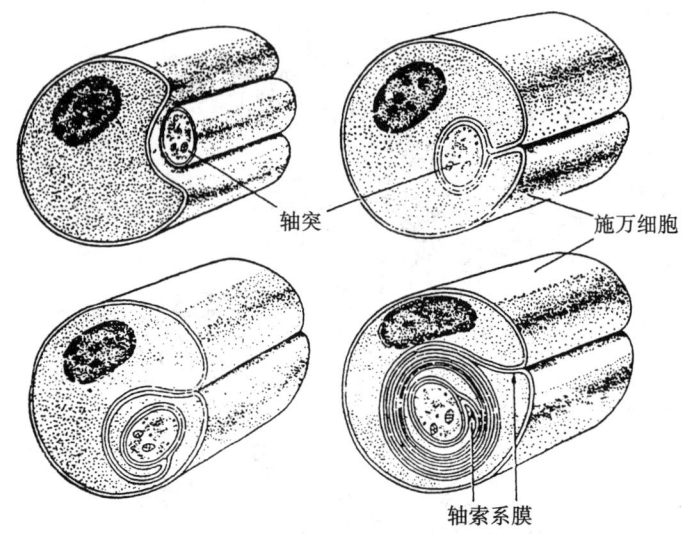

图 8-10 施万细胞形成髓鞘示意图

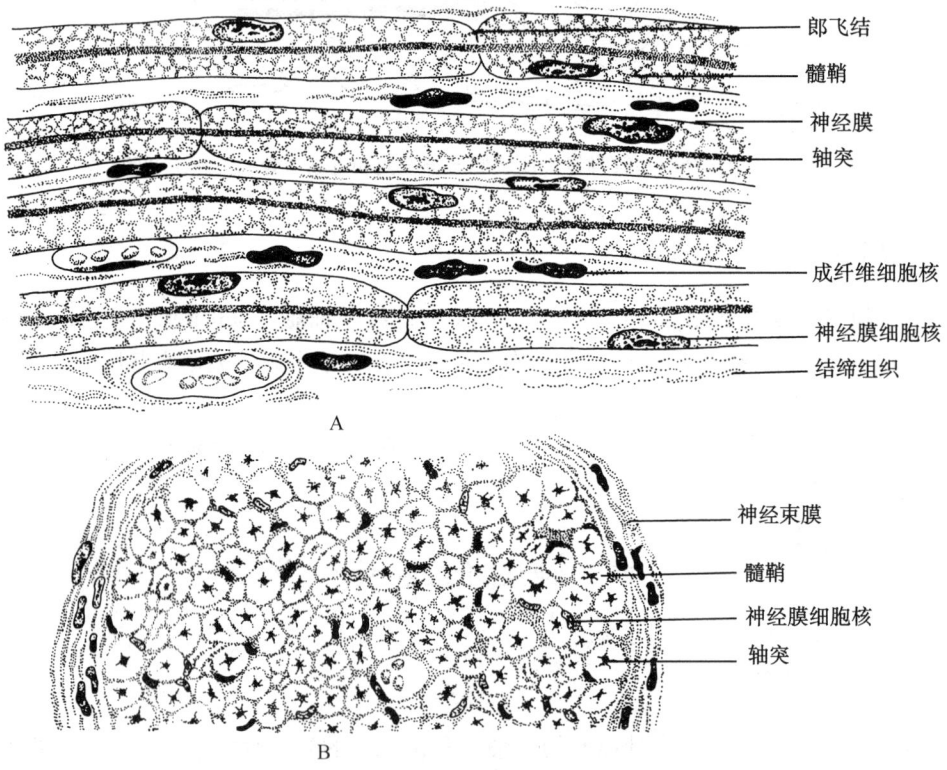

图 8-11 有髓神经纤维光镜结构模式图
A. 纵切面；B. 横切面

中枢神经系统的有髓神经纤维的结构基本与周围神经系统的有髓神经纤维相同，但形成髓鞘的是少突胶质细胞，而且一个少突胶质细胞伸出多个扁平突起，分别包绕数个轴突，其胞体位于神经纤维之间（图 8-12）。有髓神经纤维外表面无基膜。

2. **无髓神经纤维** 周围神经系统的**无髓神经纤维**（nonmyelinated nerve fiber）由较细的轴突和包在外面的施万细胞组成。但施万细胞膜不形成髓鞘，也无郎飞结。一个施万细胞包裹数条轴突（图8-13）。

中枢神经系统的无髓神经纤维则由轴突和包在外面的少突胶质细胞构成，不形成髓鞘。一个少突胶质细胞也可包裹多个神经元的轴突。

神经纤维的功能是沿轴膜传导兴奋。有髓神经纤维呈跳跃式传导兴奋，即从一个郎飞结跳到另一个郎飞结，故传导速度快。因此结间体越长，传导速度也就越快。无髓神经纤维因无髓鞘和郎飞结，神经冲动沿轴膜连续传导，故传导速度慢。

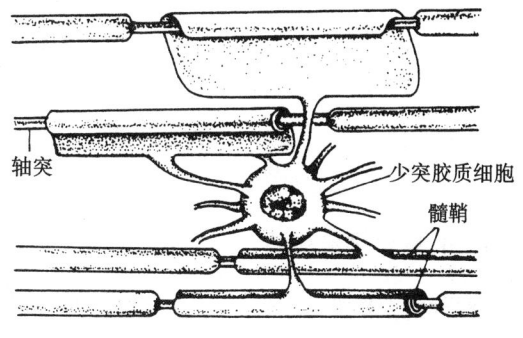

图8-12 少突胶质细胞形成髓鞘示意图

（二）神经

神经（nerve）是一种器官，在周围神经系统中，一条神经由许多神经纤维集合在一起，外包致密结缔组织共同构成，分布到全身各器官。

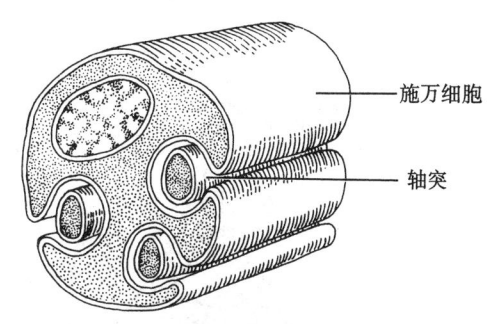

图8-13 周围神经系统无髓神经纤维形成示意图

一条神经多含有几种纤维，包括感觉、运动以及自主神经纤维。神经纤维粗细不等，髓鞘或有或无。一条神经含若干神经纤维束，而每一神经纤维束又含许多神经纤维（彩图15）。神经、神经纤维束和神经纤维的周围都有结缔组织包裹，它们分别称为神经外膜、神经束膜和神经内膜（图8-14）。神经束膜的内层有几层扁平上皮细胞，称神经束膜上皮，有屏障作用。

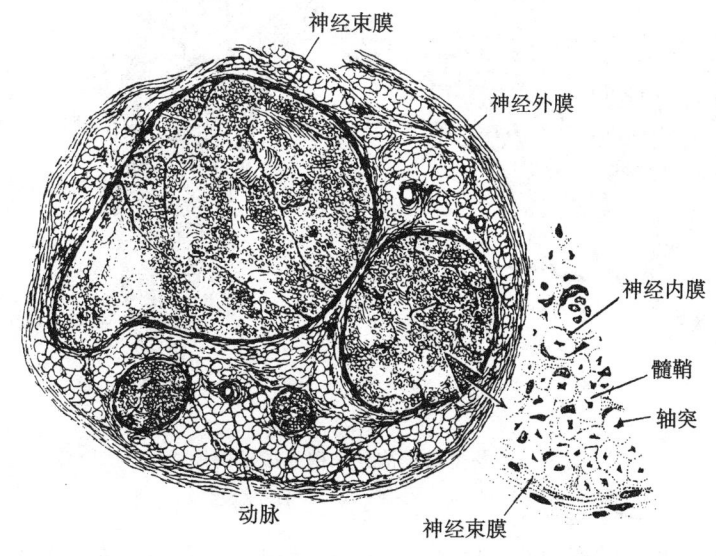

图8-14 神经横断面光镜结构模式图

五、神经末梢

神经末梢是周围神经纤维的终末部分,它终止于其他组织或器官内,形成各种神经末梢。按功能分为感觉神经末梢和运动神经末梢两类。

(一) 感觉神经末梢

感觉神经末梢(sensory nerve ending)是感觉神经元(假单极神经元)周围突的终末,与其周围组织共同构成感受器。其功能是接受刺激,并将刺激转为神经冲动传导至中枢,产生感觉,按结构分为以下两类(图8-15):

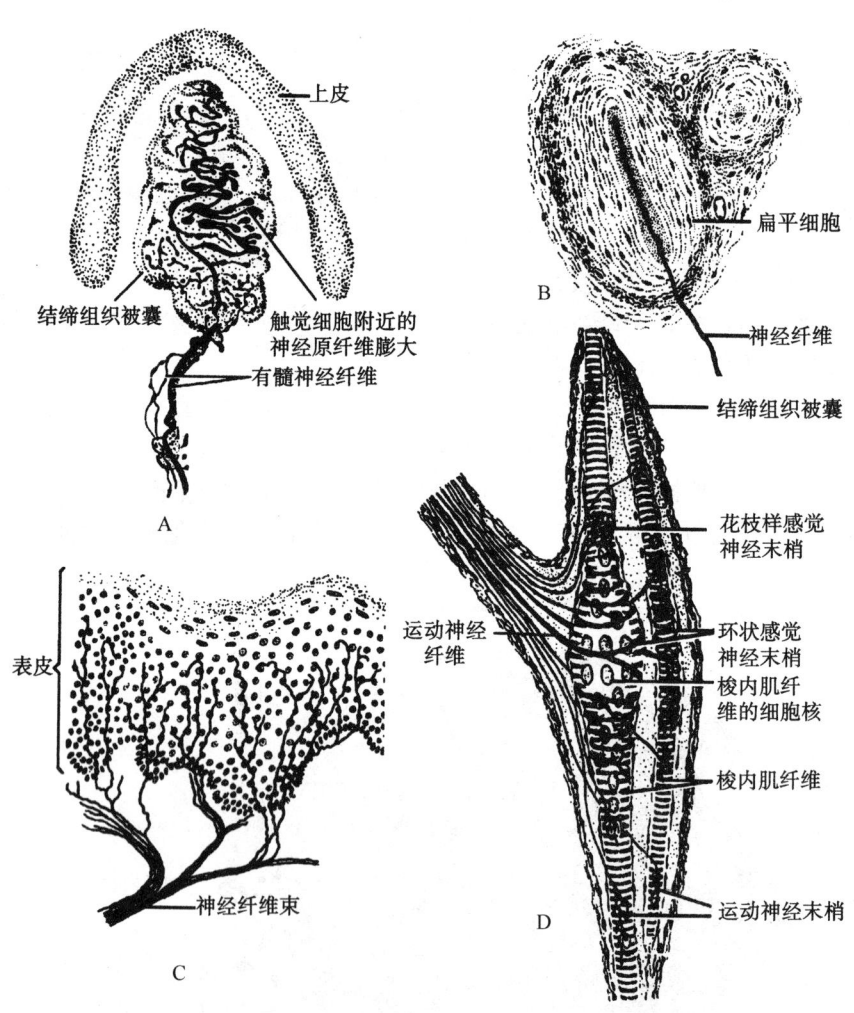

图8-15 各类感觉神经末梢光镜结构模式图
A. 触觉小体;B. 环层小体;C. 游离神经末梢;D. 肌梭

1. **游离神经末梢** 游离神经末梢(free nerve ending)是感觉神经纤维终末脱去髓鞘,裸露的细支广泛分布在表皮、角膜、毛囊的上皮细胞之间,或各种结缔组织内,如关节囊、骨膜、脑膜和牙髓等，感受冷热、疼痛和轻触等刺激。

2. 有被囊神经末梢　**有被囊神经末梢**（encapsulated nerve ending）由感觉神经元周围突的终末外包有结缔组织被囊构成，常见的有三种。

（1）**触觉小体**（tactile corpuscle）多为卵圆形，外包有结缔组织被囊，内有许多横列的扁平细胞，裸露的轴索呈螺旋状缠绕在扁平细胞之间。触觉小体多分布在手指、足趾掌面的真皮乳头内，主要感受触觉。

（2）**环层小体**（lamellar corpuscle）较大，呈卵圆形或圆形，中央有一条均质样的圆柱体，裸露的神经纤维穿行于圆柱体内，圆柱体周围由许多层呈同心圆排列的扁平细胞组成被囊。它广泛分布于皮下组织、腹膜、肠系膜、韧带等处。主要感受压觉和震动觉。

（3）**肌梭**（muscle spindle）是分布于骨骼肌内的梭形小体，外有被囊，内有数条细小的骨骼肌纤维称梭内肌纤维，胞核成串排列在梭内肌中段，裸露的轴索缠绕在梭内肌纤维中部的外表。主要感受肌纤维的伸缩变化，以调节骨骼肌纤维的张力，属本体感受器。

（二）运动神经末梢

运动神经末梢（motor nerve ending）是脊髓灰质前角或脑干运动神经元的轴突终末，并与分布区的肌纤维或腺体细胞共同构成效应器，其功能是支配肌纤维的运动和调节腺体的分泌。常见的有两种。

1. 躯体运动神经末梢　**躯体运动神经末梢**（somatic motor nerve ending）是支配骨骼肌的运动神经末梢。分布到骨骼肌的运动神经纤维，在接近肌纤维时失去髓鞘，裸露的轴突先形成爪状分支，分支末端再形成纽扣样膨大，附着在肌纤维的肌膜上，两者共同构成**神经肌连接**，由于该连接区域呈椭圆形板状隆起，故又称**运动终板**（motor end plate）（图8-16）。电镜下，运动终板处肌浆丰富，线粒

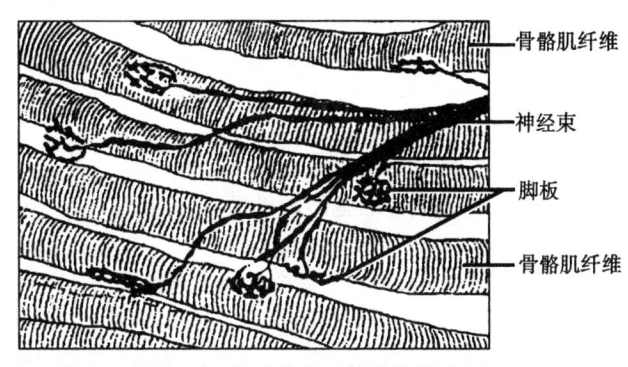

图 8-16　运动终板光镜结构模式图
（骨骼肌纤维压片，氯化金染色）

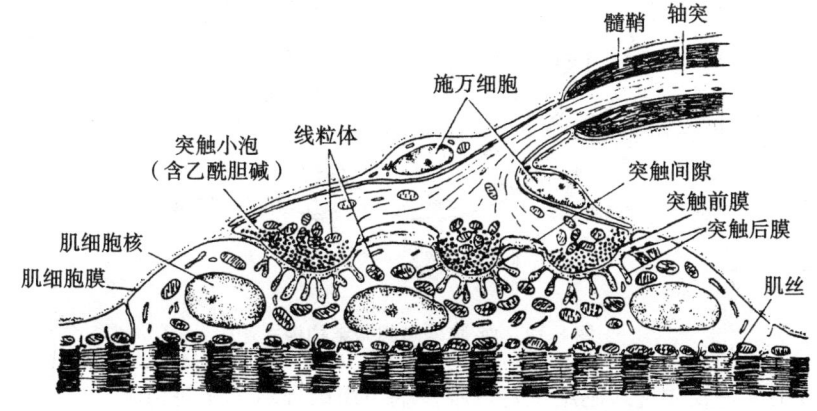

图 8-17　运动终板超微结构模式图

体和细胞核较多（图 8-17）。肌膜表面局部凹陷形成浅槽，槽底肌膜即突触后膜形成许多皱褶，使突触后膜表面积扩大。槽内嵌入轴突终末为突触前成分，内含大量突触小泡，轴膜即为突触前膜。轴膜与肌膜间约有 30～50nm 的间隙，当神经冲动达到运动终板时，神经递质释放，与突触后膜相应受体结合后，引起肌纤维的收缩。

2. **内脏运动神经末梢** **内脏运动神经末梢**（visceral motor nerve ending）是自主神经节或神经丛发出的轴突组成节后纤维，其终末呈串珠样膨体，贴附于心肌、内脏和血管的平滑肌或腺体，与效应细胞构成突触（图 8-18）。神经递质释放，引起平滑肌、心肌的收缩或腺体分泌。

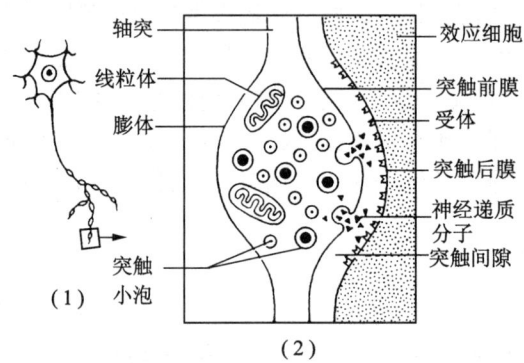

图 8-18　内脏运动神经元及其末梢（1）与膨体超微结构（2）模式图

六、血-脑屏障

在血液与脑组织之间存在着**血-脑屏障**（blood-brain barrier）。它由脑连续毛细血管内皮、基膜和星形胶质细胞形成的胶质膜组成（图 8-19）。内皮细胞是血-脑屏障的主要结构，

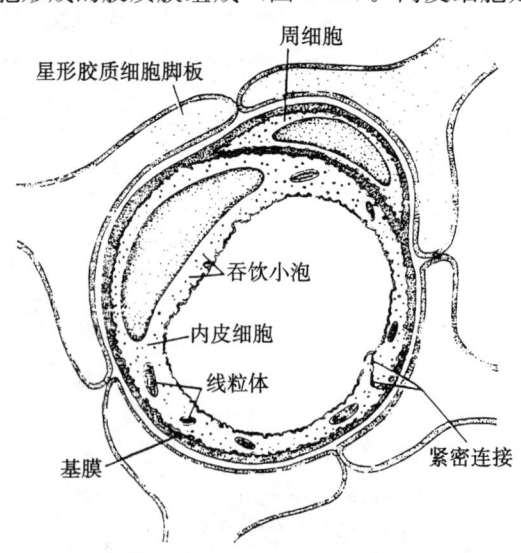

图 8-19　血-脑屏障超微结构模式图

它可阻止血液中某些物质进入脑组织，以维持脑组织内环境的相对稳定。

小 结

1. 神经组织由神经元和神经胶质细胞组成，神经元是神经系统的结构和功能单位，具有感受刺激、整合信息和传导信息的功能。

2. 神经元是一种多突起细胞，它包括胞体和突起两部分，胞体是神经元的营养和代谢的中心。胞质的结构特点是具有强嗜碱性的尼氏体和细丝状的神经原纤维。电镜下尼氏体由密集排列的粗面内质网和游离核糖体构成；神经原纤维由神经丝和微管构成。核居中，大而圆，染色浅，核仁也大而圆。突起分为轴突和树突两种。轴突只有一根，细长，直径均一，轴突起始部呈圆锥形隆起称轴丘，轴丘和轴突内有神经原纤维，但无尼氏体和高尔基复合体。树突有一至多个，短，分支多，并有许多树突棘。分支和树突棘增加了神经元之间的接触面。树突内的结构和胞质相似。

3. 神经元按功能分运动、感觉、中间神经元三种；按突起多少分多极、双极、假单极神经元三种。

4. 神经元与神经元之间，或神经元与非神经元之间传递信息的特化的细胞连接，称突触。人类多为化学突触，电镜下由突触前成分、突触间隙和突触后成分三部分组成。突触前成分是神经元轴突的终末，内含大量突触小泡，与突触后成分相对的细胞膜（轴突），称突触前膜，略厚。突触后成分是后一神经元或效应细胞与突触前成分相对应的区域，该处的胞膜称突触后膜，略厚。突触后膜上有特异性受体。突触前膜与突触后膜之间有一狭小间隙，即突触间隙。突触的功能是传递信息。

5. 神经纤维是由神经元的长轴突及包绕周围的胶质细胞构成。根据结构不同分为有髓神经纤维和无髓神经纤维，有髓神经纤维的髓鞘是由施万细胞或少突胶质细胞的细胞膜包绕轴突形成。神经纤维的功能是在轴膜上传导兴奋。

6. 神经末梢是周围神经纤维的终末部分，它终止于其它组织或器官内，形成各种神经末梢。它分为感觉和运动神经末梢两类。

7. 神经胶质细胞数量比神经元多，也是有突起的细胞，但无树突和轴突之分。中枢神经系统胶质细胞包括星形胶质细胞、少突胶质细胞（形成中枢神经纤维的髓鞘）、小胶质细胞（可转变为有吞噬功能的细胞）和室管膜细胞。周围神经系统胶质细胞包括施万细胞（形成周围神经纤维的髓鞘）和卫星细胞。胶质细胞对神经元有支持、营养、保护和绝缘等多种重要功能。

联系病理和临床

1. **神经元的再生** 神经元是高度分化的细胞，以往一直认为，在出生前或出生后不久，神经元停止分裂增殖，神经元受损死亡后不能再生，只能由胶质细胞增殖填充而替代。近年的研究发现，成年哺乳动物的脑组织仍然能产生新的神经元，并证实在人脑组织中存在神经干细胞。成年哺乳动物的大脑海马齿状回、脑室管膜和脑室管膜膜下区是神经干细胞的密集区。目前已成功从人脑和脊髓内分离出神经干细胞，并在体外培养成功，在一定条件下，神经干细胞能分化为神经元和胶质细胞。人们期望应用培养的神经干细胞进行移植，治疗神经系统退行性疾病（如阿尔茨海默病又称为"老年性痴呆"、帕金森病）和神经系统损伤。

2. **神经纤维的再生** 周围神经纤维损伤，只要与其相连的神经细胞仍存活，则可以完全再生，如断肢再植功能的恢复。神经纤维离断后，首先断端的远侧端神经纤维髓鞘及轴突发生变性崩解，近端也发生同样的变化。崩解物吸收后，两端的施万细胞大量增生，在基膜内排列成索状，并将两断端连接。近端轴突则以每天1mm的速度向远端生长，穿过施万细胞索，最后到达原来神经纤维末梢所在处。施万细胞不断产生髓磷脂并将轴突包绕形成髓鞘，再生过程需数月或一年才能完成。若断离的两端相隔太远（2.5cm以上），再生轴突不能到达远端，而与增生结缔组织混杂，形成创伤性神经瘤，引起顽固性疼痛，值得临床工作者注意。中枢神经纤维的再生比较困难，其功能不易恢复。

（张荣德　刘兴发）

第九章 循环系统

循环系统是连续而封闭的管道系统,包括心血管系统和淋巴管系两个部分,都是由中空性器官组成。心血管系统由心脏、动脉、毛细血管和静脉组成。

一、心　脏

心脏的壁很厚,主要由心肌所构成。由于心脏的节律收缩和舒张,推动血液在血管中环流不息,使身体各部分和器官得到充分的血液供应。心脏还具有内分泌功能。

(一) 心壁的结构

心壁从内向外依次由心内膜、心肌膜和心外膜三层构成。

1. **心内膜**　心内膜（endocardium）由内皮和内皮下层组成（图9-1,彩图16）。腔面是内皮,与血管的内皮相连。内皮下为内皮下层,其中除结缔组织外,有少许平滑肌;内皮下层外层靠近心肌膜,称为**心内膜下层**（subendocardial layer）,为疏松结缔组织,内含小血管和神经。心室的心内膜下层还有心脏传导系统的分支——浦肯野纤维。

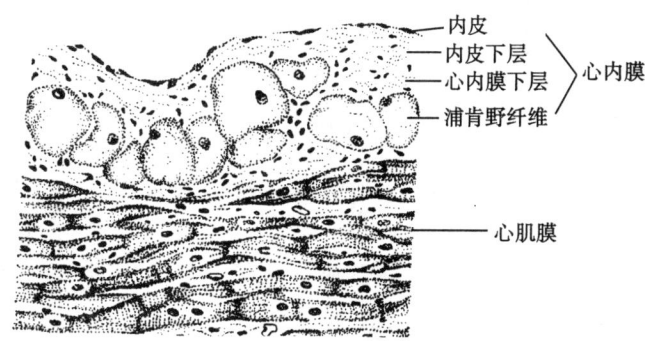

图 9-1　心内膜和心肌膜光镜结构模式图

2. **心肌膜**　心肌膜（myocardium）主要由心肌构成,心房的心肌较薄,心室的心肌很厚,左心室的最厚。心肌纤维呈螺旋状排列,大致可分为内纵、中环和外斜三层。心肌纤维多集合成束,肌束间有较多的结缔组织和丰富的毛细血管（图9-1、9-2）。

在心房肌和心室肌之间,由致密结缔组织构成心脏的支架,也是心肌和心瓣膜的附着处,称**心骨骼**（cardiac skeleton）。心骨骼包括室间隔膜部、纤维三角和纤维环。心房和心室的心肌分别附着于心骨骼,两部分的心肌并不相连。心室和心房的肌纤维形态有区别,心室肌纤维较粗较长,有分支;心房肌纤维较细较短,无分支,横小管很少。有些心房肌纤维含膜包分泌颗粒,称**心房特殊颗粒**,内含**心房利钠尿多肽**或称**心钠素**。这种激素具有很强的利尿、排钠、扩张血

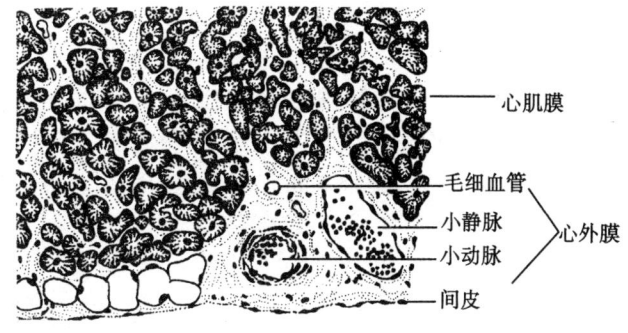

图 9-2　心肌膜和心外膜光镜结构模式图

管和降低血压的作用。

3. 心外膜　**心外膜**（epicardium）是心包膜的脏层，其结构为**浆膜**（serous membrane），由表层的间皮和间皮深面的薄层疏松结缔组织组成，心外膜中含血管和神经，并常有脂肪组织（图9-2）。

4. 心瓣膜　**心瓣膜**（cardiac valve）位于房室孔和动脉口处，是心内膜突向心腔而成的薄片状结构。瓣膜表面被覆以内皮，内部为致密结缔组织，与心骨骼的纤维环连接。其功能是阻止血液逆流。

（二）心脏的传导系统

心脏传导系统是由特殊分化的心肌纤维构成，包括窦房结、房室结、房室束、位于室间隔两侧的左右房室束分支以及分布到心室乳头肌和心室壁的许多细支（图9-3）。窦房结位于右心房心外膜深部，其余的部分均分布在心内膜下层，由结缔组织把它们和心肌膜隔开。传统系统的功能是发生冲动传导到心脏的各部，使心房肌和心室肌按一定的节律收缩。组成心脏传导系统的心肌纤维有三种细胞。

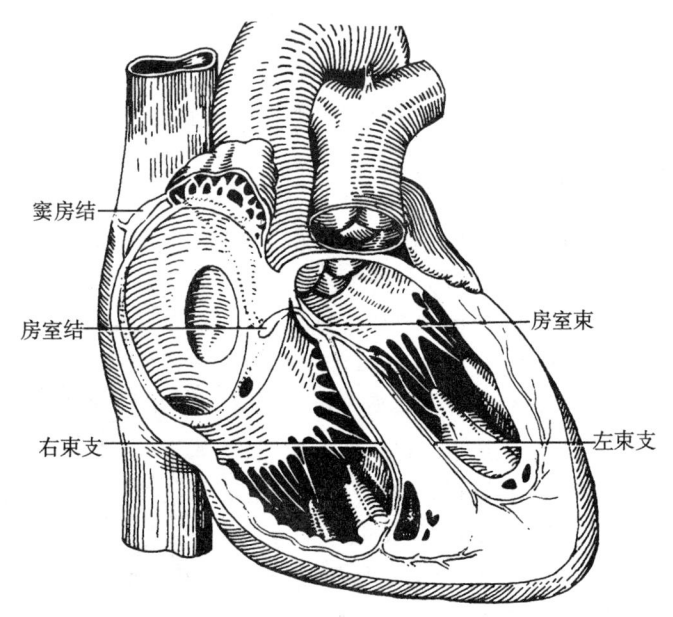

图 9-3　心脏传导系统分布模式图

1. 起搏细胞　**起搏细胞**（pacemaker cell）简称P细胞，位于窦房结和房室结的中央，细胞较小，包埋在一团较致密的结缔组织中。起搏细胞是心肌兴奋的起搏点。

2. 移行细胞　**移行细胞**（transitional cell）主要存在于窦房结和房室结的周边及房室束，起传导冲动的作用。

3. 浦肯野纤维　**浦肯野纤维**（Purkinje fiber）又称**束细胞**，组成房室束及其分支。束细胞比心肌纤维短而宽，细胞中央有1～2个核，胞质中有丰富的线粒体和糖原，肌原纤维较少，位于细胞周边，细胞之间有较发达的闰盘。束细胞与心室肌纤维相连，将冲动快速传到心室各处。

二、动　脉

动脉包括大动脉、中动脉、小动脉和微动脉4种，管壁都可分为内膜、中膜和外膜三层。4种动脉管壁的结构相互移行，其间无明显的界限，其中以中膜的变化最为显著。

（一）大动脉

大动脉（large artery）包括主动脉、肺动脉、无名动脉、颈总动脉、锁骨下动脉、椎动脉和髂总动脉等。大动脉的主要结构特点是管壁中有很多层弹性膜和大量弹性纤维,故又称**弹性动脉**(elastic artery)。大动脉管壁结构如下(图9-4,彩图17)。

1. 内膜　内膜(tunica intima)由内皮和内皮下层构成,内皮下层较厚,内皮下层的最外侧有多层内弹性膜,由于内弹性膜与中膜的弹性膜相连,故内膜与中膜的分界不清楚。

2. 中膜　中膜(tunica media)很厚,成人大动脉有40~70层弹性膜(elastic membrane),弹性膜由弹性蛋白构成,膜上有许多窗孔,各层弹性膜由弹性纤维相连。弹性膜之间有环行平滑肌和少量胶原纤维。

3. 外膜　外膜(tunica adventitia)较薄,由疏松结缔组织构成,内含小的营养性血管,没有明显的外弹性膜。

大动脉的功能是当心脏舒张时,使血液保持连续流动。因为大动脉的管壁具有较大的弹性和扩张性,在心脏收缩时使大动脉扩张,而心脏舒张时血管壁产生弹性回缩,使血液继续流动。

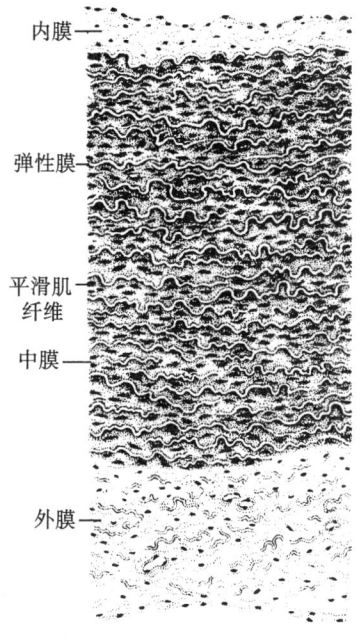

图9-4　大动脉光镜结构模式图

(二) 中动脉

除大动脉外,凡在解剖学中有名称的动脉大多属**中动脉**(medium-sized artery)。中动脉的主要结构特点是管壁的平滑肌丰富,故又名**肌性动脉**(muscular artery)。中动脉管壁结构如下(图9-5,彩图18)。

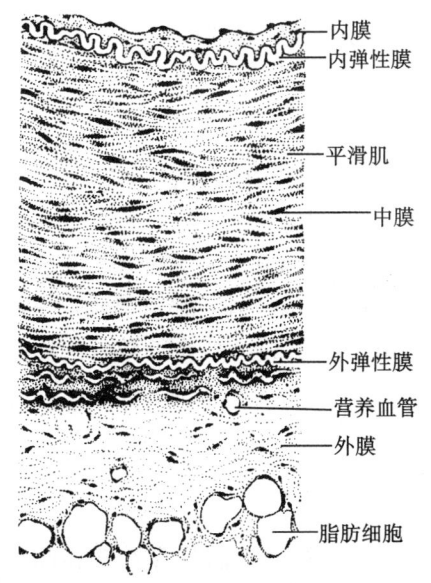 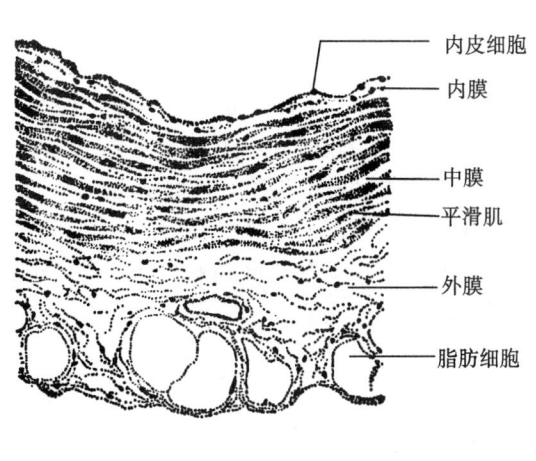

图9-5　中动脉(左)和中静脉(右)光镜结构模式图

1. 内膜　内皮下层较薄,内弹性膜明显。
2. 中膜　较厚,由10~40层环行排列的平滑肌纤维组成,肌纤维间有一些弹性纤维和胶原纤维。

3. 外膜 厚度与中膜相等，中膜和外膜交界处常有明显的外弹性膜。

中动脉的功能是通过血管壁的平滑肌收缩和舒张，调节分配到身体各部和各器官的血流量。

(三) 小动脉

管径 0.3~1.0mm 的动脉称为**小动脉**（small artery）。小动脉包括粗细不等的几级分支，也属肌性动脉。较大的小动脉，内膜有明显的内弹性膜，中膜有几层平滑肌，外膜厚度与中膜相近，一般没有外弹性膜（图 9-6，彩图 19）。

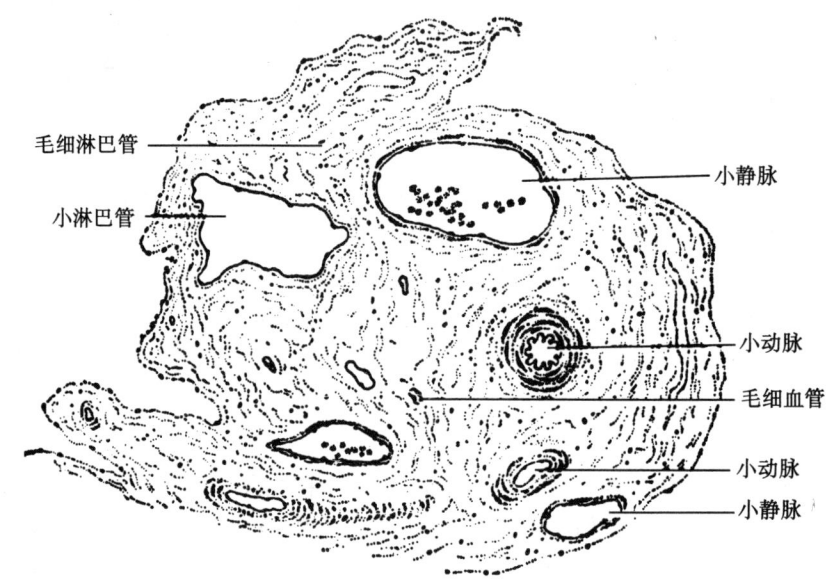

图 9-6 小动脉、小静脉、毛细血管和小淋巴管光镜结构模式图

(四) 微动脉

管径在 0.3mm 以下的动脉，称**微动脉**（arteriole）。内膜无内弹性膜，中膜由 1~2 层平滑肌组成，外膜较薄（彩图 19）。

小动脉和微动脉的舒缩，能显著地调节器官内组织的血流量和维持正常血压。正常血压的维持在相当大程度上取决于外周阻力，而外周阻力的变化主要在于小动脉和微动脉平滑肌收缩的程度。若小动脉和微动脉广泛持续收缩或动脉硬化，血管口径变小导致外周阻力过高，结果发生高血压病。

三、毛细血管

毛细血管（capillary）是人体内管径最细，分布最广的血管，它们分支并互相吻合成网。各器官和组织内毛细血管网的疏密程度差别很大，一般代谢旺盛的组织和器官如骨骼肌、心肌、肺、肾和许多腺体，毛细血管网很密；而代谢水平较低的组织如骨、肌腱和韧带等，毛细血管网则较稀疏。

(一) 毛细血管的结构

毛细血管管径一般为 6~8μm,但血窦直径可达 40μm。毛细血管管壁主要由内皮和基膜组成。细的毛细血管横切面仅由一个内皮细胞围成,较粗的毛细血管由 2~3 个内皮细胞围成。在内皮细胞与基膜之间有散在的**周细胞**(pericyte),周细胞扁而有突起,突起紧贴在内皮细胞基底面(图 9-7)。周细胞的功能尚不清楚,有人认为主要起机械性支持作用,也有人认为可分化为平滑肌纤维和成纤维细胞。

(二) 毛细血管的分类

光镜下观察,各种组织和器官中的毛细血管结构相似,但在电镜下,可将毛细血管分为三类(图 9-8)。

1. **连续毛细血管** **连续毛细血管**(continuous capillary)的特点为内皮细胞相互连续,细胞间有紧密连接等连接结构,基膜完整,细胞质中有许多吞饮小泡。连续毛细血管主要以吞饮小泡方式在血液和组织液之间进行物质交换。连续毛细血管分布于结缔组织、肌组织、肺、胸腺和中枢神经系统等处,参与血-脑屏障、血-胸腺屏

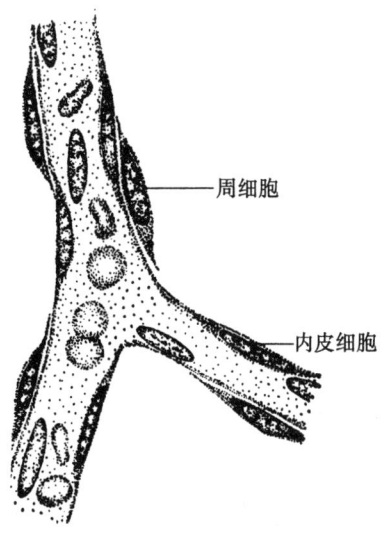

图 9-7 毛细血管结构模式图

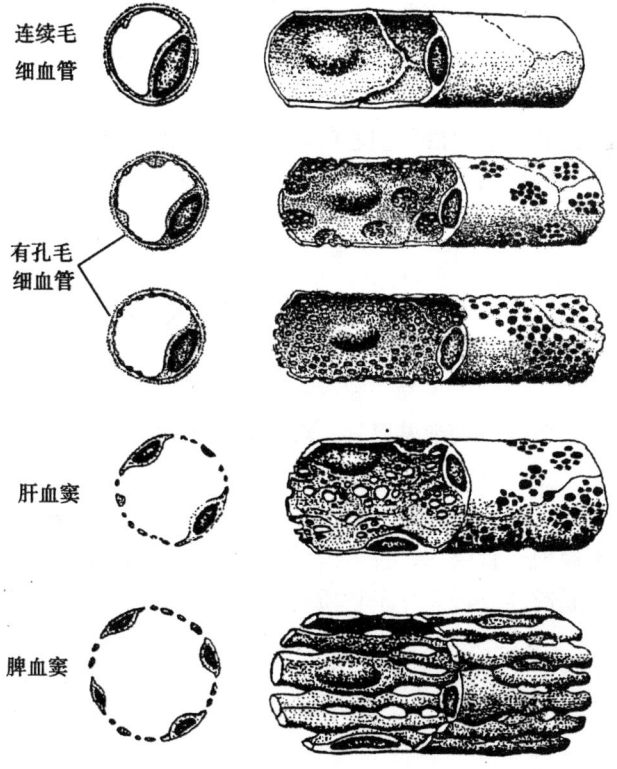

图 9-8 毛细血管类型模式图

障、气-血屏障等屏障性结构的组成。

2. 有孔毛细血管　**有孔毛细血管**（fenestrated capillary）的特点是内皮细胞不含核的部分很薄，有许多贯穿胞质的环形窗孔，直径为 60~80nm。窗孔可有很薄的隔膜封闭，中、小分子物质通过内皮窗孔进行交换。此类血管主要存在于胃肠粘膜、某些内分泌腺和肾血管球等处。

3. 血窦　**血窦**（sinusoid）或称**窦状毛细血管**（sinusoid capillary）的管腔较大，形状不规则，内皮细胞之间间隙较大，大分子物质可经此出入。主要分布于肝、脾、骨髓和一些内分泌腺等处。

（三）毛细血管的功能

毛细血管是血液与周围组织内的细胞进行物质交换的主要部位。人体毛细血管的总面积很大（体重 60kg 的人，毛细血管的总面积可达 6000m^2），管壁很薄，并与周围的细胞相距很近，血流缓慢，有利于进行充分的物质交换。

四、静　脉

静脉由小至大逐级汇合，管径逐渐增粗，管壁也逐渐增厚。根据静脉管径的大小可将其分为大静脉、中静脉、小静脉和微静脉。静脉管壁结构的变异比动脉大，甚至一条静脉的各段也常有较大的差别。静脉管壁大致也可分为内膜、中膜和外膜三层。静脉与伴行的动脉相比，其结构特点是：①管腔大，管壁薄；②管壁三层膜分界不明显；③管壁结缔组织成分较多，而平滑肌和弹性组织较少，故切片中的静脉管壁常呈塌陷状，管腔变扁或呈不规则形；④管径 2mm 以上常有静脉瓣，它由内膜突入管腔而形成，有防止血液逆流的作用。

静脉的功能是将身体各部的血液导回心脏，静脉血回流的动力主要不是依靠管壁本身的收缩，而是依靠静脉两端的压力差。由于静脉管腔大，管壁薄，容量较大且易扩张，因此静脉还有血液贮库的作用。

五、淋巴管系统

人体除中枢神经系统、软骨、骨髓、胸腺和牙等处没有淋巴管分布外，其余的组织或器官大多有淋巴管。淋巴管系统由毛细淋巴管、淋巴管和淋巴导管组成，主要功能是辅助静脉回流。

毛细淋巴管位于结缔组织内，起始部是盲端，组织液进入毛细淋巴管则称为淋巴液。毛细淋巴管的管腔大而不规则，管壁薄，仅由内皮和极薄的结缔组织构成，基膜不连续，内皮细胞间的间隙较大，故通透性大，大分子物质易于进出。淋巴管和淋巴导管的结构与静脉相似。

小 结

1. 心壁主要由心肌构成,从内向外分为心内膜、心肌膜和心外膜三层。部分心房肌纤维有内分泌功能,能分泌心钠素。

心脏传导系统由特殊分化的心肌纤维构成,包括窦房结、房室结、房室束及其分支。

2. 动脉包括大动脉、中动脉、小动脉和微动脉 4 种,管壁都可以分成内膜、中膜和外膜三层。大动脉的主要结构特点是有很多层弹性膜和大量弹性纤维,故又称弹性动脉,功能是心脏舒张时,使血液保持连续流动。中动脉的主要结构特点是平滑肌丰富,故又称肌性动脉,功能是调节分配到身体各部和各器官的血流量。小动脉也属肌性动脉,小动脉和微动脉的功能是调节器官内组织的血流量和维持正常血压。

3. 毛细血管是人体内管径最细,分布最广的血管,它们分支并互相吻合成网。其管壁主要由内皮和基膜组成。电镜下,毛细血管分为连续毛细血管、有孔毛细血管、血窦三类。毛细血管是血液与周围组织内的细胞进行物质交换的主要部位。

4. 静脉与伴行的动脉相比,其结构特点是:①管腔大,管壁薄;②管壁三层膜分界不明显;③管壁主要成分是结缔组织;④常有静脉瓣。静脉的功能是将身体各部的血液导回心脏,并具有血液贮库的作用。

联系病理和临床

动脉的年龄变化与动脉粥样硬化 动脉管壁的结构要到 25 岁左右才发育成熟,从中年开始,随着年龄增长,动脉管壁的结缔组织增多,平滑肌纤维减少,但管壁硬度加大。到老年时,动脉内膜脂类物质沉积和钙化,管壁增厚,硬度更大,以主动脉、冠状动脉和基底动脉等变化明显。当动脉管壁的结构改变超过该年龄组的血管壁变化标准时,则视为病理现象,即为动脉粥样硬化。动脉粥样硬化的涵义是动脉内膜脂质沉积和坏死形成粥样病灶,管壁胶原纤维增生发生硬化。冠状动脉粥样硬化使血管阻塞导致心肌供血不足和缺氧,称为冠状动脉性心脏病,简称冠心病,常见的有"心绞痛"和"心肌梗死"两种类型。心绞痛是心肌急剧的、暂时的缺血和缺氧,主要临床表现是胸骨后阵发性压榨性疼痛,可放射至心前区和左上肢。如果冠状动脉急性闭塞,使部分心肌持久缺血而发生局部心肌坏死,称为心肌梗死或心肌梗塞,主要临床表现是持久性的胸骨后剧烈疼痛、发热,可发生休克或心力衰竭。动脉粥样硬化是严重危害人类健康的常见病,每年死于心血管疾病的人数超过 300 万,占死亡总人数的 45% 左右,是造成死亡的主要原因之一。

(胡煜辉)

第十章 免疫系统

一、免疫系统的组成和功能

免疫系统（immune system）主要由淋巴器官、淋巴组织和免疫细胞等组成。它们分散于人体各处，虽然结构不连续，但可通过血液循环和淋巴循环相互联系，形成一个整体。

免疫是识别和排除"自己"与"非己"抗原性异物（如入侵的病原体、自身衰老细胞或突变产生的肿瘤细胞等）的一种功能，借此维持机体内环境稳定。机体通过免疫应答实现这一基本功能。所谓免疫应答是指机体的免疫细胞对"非己"抗原进行清除和排斥，对"自己"成分产生耐受的过程。在免疫应答中淋巴细胞起中心作用，通过效应T细胞清除破坏抗原成分的免疫应答称细胞免疫；而由效应B细胞即浆细胞合成分泌的抗体执行的免疫应答称体液免疫。另一方面，若免疫应答过高会导致过敏性疾病；如免疫应答过低，引起免疫缺陷，易发生严重感染，均对机体有害。

二、主要的免疫细胞

免疫细胞包括淋巴细胞、浆细胞、抗原呈递细胞，广义的免疫细胞还包含肥大细胞、粒细胞、红细胞、血小板、造血干细胞等。

（一）淋巴细胞

淋巴细胞是执行免疫功能的主要细胞，一个成人体内约有 10^{12} 个淋巴细胞，种类繁多，分工极细。各种淋巴细胞的形态相似，不易区分，要用免疫细胞化学等方法才能予以鉴别。根据淋巴细胞的发生来源、形态结构和功能的不同，可分为T细胞、B细胞和NK细胞三大类，各类细胞又可分为若干亚群。

1. **胸腺依赖淋巴细胞** 胸腺依赖淋巴细胞（thymus dependent lymphocyte）简称**T细胞**，产生于胸腺，它进入外周淋巴器官或淋巴组织后，经抗原刺激增殖分化为大量的效应T细胞和少量的记忆T细胞。记忆T细胞能保存接受抗原信息，当再次遇到相同抗原时，能迅速分化增殖大量效应T细胞。效应T细胞可直接杀灭靶细胞，参与细胞免疫。

2. **骨髓依赖淋巴细胞** 骨髓依赖淋巴细胞（bone dependent lymphocyte）简称**B细胞**，产生于骨髓，它进入外周淋巴器官和淋巴组织后，受抗原刺激便增殖分化为大量效应B细胞即浆细胞，和少量记忆B细胞。浆细胞能合成和分泌与该抗原相对应的抗体，并与之结合，抗体在体液中执行免疫功能，故B细胞参与体液免疫。记忆B细胞能长期保留抗原信息，当再次遇到相同的抗原时，能分化增殖为浆细胞，产生大量抗体。

3. **自然杀伤细胞** 自然杀伤细胞（nature killer cell）简称**NK细胞**，产生于骨髓，无需抗原刺激，也不借助抗体，即可直接杀伤肿瘤细胞和病毒感染细胞。

(二) 抗原呈递细胞

抗原呈递细胞（antigen presenting cell，APC）是指能捕捉、加工、处理抗原，并将抗原提呈给淋巴细胞的一类免疫细胞。主要有树突状细胞和巨噬细胞。**树突状细胞**（dendritic cell，DC）形态极不规则，向四周伸出许多树枝状突起。DC数量极少，但分布广泛，除脑以外，各器官皆有，不同部位的DC有不同名称，如皮肤的朗格汉斯细胞、外周淋巴器官的交错突细胞、输入淋巴管中的面纱细胞、外周血中的外周血树突状细胞和非淋巴器官结缔组织中的间质细胞等，它们的生物学特性也有所差异。

(三) 巨噬细胞和单核吞噬细胞系统

巨噬细胞是由血液单核细胞穿出血管后分化形成的。**单核吞噬细胞系统**（mononuclear phagocyte system）是指单核细胞以及由单核细胞分化而来并具有吞噬功能的细胞系统，包括血液中的单核细胞、结缔组织和淋巴组织的巨噬细胞、骨组织中的破骨细胞、神经组织的小胶质细胞、肝巨噬细胞和肺巨噬细胞等。它们都有很强的吞噬能力，并参与免疫应答。

三、淋巴组织

淋巴组织（lymphoid tissue）以网状组织为支架，网孔中充满大量淋巴细胞及其他免疫细胞，这种含有大量淋巴细胞的组织称为**淋巴组织**（图10-1）。淋巴组织分布广泛，除中枢神经系统外，几乎所有器官的结缔组织中都散布有淋巴组织，消化管和呼吸道中最为丰富。一般将淋巴组织分为弥散淋巴组织和淋巴小结两种。

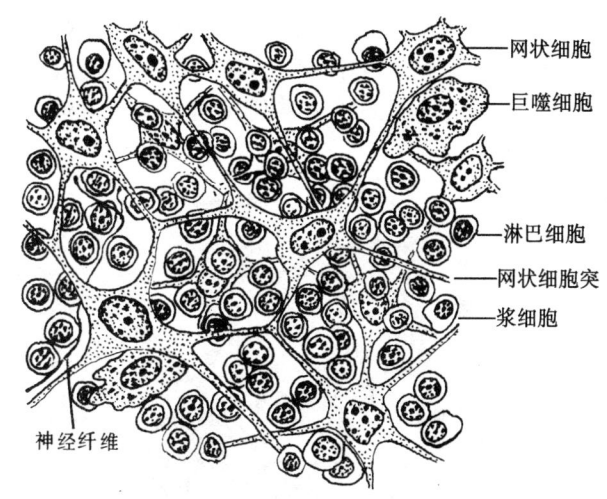

图 10-1　淋巴组织结构模式图

1. 弥散淋巴组织　**弥散淋巴组织**（diffuse lymphoid tissue）无明显的界限，主要由T细胞组成，淋巴组织中常有毛细血管后微静脉，其内皮细胞为柱状，是淋巴细胞从血液进入淋巴组织的主要通道。抗原刺激可使弥散淋巴组织扩大，并出现淋巴小结。

2. 淋巴小结　**淋巴小结**（lymphoid nodule）又称**淋巴滤泡**（lymphoid follicle），呈球形或卵圆形，直径为0.2～1mm，有较明显的界限，主要由B细胞组成。淋巴小结受抗原刺激后增大，并产生生发中心。**生发中心**位于淋巴小结中央，染色浅，细胞分裂象多。在抗原刺激下，淋巴小结增大增多，是体液免疫应答的重要标志，当抗原被清除后淋巴小结又逐渐消失。因此，淋巴小结是一个可变化的动态结构。

四、淋巴器官

以淋巴组织为主要组成成分的实质性器官称淋巴器官。根据淋巴器官发生的时间和功能不同，可分为中枢淋巴器官和外周淋巴器官两类。

中枢淋巴器官包括胸腺和骨髓。该类器官在胚胎时期发生较早，是造血干细胞增殖、分化为成熟的 T 细胞和成熟的 B 细胞的场所，前者在胸腺，后者在骨髓。胎儿在出生前数周，这两类细胞即已源源不断地输送到外周淋巴器官和淋巴组织。

外周淋巴器官包括淋巴结、脾和扁桃体等。该类器官发生较中枢淋巴器官晚，在出生后数月才逐渐发育完善。外周淋巴器官是成熟的淋巴细胞定居的部位，也是淋巴细胞增殖分化为效应细胞的场所以及对外来抗原产生免疫应答的主要部位。

（一）胸腺

胸腺（thymus）位于胸骨柄后方的上纵隔内，分为不对称的左右两叶，呈长扁条状。胸腺的重量和体积有明显的年龄性变化，一般在青春期以后，胸腺逐渐退化，重量下降，体积缩小，到老年时期，胸腺主要为脂肪组织代替。

1. 胸腺的结构　胸腺表面有结缔组织构成的**被膜**，被膜结缔组织伸入胸腺内部形成**小叶间隔**，将实质分隔成许多不完全分开的胸腺小叶。每个小叶又可分为周边的皮质和中央的髓质两部分，所有相邻小叶的髓质都相互连续（图 10-2）。胸腺实质主要由**胸腺上皮细胞**（thymic epithelial cell）和**胸腺细胞**（thymocyte）即 T 细胞组成。

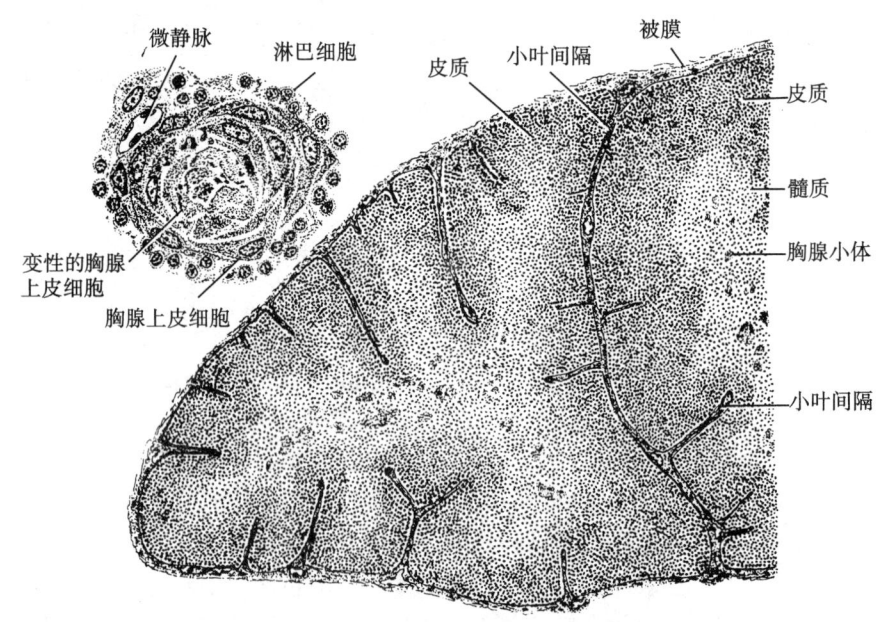

图 10-2　小儿胸腺光镜结构模式图

（1）**皮质**（cortex）　以胸腺上皮细胞又称上皮性网状细胞（epithelial reticular cell）为支架，网孔内含大量的胸腺细胞和少量的巨噬细胞等，故皮质染色较深（图 10-2）。胸腺上皮细胞多呈星形，有较长的突起，其超微结构的主要特点是相邻上皮细胞突起之间以桥粒相连成网，胞质内含张力细丝即角蛋白中间丝。细胞核大，呈椭圆形，染色浅，核仁1～2个。胸腺细胞即分化发育的各阶段T细胞，其中95%的T细胞将凋亡而被淘汰。

(2) **髓质**（medulla） 由大量的胸腺上皮细胞和少量的胸腺细胞及巨噬细胞等组成，故髓质染色较浅。髓质胸腺上皮细胞呈多边形，突起较短，细胞间以桥粒相连。胸腺细胞均为成熟的T细胞。髓质内散在分布许多**胸腺小体**（thymic corpuscle）（图10-2），它是胸腺髓质的特征性结构，直径30～150μm，由胸腺上皮细胞呈同心圆状排列而成。胸腺小体外周的上皮细胞较幼稚，细胞核明显；近中央的上皮细胞逐渐退化，细胞核固缩，胞质含较多的角蛋白，呈嗜酸性，有的已破碎成均质透明状。胸腺小体的功能尚不清楚，但缺乏胸腺小体的胸腺不能培育出T细胞。

(3) **血-胸腺屏障** **血-胸腺屏障**（blood-thymus barrier）是指胸腺皮质的毛细血管及其周围的结构，具有屏障作用。它由5层组成：①连续毛细血管内皮细胞间的紧密连接；②内皮外连续的基膜；③血管周隙，内含巨噬细胞；④胸腺上皮细胞基膜；⑤连续的胸腺上皮细胞（图10-3）。该屏障的作用是阻止血液抗原物质和某些药物进入胸腺皮质，维持胸腺内环境的稳定，保证胸腺细胞的正常发育。

2. **胸腺的功能** 胸腺的主要功能是使T细胞发育成熟。实验证明，若切除新生小鼠的胸腺，该动物即缺乏T细胞。骨髓的造血干细胞进入胸腺，

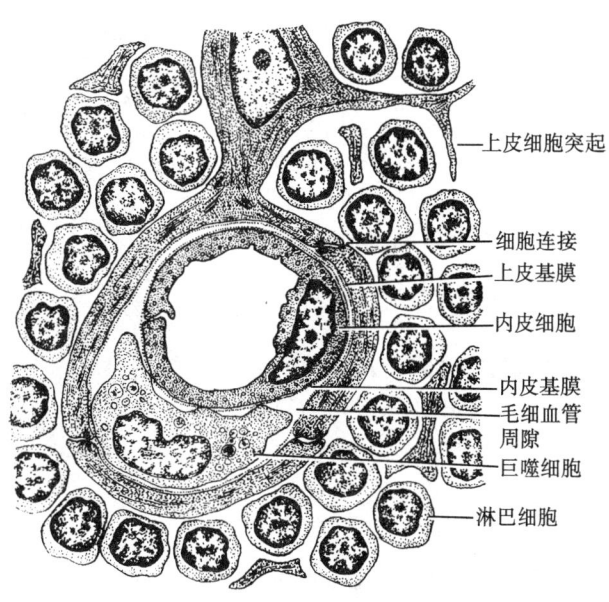

图10-3 血-胸腺屏障结构模式图

在皮质经历发育过程，从皮质移向髓质时，经过选择和淘汰，成熟的T细胞从髓质输出。另外，胸腺上皮细胞能产生多种**胸腺激素**，如**胸腺素**和**胸腺生成素**等，这些激素为胸腺细胞发育所必需。

(二) 淋巴结

1. **淋巴结的结构** 淋巴结呈卵圆形或蚕豆形，大小不等，直径为1～25mm。淋巴结的一侧凹陷为门部，有较多的疏松结缔组织、1～2条**输出淋巴管**、血管和神经。数条**输入淋巴管**从淋巴结表面被膜穿入。人有300～500个淋巴结，在某些部位常聚集成群，沿淋巴管分布，并与淋巴管相通连。

(1) **被膜和小梁** 淋巴结表面为薄层致密结缔组织构成的**被膜**。被膜和门部的结缔组织伸入淋巴结内形成**小梁**（trabecula），小梁相互连接，构成淋巴结的支架，血管和神经的分支行于其内。淋巴组织填充于小梁之间，构成淋巴结的实质。淋巴结实质分为皮质和髓质两部分，两者无截然界限（图10-4）。

(2) **皮质** 位于被膜下方，由浅层皮质、副皮质区和皮质淋巴窦构成（彩图20）。

①**浅层皮质**（superfacial cortex） 位于皮质浅层，主要由大量的淋巴小结组成，含B

细胞多。淋巴小结生发中心可分**暗区**和**明区**，暗区范围较小，位于内侧，主要由大量的紧密聚集的大淋巴细胞构成；明区较大，位于浅部，淋巴细胞排列较松散，染色较浅。生发中心周边有一层密集的小淋巴细胞，尤以被膜侧的小淋巴细胞多，聚集成帽状结构，称**小结帽**。暗区幼稚的大淋巴细胞可增殖分化为明区的体积较小的淋巴细胞，明区的部分 B 细胞能继续增殖分化，形成浆细胞和记忆 B 细胞，并迁移至髓质。不发生分裂增殖的 B 细胞被推向外侧，形成小结帽（图 10-5）。

②**副皮质区**（paracortical zone） 位于皮质深层，为较大片的弥散淋巴组织，主要由 T 细胞组成。若将新生动物切除胸腺，此区不能形成，故又称**胸腺依赖区**（thymus dependent area）。副皮质区有毛细血管后微静脉，血液流经此处，约 10% 的淋巴细胞穿越内皮进入副皮质区。

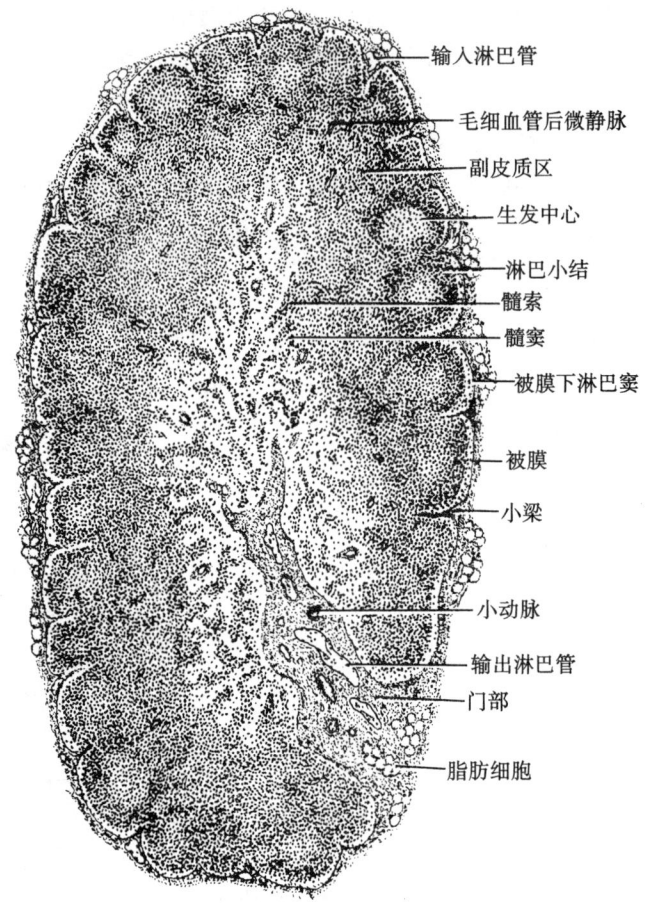

图 10-4 淋巴结光镜结构模式图

③**皮质淋巴窦**（cortical sinus） 主要是位于被膜下方的**被膜下淋巴窦**，在被膜侧有数条输入淋巴管通入。淋巴窦的结构是，窦壁主要由扁平连续的内皮细胞构成，窦腔内有星状的内皮细胞支撑，许多巨噬细胞附着于内皮细胞（图 10-6）。淋巴在窦内缓慢流动，有利于巨噬细胞清除异物。

（3）**髓质** 位于淋巴结中央，由髓索和髓质淋巴窦构成（图 10-7）。

①**髓索**（medullary cord） 是相互连接的条索状淋巴组织，与副皮质区相连，主要由 B 细胞组成。

②**髓质淋巴窦**（medullary sinus） 又称**髓窦**，位于髓索与髓索之间以及髓索与小梁之间，髓窦结构与皮质淋巴窦相同，但较宽大，腔内含巨噬细胞较多，故有较强的滤过功能。

2. 淋巴结的功能

（1）滤过淋巴液 当细菌、病毒等抗原物质侵入人体后，很容易进入毛细淋巴管，并随淋巴液流入淋巴结，在流经淋巴结的淋巴窦时，窦内的巨噬细胞可将其及时清除，正常淋巴结对细菌的滤过清除率可达 99.5%。

（2）参与免疫应答 淋巴结是人体进行免疫应答的场所，抗原进入淋巴结后，巨噬细胞等捕获和处理抗原，并提呈给 T 细胞和 B 细胞，形成效应 T 细胞和浆细胞，分别参与细胞

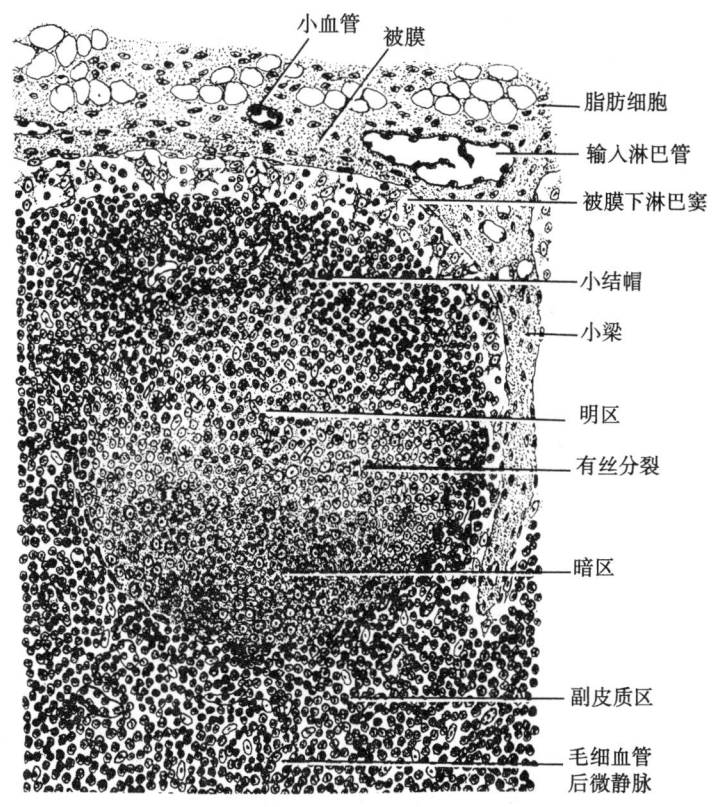

图 10-5 淋巴结皮质光镜结构模式图

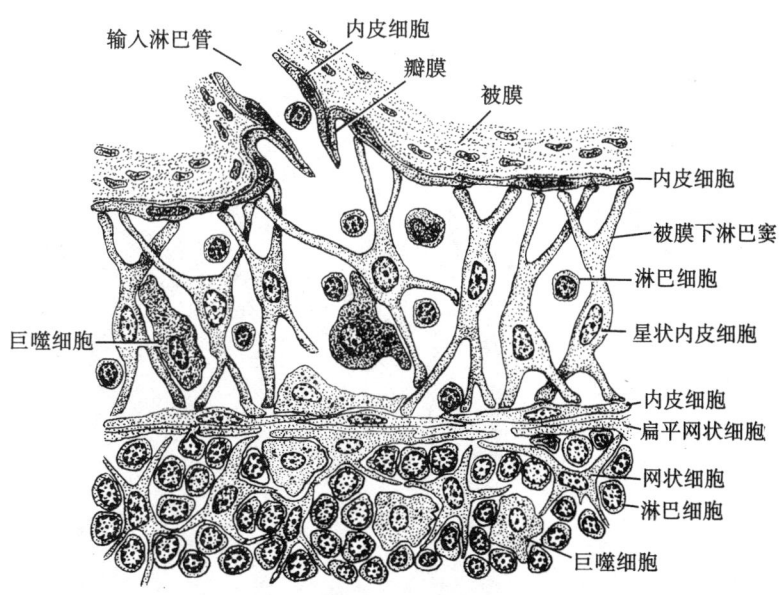

图 10-6 被膜下淋巴窦结构模式图

免疫应答和体液免疫应答。

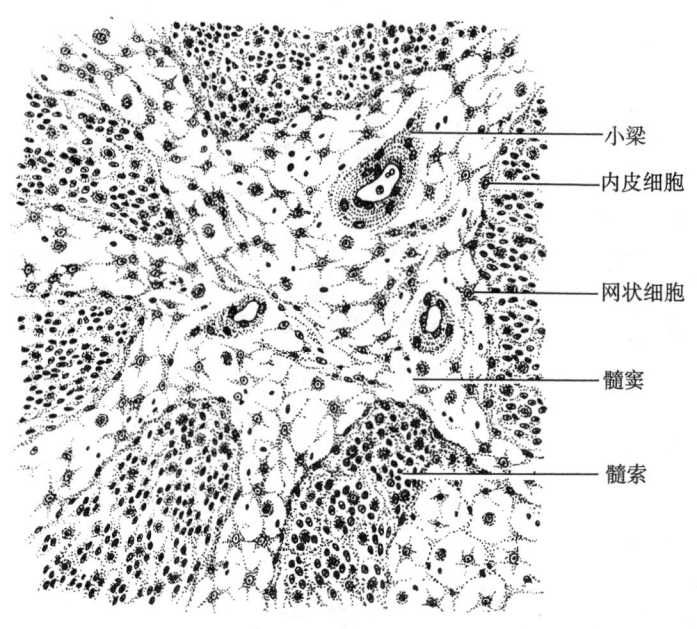

图 10-7 淋巴结髓质光镜结构模式图

(三) 脾

1. **脾的结构** 在新鲜的脾切面，可见大部分组织为深红色，称**红髓**；其间有散在分布的灰白色小点状结构，直径 1~2mm，称**白髓**；白髓与红髓交界处为**边缘区**，三者构成脾的实质，脾实质主要由淋巴组织构成。脾位于血循环的通路上，富含血管，脾内淋巴组织形成的结构沿血管有规律地分布（图 10-9）。

(1) 被膜与小梁 被膜较厚，约 1~2mm，由富含弹性纤维及平滑肌的致密结缔组织构成，表面覆有间皮。脾的一侧凹陷为脾门，有血管、神经和淋巴管进出。被膜和脾门的结缔组织伸入脾内形成小梁，内含**小梁静脉**和**小梁动脉**、散在的平滑肌细胞、神经和淋巴管等。脾小梁呈索条状，相互连接，构成脾的粗支架。

(2) **白髓**（white pulp）由动脉周围淋巴鞘和淋巴小结构成（彩图 21）。

①**动脉周围淋巴鞘**（periarterial lymphatic sheath）

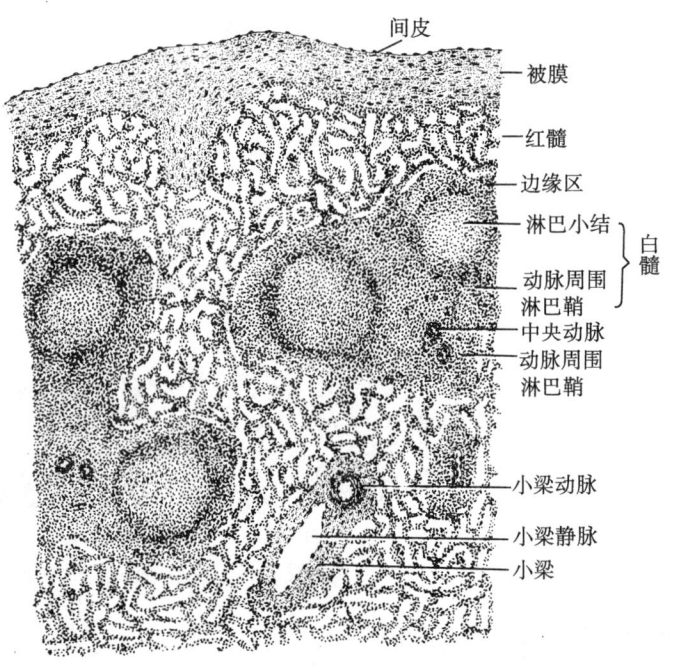

图 10-8 脾光镜结构模式图

由位于中央动脉周围的弥散淋巴组织构成。主要为 T 细胞，相当于淋巴结的副皮质区（图 10-8、10-9），但无毛细血管后微静脉。

②**淋巴小结** 又称**脾小结**（splenic nodule），位于动脉周围淋巴鞘的一侧，大部分嵌入动脉周围淋巴鞘内。其结构与淋巴结内的淋巴小结相同，主要为 B 细胞（图 10-8）。

(3) **红髓**（red pulp） 红髓约占脾实质的 2/3，由脾索和脾窦构成，脾索之间是脾窦，两者相间分布（图 10-8，彩图 21）。

①**脾索**（splenic cord） 由富含血细胞的淋巴组织构成，呈不规则条索状，并相互连接成网，网孔即为脾血窦。脾索含较多的 B 细胞、浆细胞和巨噬细胞等。中央动脉主干穿出白髓进入脾索后，其分支多数开口于脾索，少数直接注入脾窦。因此，大量的血细胞进入脾索（图 10-9）。

②**脾窦**（splenic sinus） 又称**脾血窦**，腔大，不规则，相互通连。血窦壁由一层平行排列的长杆状的内皮细胞构成，内皮细胞之间有 0.2～0.5μm 宽的间隙，基膜不完整（图 10-10）。脾索内的血细胞可经内皮细胞间隙进入血窦，脾索内的巨噬细胞伪足经此间隙伸向血窦内。

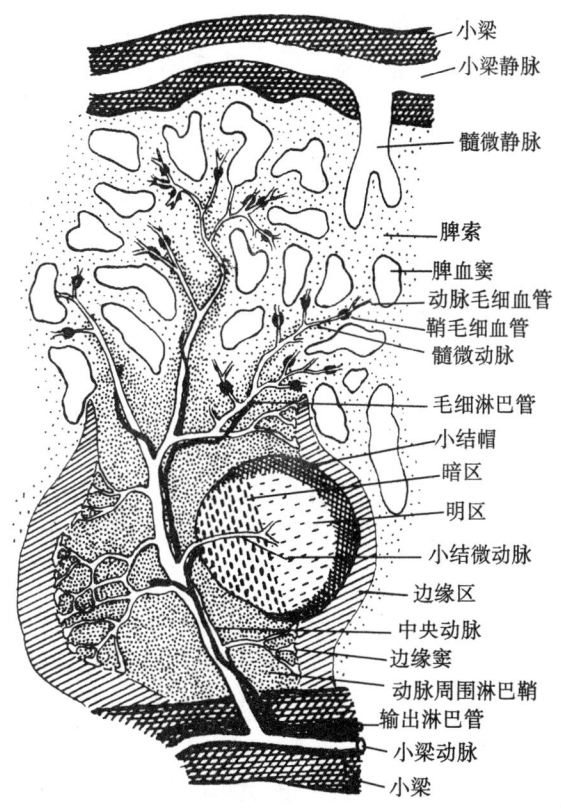

图 10-9　脾结构和血液通路模式图

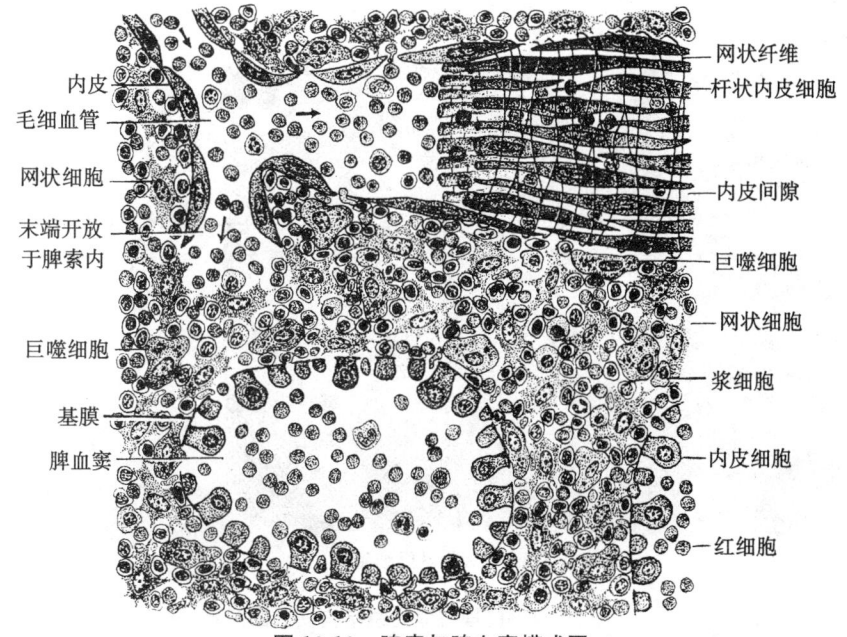

图 10-10　**脾索与脾血窦模式图**

(4) **边缘区**（marginal zone） 是位于白髓和红髓之间的狭窄区域，含有 B 细胞、T 细胞和较多的巨噬细胞，它相当于淋巴结浅层皮质与副皮质区的交界处。

2. 脾的功能

(1) 滤过血液 脾索和边缘区含大量的巨噬细胞，可吞噬和清除血液中细菌等异物以及衰老的红细胞和血小板等。成人每天约有全身血液的一半以上经脾进行滤过，净化后由脾静脉流出。

(2) 参与免疫应答 脾是人体最大的免疫器官，是各类免疫细胞居住的场所，也是对血源性抗原产生免疫应答的部位。进入血液的病原体，如细菌、血吸虫等，可引起脾内发生细胞免疫应答和体液免疫应答。

(3) 造血 胚胎早期有造血功能，成年后，脾内仍含有少量造血干细胞，当机体严重缺血或某些病理状态下，脾可恢复造血功能。

(4) 储血 人脾储血能力较小，约可储血 40ml，主要储存于脾窦和脾索。当机体需血时，脾被膜和小梁内平滑肌收缩，将脾内的血送入血循环。

(四) 扁桃体

扁桃体位于消化道和呼吸道入口的交汇处，包括腭扁桃体、咽扁桃体和舌扁桃体，它们与咽粘膜内多处分散的淋巴组织共同组成咽淋巴环，构成机体的第一道重要防线，其中以腭扁桃体最重要。

腭扁桃体位于舌腭弓与咽腭弓之间，呈扁卵圆形，粘膜表面为复层扁平上皮，上皮向扁桃体深面凹陷，形成 10～30 个隐窝，隐窝周围的固有层内有大量的淋巴小结及弥散淋巴组织。淋巴小结的生发中心较明显，弥散淋巴组织内可有毛细血管后微静脉。隐窝上皮内含有淋巴细胞、浆细胞和巨噬细胞等。扁桃体深面为结缔组织构成的不完整的被膜，与周围组织无明显的界限（图 10-11）。腭扁桃体经常与抗原相接触，是诱发细胞免疫应答和体液免疫应答的重要部位。

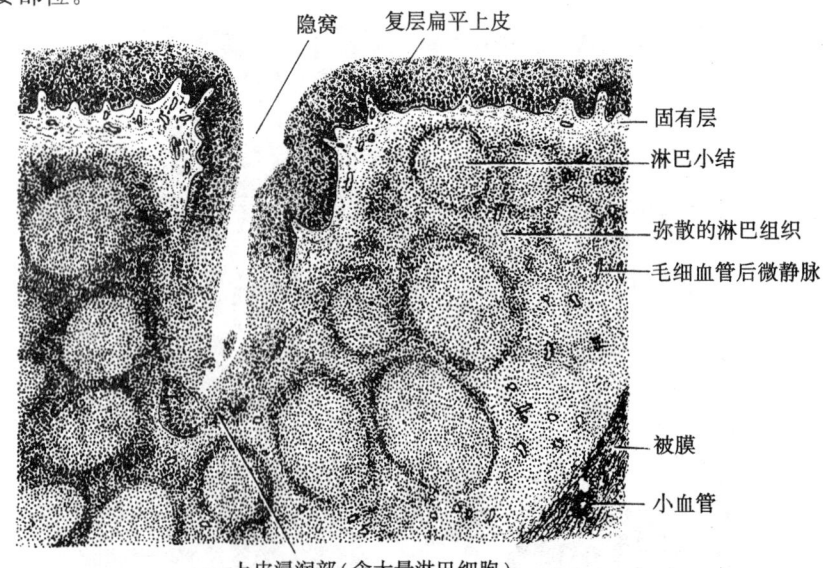

图 10-11 腭扁桃体光镜结构模式图

小 结

1. 免疫系统主要由淋巴器官、淋巴组织和免疫细胞等组成。淋巴细胞是执行免疫功能的主要细胞，可分为 T 细胞、B 细胞和 NK 细胞三类。含有大量淋巴细胞的组织称淋巴组织，它以网状组织为支架，网孔中充满大量淋巴细胞和其他免疫细胞。淋巴组织分为弥散淋巴组织（主要由 T 细胞组成）和淋巴小结（主要由 B 细胞组成）两种。以淋巴组织为主构成的器官称淋巴器官，可分为中枢淋巴器官（胸腺和骨髓）和外周淋巴器官（淋巴结、脾和扁桃体等）两类，前者是产生 B 细胞或 T 细胞的场所，后者是成熟淋巴细胞定居的部位，也是淋巴细胞增殖分化为效应细胞及进行免疫应答的场所。

2. 胸腺实质主要由胸腺上皮细胞和胸腺细胞即 T 细胞组成。胸腺小体是胸腺髓质的特征性结构，由胸腺上皮细胞呈同心圆状排列而成。胸腺的功能是使 T 细胞发育成熟，胸腺上皮细胞产生胸腺激素，为 T 细胞发育所必需。

3. 淋巴结实质分为皮质和髓质两部分，皮质由浅层皮质（主要是淋巴小结）、副皮质区和皮质淋巴窦构成；髓质由髓索和髓窦构成。淋巴结的功能：①滤过淋巴液，淋巴窦内的巨噬细胞能清除淋巴液中的细菌和病毒等。②参与免疫应答，受抗原刺激，形成效应 T 细胞和效应 B 细胞即浆细胞，参与细胞免疫应答和体液免疫应答。

4. 脾实质由白髓、红髓和边缘区构成。白髓由动脉周围淋巴鞘（T 细胞为主）与淋巴小结（B 细胞为主）组成；红髓由脾索（富含血细胞的条索状淋巴组织）与脾窦组成；边缘区位于白髓和红髓交界处。脾的功能是滤过血液、参与免疫应答、造血和储血。

联系病理和临床

1. **艾滋病** 又称获得性免疫缺陷综合征（AIDS），自1981年美国报告首例艾滋病以来，AIDS以惊人的速度在全世界蔓延，呈明显上升趋势。本病传播快、发病缓慢、死亡率极高。AIDS是由人免疫缺陷病毒（HIV）所致，HIV主要侵犯、破坏辅助性T细胞（T细胞的一种亚群），同时巨噬细胞功能障碍，导致人体细胞免疫功能严重缺陷，最终人体发生严重感染和肿瘤。HIV的传播途径主要是性接触、血液接触和母婴传播，日常生活接触不传染HIV。

2. **过敏反应** 又称变态反应，是由于免疫应答过于强烈所致，是异常的免疫应答，引起生理功能紊乱或组织损伤。如有人接触油漆、化妆品后，接触的局部皮肤出现红斑、丘疹、水疱等症状，称接触性皮炎；还有人注射青霉素后，会引起全身性过敏反应，发生过敏休克，甚至造成死亡。为了预防过敏反应发生，人体应避免接触过敏原，忌食过敏的食物，不使用过敏的药物，应用青霉素制剂做皮肤敏感试验。

3. **检查淋巴结** 对病人进行体格检查，应该认真、仔细，其中必须检查身体各部表浅的淋巴结，淋巴结的变化与许多疾病的发生、诊断和治疗有关，尤其是对肿瘤的诊断、转移及发展的观察起着重要作用。检查淋巴结应注意大小、硬度、压痛、与皮肤有无粘连等。局部淋巴肿大多见于局部感染、淋巴结结核或癌的转移。癌细胞转移到淋巴结，质地坚硬，有时几个淋巴结互相融合成团块，一般无压痛。通常癌细胞转移从淋巴管侵入，随淋巴液流入局部淋巴结，由于淋巴结的免疫功能，可以暂时阻止癌细胞的扩散。在癌根治手术时需将原发灶连同局部转移的淋巴结一起切除。

4. **脾功能亢进** 由于某些原因如病毒性肝炎、肝硬化和血吸虫病可引起脾、肝大和脾功能亢进，结果红细胞、白细胞和血小板减少，可施行脾切除，人脾切除后，虽不直接影响生存，但免疫功能明显下降，血液中衰老的红细胞增多。

5. **慢性扁桃体炎** 是耳鼻喉科的常见病，发病率较高，以小学生、初中生最多，青年人次之，中年人较少，随年龄增长而减少。由于扁桃体成为病灶，可引起急性肾小球肾炎、风湿热、关节炎等，切除扁桃体有助于上述疾病的控制，也是目前治疗慢性扁桃体炎最有效的方法。然而，扁桃体是免疫器官，幼儿（3～5岁）免疫功能较活跃，13岁以后达成人水平，至青春期后开始下降，因此，对幼儿进行扁桃体手术应严格掌握。

（何爱民 祝继明）

第十一章 皮　　肤

皮肤（skin）覆盖身体的表面，是人体面积最大的器官，成人总面积为 $1.2\sim2.0m^2$。皮肤由表皮和真皮组成，借皮下组织与深部组织相连（图 11-1）。不同部位的皮肤结构存在差异，大部分是有毛薄皮肤，位于手掌、足底等处是无毛厚皮肤。皮肤有毛、皮脂腺、汗腺和指（趾）甲等附属器。皮肤具有屏障、保护、调节体温、吸收、分泌、排泄、感觉和参与免疫应答等多种重要功能。

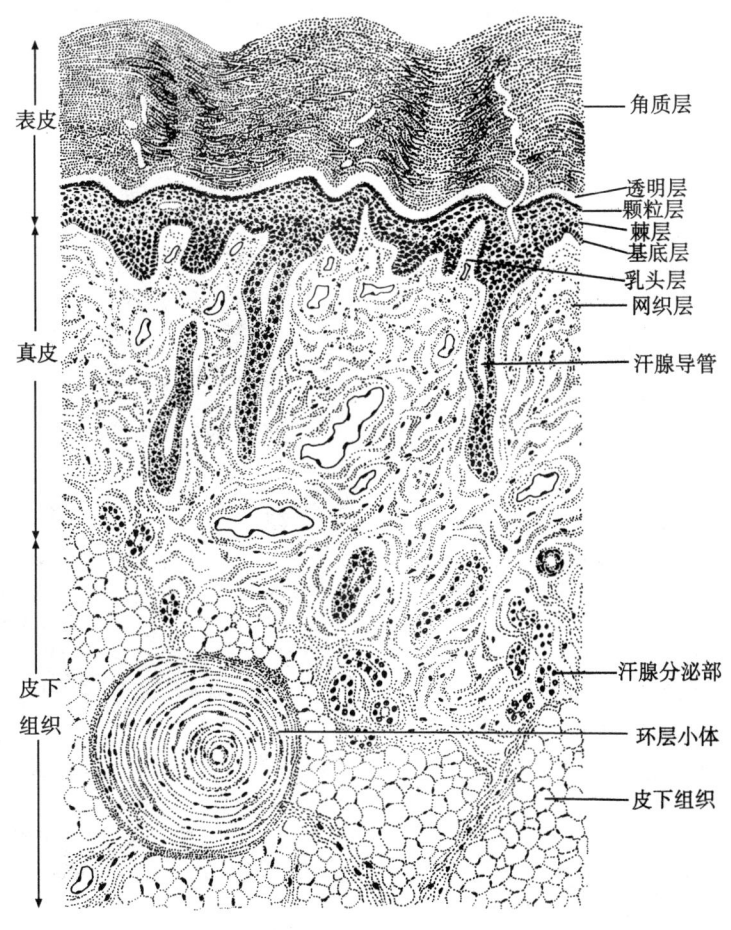

图 11-1　手掌皮肤光镜结构模式图

一、表　　皮

表皮（epidermis）位于皮肤浅层，由角化的复层扁平上皮组成。表皮由两类不同的细胞构成：一类是**角质形成细胞**（keratinocyte），数量多，分层排列；另一类是**非角质形成细胞**，数量少，散在分布于角质形成细胞之间。

(一) 角质形成细胞

角质形成细胞又称角蛋白形成细胞，按一定顺序排列。厚的表皮，由深至浅可分为基底层、棘层、颗粒层、透明层和角质层五层结构（图11-2，彩图22）。

1. **基底层** 基底层（stratum basale）附着于基膜上，与深层结缔组织呈凹凸连接，扩大两者的接触面。基底层由一层立方形或矮柱状细胞组成，称**基底细胞**（图11-2）。细胞核圆形或卵圆形，胞质较少，呈弱嗜碱性。电镜显示含丰富的游离核糖体和角蛋白丝（又称张力细丝），基底细胞间以桥粒相连，基底面借半桥粒与基膜连接（图11-3）。

基底细胞是一种未分化的幼稚细胞，具有活跃的分裂能力，并分化为浅层的棘细胞。

2. **棘层** 棘层（stratum spinosum）由4~10层多边形的棘细胞组成。胞体较大，向四周伸出许多细短的棘状突起，故名**棘细胞**（图11-2）。胞核较大，圆形，位于细胞中央。胞质丰富，呈弱嗜碱性，含张力原纤维。电镜下，胞质内游离核糖体较丰富，含成束的角蛋白丝（即光镜下的张力原纤维）和卵圆形的**板层颗粒**，颗粒内含脂类。细胞的突起间以桥粒相连。

3. **颗粒层** 颗粒层（stratum granulosum）由3~5层梭形细胞组成。细胞核和细胞器逐渐退化，但出现许多嗜碱性**透明角质颗粒**。电镜下，透明角质颗粒形态不规则，无膜包被，呈致密均质状。板层颗粒增多，其内容物释放到细胞间隙内，阻止物质透过表皮（图11-3）。

4. **透明层** 透明层（stratum lucidum）由2~3层扁平细胞组成。细胞核和细胞器均已退化消失，细胞界限不清。在HE染色切片上细胞为透明均质状，折光性强，呈浅红色（图11-2、11-3）。细胞超微结构与角质层相似。

5. **角质层** 角质层（stratum corneum）位于表皮的表层，由多层扁平的**角质细胞组成**。角质细胞轮廓不清，无核、无细胞器，

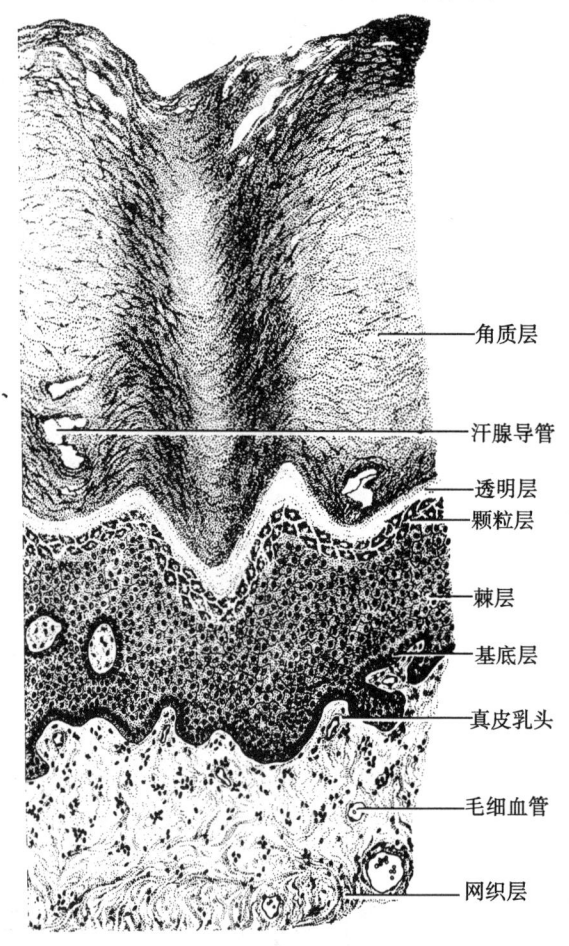

图11-2 足底皮肤光镜结构模式图

胞质充满均质状嗜酸性的角蛋白，即细胞已完全角化，是干硬的死细胞。HE染色细胞呈粉红色均质状，轮廓不清。电镜下可见角蛋白是由密集的角蛋白丝与透明角质颗粒分解的蛋白质结合而成。细胞膜内面附有一层不溶性蛋白质，使细胞膜增厚而坚固。角质细胞之间充满板层颗粒释放的脂类物质。浅层角质细胞间的桥粒已解体消失，细胞连接松散，脱落后形成皮屑。

薄的表皮无透明层，且棘层、颗粒层和角质层均较薄。

从表皮基底层到角质层既是角质形成细胞增殖、分化、推移和脱落的过程，又是角蛋白逐渐形成的过程，即表皮的角化过程。表皮细胞更新周期为3～4周。

表皮具有重要的保护作用，主要是由于角质细胞干硬，胞质内充满角蛋白，胞膜增厚。此外，棘层至角质层的细胞间隙内充满脂类，构成一道屏障，可阻挡病原微生物入侵，还能防止体内组织液的丢失。

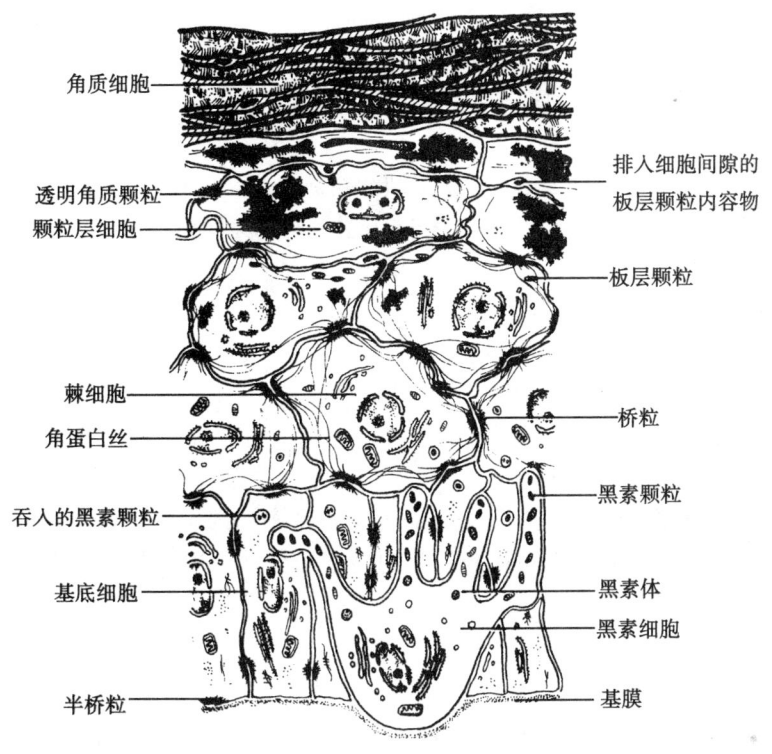

图11-3 角质形成细胞和黑素细胞超微结构模式图

（二）非角质形成细胞

1. **黑素细胞** 黑素细胞（melanocyte）体积较大，有许多细长突起。胞体多散在于基底细胞之间，其突起伸入基底细胞和棘细胞之间。在HE染色标本中不易辨认，用特殊染色可显示其形态结构。电镜下，胞质内含丰富的核糖体、粗面内质网和发达的高尔基复合体。由高尔基复合体形成的**黑素体**，有膜包被，呈圆形或卵圆形，是该细胞的特有结构。黑素体内含酪氨酸酶，能将酪氨酸转化为**黑色素**。当黑素体充满黑色素后，改称黑（色）素颗粒，光镜下呈黄褐色。黑色素颗粒迅速迁移到突起末端，然后通过胞吐方式释放黑素颗粒，被邻近的基底细胞和棘细胞吞入。黑素细胞与相邻的角质形成细胞之间不形成桥粒连接（图11-3）。黑素细胞的功能是生成黑色素，黑色素能吸收和散射紫外线，可保护深层组织免受辐射损伤。

人种间的黑素细胞数量无明显差别，肤色的深浅主要取决于黑色素颗粒的数量、大小和稳定性（分解速度）。

2. **朗格汉斯细胞** 朗格汉斯细胞（Langerhans cell）位于棘层浅部，散在分布，在HE染色切片中，细胞呈圆形，胞质清亮，核深染，不易辨认。用特殊染色可显示该细胞具有树状突起。电镜下，可见胞质内有特征性的**伯贝克颗粒**（Birbeck granule），有膜包被，切面呈杆状或网球拍形，内有纵向致密线，胞核呈弯曲形或分叶状（图11-4）。朗格汉斯细胞是皮肤的抗原呈递细胞，能识别、结合和处理侵入皮肤的抗原，并把抗原递呈给T细胞，引起免疫应答，是皮肤免疫功能重要的细胞。

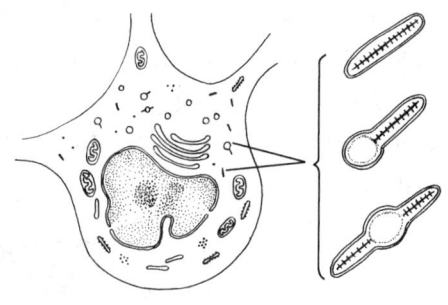

图11-4 朗格汉斯细胞超微结构模式图

二、真 皮

真皮（dermis）位于表皮深层，由致密结缔组织组成，厚度一般为1~2mm，分为乳头层和网织层，两者无明确界限。

1. 乳头层　乳头层位于真皮浅层，紧邻表皮的基底层。乳头层结缔组织纤维较细密，含细胞较多。结缔组织向表皮及基底部突出，形成许多乳头状隆起，故称**真皮乳头**（图11-1）。真皮乳头使表皮与真皮的连接面增大，既有利于两者的牢固连接，又有利于表皮从真皮的血管获得营养。含有丰富毛细血管的乳头称**血管乳头**；含游离神经末梢和触觉小体的乳头称**神经乳头**。真皮浅层毛细血管周围有朗格汉斯细胞、巨噬细胞和T细胞等分布，是皮肤发生免疫应答的主要部位。

2. 网织层　网织层位于乳头层下方，较厚，为致密结缔组织，粗大的胶原纤维束交织成网，并含有许多弹性纤维，使皮肤有较大的韧性和弹性。还有较多的血管、淋巴管和神经，深部可见环层小体（图11-1）。

皮下组织（hypodermis）即浅筋膜，不属于皮肤的结构，位于真皮深面，由疏松结缔组织和脂肪组织构成（图11-1），将皮肤与深部的肌膜、腱膜或骨膜相连，并使皮肤具有一定的活动性。皮下脂肪组织还具有缓冲、保温、能量贮存等作用。皮下组织的厚度随个体、年龄、性别和部位而异。

三、皮肤的附属器

皮肤的附属器有毛、皮脂腺、汗腺和指（趾）甲等。

1. 毛　人体毛的粗细和长短不一，毛分为毛干、毛根、毛球三部分。露在皮肤外面的部分称**毛干**，埋在皮肤内的为**毛根**。毛干和毛根由排列规则的角化上皮细胞组成；细胞内充满角蛋白并含黑（色）素颗粒。毛根周围的上皮组织和结缔组织构成的鞘状结构称**毛囊**（图11-5，彩图

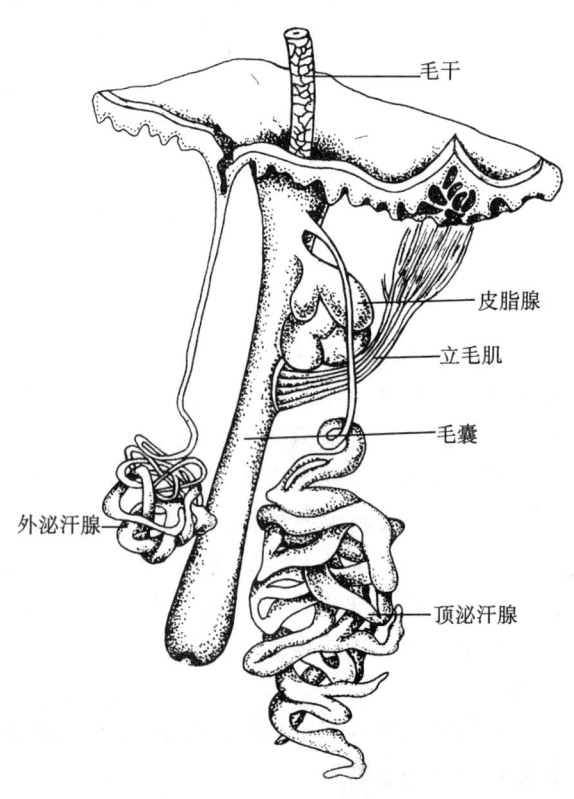

图11-5 皮肤附属器示意图

23)。毛囊内层为上皮组织，与表皮相连续；外层为致密结缔组织。毛囊有丰富的感觉神经末梢，能敏锐地感受外界刺激。毛根与毛囊的下端结合在一起，形成的膨大结构称**毛球**（图11-6）。毛球的上皮细胞为幼稚细胞，称**毛母质细胞**，它们能不断增殖、分化，是毛和毛囊的生长点。毛母质细胞间还有黑素细胞，能将形成的黑色素颗粒运送到毛根上皮细胞中。毛球底面内凹，富含毛细血管和神经的结缔组织突入其中，称**毛乳头**（图11-6，彩图23）。毛乳头对毛的生长有诱导和营养作用。

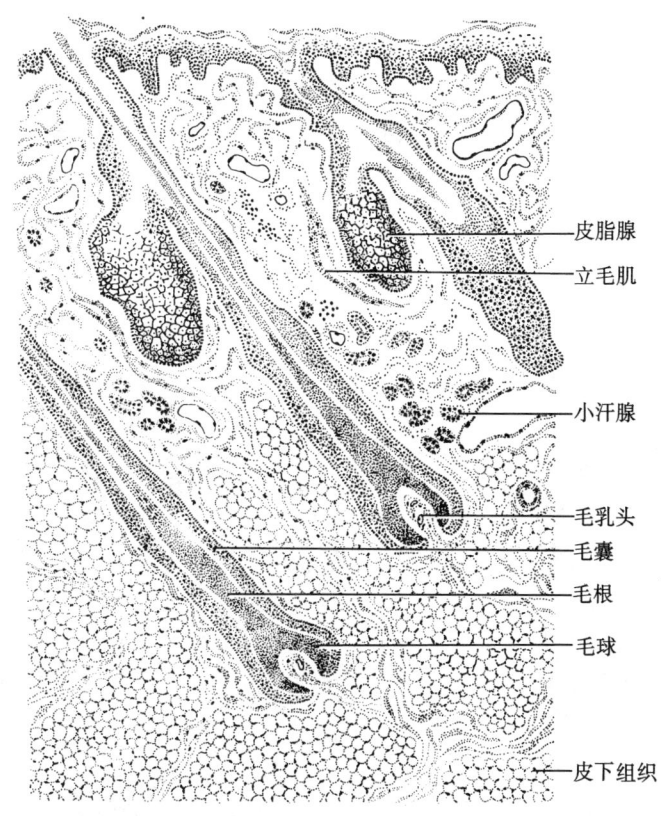

图11-6　头皮附属器光镜结构模式图

毛和毛囊斜长在皮肤内，在它们与皮肤表面呈钝角一侧，有一束平滑肌，一端附着于毛囊，另一端与真皮乳头层的结缔组织相连，称**立毛肌**（图11-5、11-6）。立毛肌受交感神经支配，遇冷或惊恐时收缩，使细毛竖起，皮肤出现鸡皮疙瘩。

2. 皮脂腺　**皮脂腺**（sebaceous gland）多位于毛囊与立毛肌之间，为泡状腺（图11-5，彩图24）。分泌部由一个或几个腺泡构成，腺泡周边为一层较小的幼稚细胞，它们增殖形成新的腺细胞，向腺泡中央移动，胞质形成的脂滴逐渐增多。腺泡中央较大，呈多边形，核固缩，胞质内充满脂滴。在近导管处，腺细胞解体，成为皮脂。导管很短，由复层扁平上皮组成，大多开口于毛囊上段，也可直接开口于皮肤表面（图11-6、11-7）。皮脂有润滑皮肤和保护毛发的作用。此外，皮脂在皮肤表面形成偏酸的脂质膜，有抑菌作用。性激素可促进皮脂生成，故青春期皮脂腺分泌活跃。老年人由于皮脂腺萎缩，所以皮肤和毛均干燥并失去光泽。

3. 外泌汗腺　**外泌汗腺**简称汗腺（sweat gland），又称**小汗腺**，遍布全身各处皮肤内，以手掌、足底和腋窝处最多。汗腺是弯曲的单管状腺,由分泌部和导管部组成(图 11-5)。分泌部位于真皮深层或皮下组织内,盘曲成团,主要由单层浅染的锥形腺细胞组成,在腺细胞与基膜之间还有肌上皮细胞,它的收缩有助于排出分泌物。导管直径较细,由两层立方细胞围成,胞质呈嗜碱性,染色较深(图 11-8)。导管由真皮上行进入表皮后,呈螺旋走行,开口于表面的汗孔。汗液除含大量水分外,还有钠、钾、氯、乳酸盐和尿素等。汗腺分泌是机体散热的主要方式,汗腺有调节体温(通过汗液分泌使身体散热)、湿润皮肤和排泄废物的作用。

此外,在腋窝、阴部、乳晕等处还有**顶泌汗腺**,又称**大汗腺**,其分泌部较粗,腺腔较大,导管开口于毛囊(图 11-5)。大汗腺的分泌物为粘稠的乳状液,被细菌分解后产生特殊气味,分泌过盛而使气味过浓,则形成狐臭。大汗腺分泌活动受性激素影响,青春期分泌较旺盛。

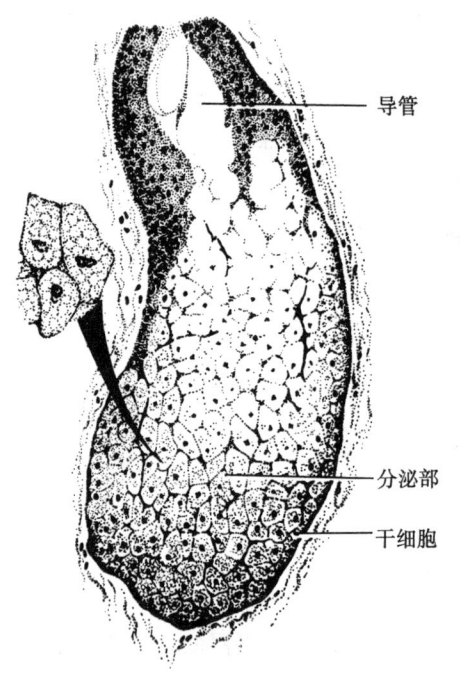

图 11-7 皮脂腺光镜结构模式图

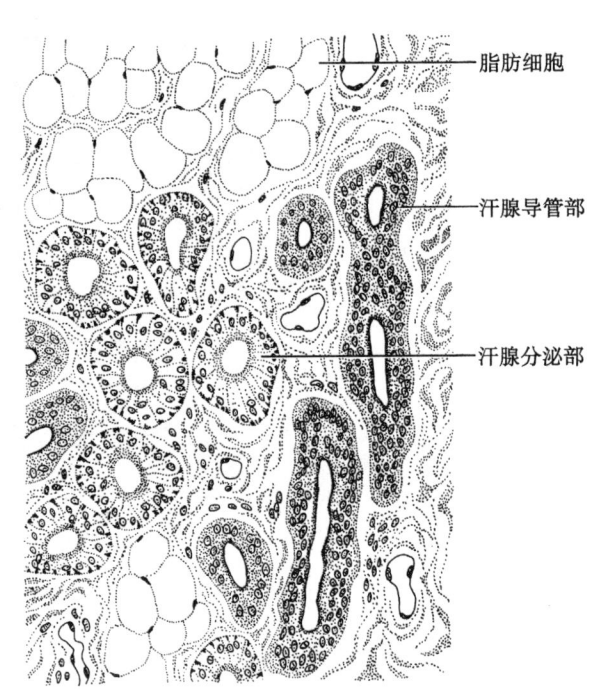

图 11-8 汗腺光镜结构模式图

附:表皮干细胞 近年研究表明,表皮干细胞位于皮脂腺开口处和立毛肌附着毛囊处之间的毛囊隆起部的上皮细胞内,又称隆起细胞(bulge cell)。细胞体积小,表面有大量微绒毛,细胞核卷曲,胞质充满核糖体,但无角蛋白丝束。表皮基底细胞、毛母质细胞和皮脂腺周边的幼稚细胞可能均来自此处的表皮干细胞。

小 结

1. 皮肤由表皮和真皮构成。表皮为角化的复层扁平上皮；真皮为致密结缔组织。表皮有角质形成细胞和非角质形成细胞两类。

2. 表皮的角质形成细胞按一定顺序排列，由深至浅分为基底层、棘层、颗粒层、透明层和角质层五层。基底层中有许多表皮未分化的幼稚细胞。角质层的角质细胞干硬、细胞膜加厚、胞质充满角蛋白（无核、无细胞器），具有保护作用。从基底层至角质层是角质细胞增殖、分化、推移、脱落的过程，也是表皮的角化过程。

3. 黑素细胞的功能是生成黑色素颗粒。朗格汉斯细胞是抗原呈递细胞，是皮肤免疫功能重要的细胞。

4. 毛囊是毛根周围的上皮组织和结缔组织构成的鞘状结构。毛球有毛母质细胞，是毛和毛囊的生长点。毛乳头有营养和诱导毛生长的作用。

联系病理和临床

1. **注射给药法** 是将无菌溶液经皮内、皮下、肌肉、静脉途径注入人体内，用于预防、诊断或治疗疾病的方法，是常用的给药技术。皮内注射是将少量药液注入真皮浅层的乳头层，针尖与皮肤呈 5°～10°刺入，注射后局部可见半球形隆起的皮丘，皮肤变白。可用于各种药物过敏试验、预防接种和局部麻醉。皮下注射是将少量药液注入皮下组织，针尖与皮肤呈 30°～40°快速刺入。可用于预防接种、局部麻醉、不宜或不能口服给药者。肌肉注射是将少量药液注入肌肉内，针头垂直快速刺入肌肉中，一般进针 2.5～3cm。可用于注射刺激性较强的药物或不宜静脉注射而需迅速发生疗效者。静脉注射是将药液注入静脉，最常注射部位是四肢浅静脉，针头与皮肤呈 15°～30°刺入皮下，再沿静脉走向刺入静脉。可用于药物不宜口服、皮下或肌肉注射，而需要迅速发生疗效者、输液、输血、诊断性检查等。

2. **疖、痈和浅表性毛囊炎** 疖是由葡萄球菌引起深部毛囊与毛囊周围的急性化脓性炎症。开始为红色硬结节，2～3 天后，结节中央变软，化脓，中心有坏死的脓栓，结疤而愈。如果多个相邻的深部毛囊与毛囊周围发生急性化脓性炎症，则称为痈，皮肤出现多个脓点和脓栓，全身症状较重，出现寒战和高热。如果毛囊炎发生在皮脂腺开口处，则称浅表性毛囊炎，脓疱呈半球形，绿豆至黄豆大小，黄白色，其中有毛发贯穿，常成批发生，愈合后不留瘢痕。

3. **痤疮** 是一种毛囊皮脂腺的慢性炎症疾病，主要发生在面部，常见于青少年。临床表现首先出现粉刺，它是由于毛囊上皮角化异常，不能正常脱落，致使毛囊口变小，皮脂淤积在毛囊口而形成。以黑头粉刺多见，皮损针头大小，中央有扩大的毛孔，皮脂栓塞于毛囊口，表面皮脂因氧化而呈黑色，易挤出白色脂栓。如果皮损呈白色或淡红色，开口很难看到，则为白头粉刺。粉刺继续发展为炎性丘疹、脓疱、结节，愈后遗留瘢痕，病程持续数年。

4. 痱子　在炎热的夏季，汗液分泌增加且未及时蒸发或清洗，使表皮汗腺导管角质细胞浸渍肿胀，引起汗腺导管阻塞，滞留的汗液不断增多，使导管破裂，汗液外溢，刺激周围组织发生丘疹、水疱等炎症。由于汗腺导管阻塞的水平位置不同，临床表现也不相同。红痱为小红斑，中央有点状水疱，成批对称出现，伴有瘙痒。红痱是因为汗液从表皮内的汗腺导管溢出。白痱为微小透明小水疱，壁薄易破，无红晕，成批出现。白痱的发生是角质层内导管阻塞，汗液外溢所致。

5. 白癜风　是一种常见的皮肤病，多见于青壮年，任何部位皮肤均可发生。临床表现为局限性色素脱失斑，呈乳白色，大小不一，形状不规则。病变部位黑素细胞密度降低，周围黑素细胞异常增大；疾病后期病变处无黑素细胞，病程缓慢，可持续终身。

6. 烧伤三度四分法　此种分法为国际通用，国内普遍采用，与治疗密切相关，临床上具有重要实用价值。

　　Ⅰ度烧伤：损伤表皮浅层，包括角质层、透明层、颗粒层。

　　浅Ⅱ度烧伤：损伤表皮深层和真皮乳头层。

　　深Ⅱ度烧伤：损伤真皮，可达深层。

　　Ⅲ度烧伤：损伤全层皮肤，甚至达皮下组织、肌肉、骨骼等。

（陈　晏　祝继明）

第十二章 内分泌系统

内分泌系统（endocrine system）由独立的内分泌腺（如甲状腺、甲状旁腺、肾上腺和脑垂体等）和分布于其他器官内的内分泌细胞（如胰岛、卵泡、黄体、睾丸间质细胞以及消化管、呼吸道、泌尿生殖道粘膜等）组成。内分泌细胞的分泌物称**激素**（hormone）。激素是高效能的生物活性物质，在血液中的含量极微，微量激素就能发挥效应。大多数内分泌细胞分泌的激素通过血液循环作用于远处的特定细胞，少部分内分泌细胞的激素可直接作用于邻近的细胞，称**旁分泌**（paracrine）。每种激素作用的特定器官或特定细胞，称为这种激素的**靶器官**或**靶细胞**。内分泌系统通过激素影响靶细胞的功能，调节机体的生长、发育、生殖和新陈代谢，是机体的重要调节系统，它与神经系统、免疫系统相互调节，共同维持机体的正常状态。

内分泌腺的结构特点是：①腺细胞排列成索状、网状、团状或围成滤泡状；②没有排送分泌物的导管；③腺细胞间有丰富的毛细血管。

内分泌细胞按所分泌激素的化学性质可分为两大类：①**分泌含氮激素细胞**，其超微结构特点是，具有丰富的粗面内质网和发达的高尔基复合体，有膜包被的分泌颗粒；②**分泌类固醇激素细胞**，其超微结构特点是，有丰富的滑面内质网，线粒体较多且线粒体嵴多呈管状，胞质内有较多的脂滴，无膜包分泌颗粒。

一、甲 状 腺

甲状腺（thyroid gland）位于颈前部，是人体最大的内分泌腺，分左右两叶，中间以峡部相连。甲状腺结构较简单，表面包有薄层结缔组织被膜，结缔组织伸入腺实质，将甲状腺分成许多界限不清的小叶，每个小叶含许多甲状腺滤泡，滤泡之间为疏松结缔组织。甲状腺实质由大量的甲状腺滤泡和许多滤泡旁细胞组成（图12-1，彩图25）。

（一）甲状腺滤泡

甲状腺滤泡（thyroid follicle）呈圆形或不规则形，大小不等，直径为0.02～0.9mm。滤泡通常由单层立方的**滤泡上皮细胞**围成，中间为滤泡腔，腔内充满透明的**胶质**，被伊红染为红色。胶质是滤泡上皮的分泌物，甲状腺是唯一在细胞外的贮存其分泌物的

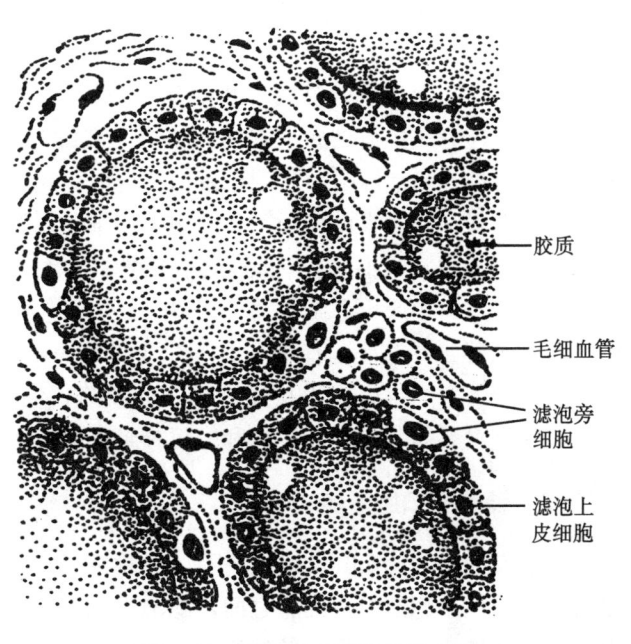

图 12-1　甲状腺光镜结构模式图

内分泌腺。滤泡上皮细胞的高度和胶质的数量随着腺体的功能状况而发生变化,当功能活跃时,滤泡上皮细胞增高呈矮柱状,滤泡腔内胶质减少;反之,细胞变低呈扁平状,胶质增多。电镜下,滤泡上皮细胞的游离面有少量微绒毛,胞质内有发达的粗面内质网和较多线粒体,溶酶体散在于胞质内,高尔基复合体位于核上区,细胞顶部有电子密度中等的分泌颗粒,内含甲状腺球蛋白,还有由胞吞作用形成的胶质小泡,体积较大,电子密度低,内有从滤泡腔重吸收的胶质。滤泡上皮周围有完整的基板,邻近的结缔组织内富含有孔毛细血管和毛细淋巴管(图12-2)。

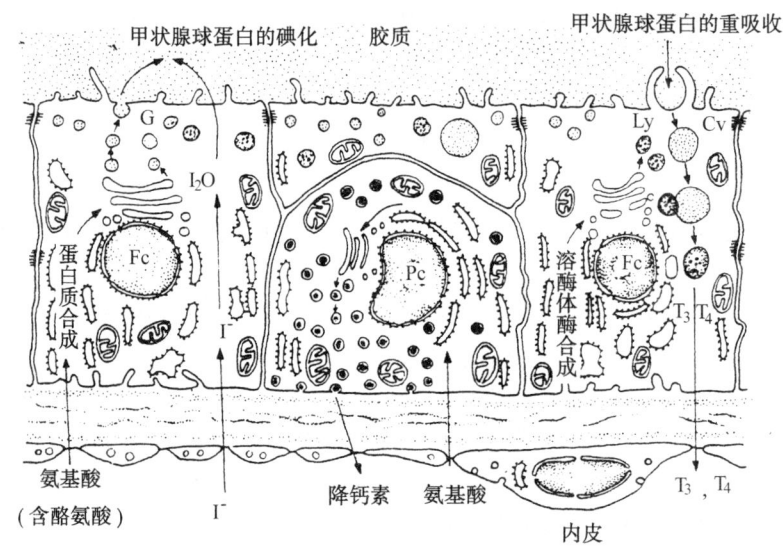

图12-2　甲状腺滤泡上皮细胞(Fc)和滤泡旁细胞(Pc)超微结构
及激素合成与分泌模式图
G:分泌颗粒;Cv:胶质小泡;Ly:溶酶体

滤泡上皮细胞的功能是合成和分泌**甲状腺激素**(thyroid hormone)。甲状腺激素的形成过程复杂,需经过合成、碘化、贮存、重吸收、分解和释放等过程。滤泡上皮细胞从血中摄取氨基酸,在粗面内质网合成甲状腺球蛋白,继而在高尔基复合体加糖并浓缩形成分泌颗粒,再以胞吐方式排放到滤泡腔内。滤泡上皮细胞能从血中摄取I^-,它在过氧化酶的作用下活化,再进入滤泡腔与甲状腺球蛋白结合成碘化甲状腺球蛋白,贮存在滤泡腔内。在腺垂体分泌的促甲状腺激素的作用下,滤泡上皮细胞以胞吞方式将滤泡腔内的碘化甲状腺球蛋白吸入胞质,成为胶质小泡。胶质小泡与溶酶体融合,小泡内的碘化甲状腺球蛋白被溶酶体内的水解酶分解,形成甲状腺激素,即大量四碘甲腺原氨酸(T_4)和少量三碘甲腺原氨酸(T_3),两者经细胞基底部释入毛细血管(图12-2)。

甲状腺激素的主要作用是促进机体的新陈代谢,提高神经兴奋性,促进生长、发育过程,尤其是对婴幼儿的骨骼发育和中枢神经系统发育影响大。

(二)滤泡旁细胞

滤泡旁细胞(parafollicular cell),又称**降钙素细胞**(calcitonin cell),或称**C细胞**,数量较少,多位于滤泡上皮细胞之间,滤泡之间的疏松结缔组织中也有C细胞。HE染色标本上,滤泡旁细胞呈卵圆形,较滤泡上皮细胞大而着色浅(图12-1)。用银染法,可见胞质内有嗜银性颗粒。电镜下，介于滤泡上皮细胞之间的滤泡旁细胞位于基板上，细胞顶部被邻近的滤泡上皮细胞覆盖，并不与滤泡腔接触（图 12-2）。滤泡旁细胞分泌**降钙素**（calcitonin），可促进成骨细胞的成骨活动，使骨盐沉积于类骨质，并抑制胃肠道和肾小管对 Ca^{2+} 的吸收，使血钙浓度降低。近年研究发现，滤泡旁细胞还能合成和分泌**降钙素基因相关肽**，它对心脑血管系统、免疫系统和消化功能等有明显的调节作用。

二、甲状旁腺

甲状旁腺（parathyroid gland）为扁圆形小体，一般有 4 个，上下各 1 对，位于甲状腺左、右两叶的背面，人甲状旁腺的数目和分布的位置差异较大。腺表面包有薄层结缔组织被膜，实质由腺细胞组成，排列成索状或团状，其间有少量结缔组织及丰富的有孔毛细血管。甲状旁腺细胞有主细胞和嗜酸性细胞两种（图 12-3）。

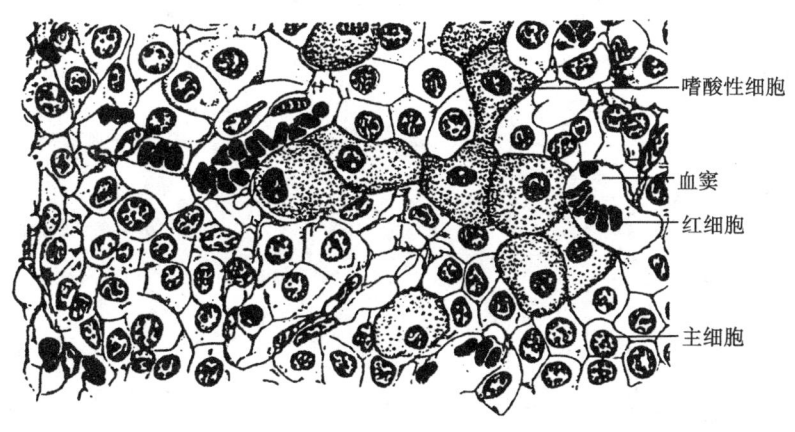

图 12-3　甲状旁腺光镜结构模式图

（一）主细胞

主细胞（chief cell）数量最多，构成腺实质的主体。细胞呈多边形，体积较少，界限清楚，核圆，居中，HE 染色胞质着色浅。电镜下，胞质内含粗面内质网较多，高尔基复合体较发达，并有膜包被的分泌颗粒。主细胞分泌**甲状旁腺激素**（parathyroid hormone），它可促进破骨细胞的生成和增强破骨细胞的溶骨作用，使钙入血；并能促进肠和肾小管吸收钙，从而使血钙升高。在甲状旁腺激素和降钙素的共同调节下，机体维持血钙的稳定。

（二）嗜酸性细胞

7~10 岁时，甲状旁腺内才出现**嗜酸性细胞**（acidophilic cell），并随年龄增长而增多。细胞单个或成群存在于主细胞之间，细胞为多边形，体积较主细胞大，核小，染色深，胞质中含有许多嗜酸性颗粒。电镜下观察结果证明，嗜酸性细胞内的颗粒就是密集的线粒体。嗜酸性细胞的功能尚不明。

三、肾上腺

肾上腺（adrenal gland）位于左右肾的上方，右侧呈锥体形，左侧呈半月状。肾上腺表面包有结缔组织被膜，少量结缔组织伴随血管和神经伸入实质内。肾上腺实质由周围的皮质和中央的髓质构成，皮质来自中胚层，髓质来自外胚层，两者的结构和功能也不相同。

（一）皮质

皮质占肾上腺体积的80%～90%，由皮质细胞、血窦和少量结缔组织组成。根据皮质细胞的形态和排列方式，由外至内可将皮质分为球状带、束状带和网状带（图12-4，彩图26）。

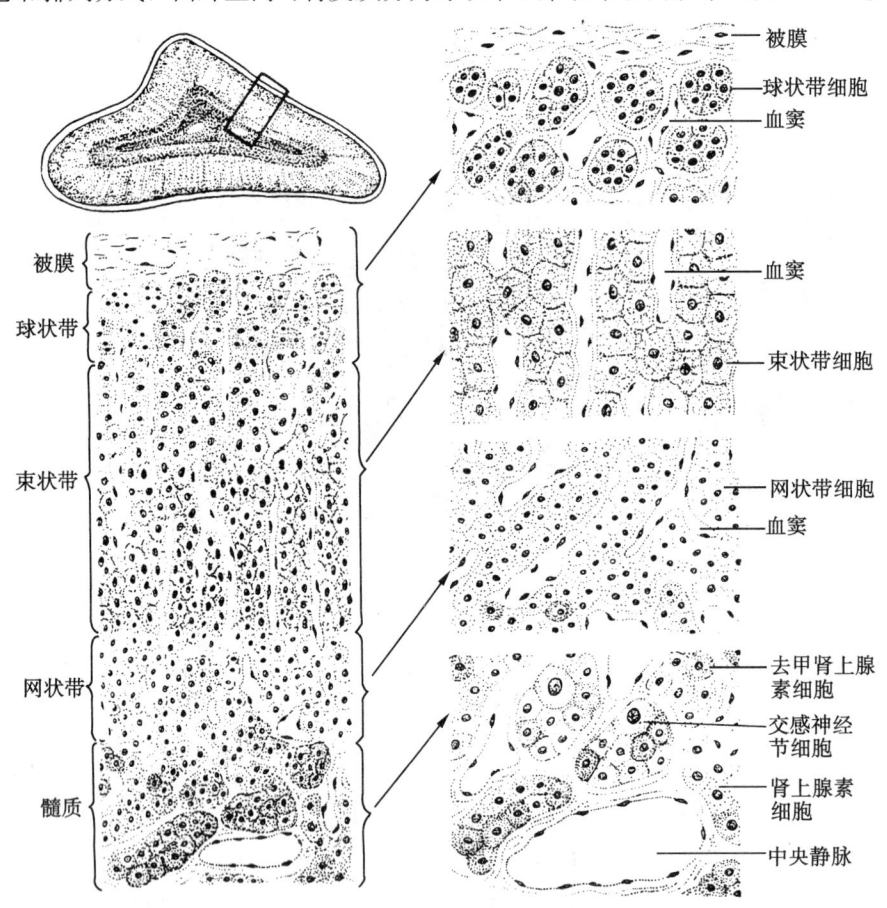

图12-4 肾上腺切面及光镜结构模式图

1. **球状带** 球状带（zona glomerulosa）位于被膜下方，最薄。细胞较小，多呈矮柱状，排列成球状，细胞核染色深，细胞质呈嗜酸性，含少量脂滴。细胞团之间有少量结缔组织和窦状毛细血管。球状带细胞分泌**盐皮质激素**，如醛固酮等，主要调节体内的钠、钾代谢，使血 Na^+ 浓度升高，K^+ 浓度降低，维持血容量于正常水平。

2. **束状带** 束状带（zona fasciculata）位于球状带的深面，最厚。细胞较大，呈多边形，排列成单行或双行的细胞索，它们相互平行从皮质向髓质成辐射状排列，索间有纵向的有孔毛细血管。束状带的细胞核染色较浅，胞质富含脂滴，在 HE 标本上，脂滴被溶解，故胞质染色浅而呈泡沫状。束状带细胞分泌**糖皮质激素**等，主要作用是促使蛋白质及脂肪分解并转变为糖，并有降低免疫反应及抗炎症等作用。

3. 网状带　网状带（zona reticularis）位于束状带深部，与髓质交界处参差不齐。网状带细胞较束状带小，细胞索吻合成网，网眼中为有孔毛细血管。此带细胞含少量脂滴和脂褐素，有的细胞核固缩，染色深。网状带细胞主要分泌**雄激素**、少量雌激素和糖皮质激素。

肾上腺皮质细胞分泌的激素都是类固醇激素，腺细胞均具有分泌类固醇激素细胞的结构特点。

（二）髓质

髓质位于中央，占肾上腺的 10%～20%，主要由髓质细胞构成，排列成索状或团状，细胞间为血窦和少量结缔组织，髓质中央有中央静脉。髓质细胞较大，呈多边形，胞质呈嗜酸性，如用含铬盐固定液固定标本，则其胞质内可见棕黄色的嗜铬颗粒，因此髓质细胞又称为**嗜铬细胞**（chromaffin cell）（图 12-4）。

电镜下嗜铬细胞可分为**肾上腺素细胞**和**去甲肾上腺素细胞**两种，分别分泌**肾上腺素**和**去甲肾上腺素**。肾上腺素使心率加快，心脏和骨骼肌的血管扩张；去甲肾上腺素使血压增高，心脏、脑和骨骼肌内的血流加速。

四、垂　体

垂体（hypophysis）位于颅骨蝶鞍垂体窝内，为一椭圆形小体，**重约 0.5g**。垂体是人体结构最复杂、功能最重要的内分泌腺，它由腺垂体和神经垂体两部分组成，它们的发生来源和结构不同，腺垂体主要由腺细胞构成，神经垂体主要由神经组织构成。神经垂体分为神经部和漏斗两部分，漏斗与下丘脑相连，漏斗包括正中隆起和漏斗柄。腺垂体分为远侧部、中间部和结节部三部分，远侧部最大，中间部位于远侧部与神经部之间，结节部围在漏斗周围（图 12-5）。远侧部又称前叶，神经部和中间部合称后叶（表 12-1）。

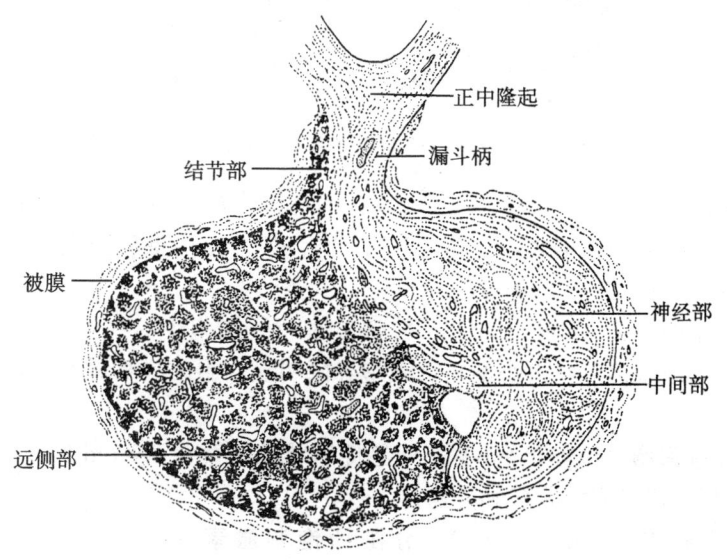

图 12-5　垂体矢状切面图

表 12-1 垂体的组成

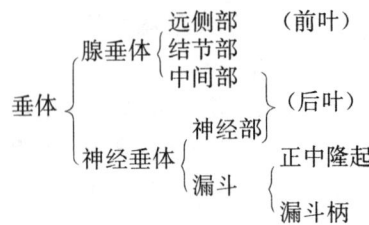

(一) 腺垂体

1. 远侧部　远侧部 (pars distalis) 是垂体的主要部分，约占垂体体积的 75%。腺细胞排列成团索状，少数围成小滤泡，腺细胞间有丰富的血窦和少量结缔组织。在 HE 染色标本上，根据腺细胞的染色性质不同，可分为嗜酸性细胞、嗜碱性细胞和嫌色细胞三种（图 12-6，彩图 27），嗜酸性细胞和嗜碱性细胞具有分泌含氮激素细胞的结构特点。

应用电镜免疫组织化学技术，又可区分出几种不同的腺细胞，并以其分泌的激素来命名。

（1）**嗜酸性细胞**（acidophilic cell）　数量较多，约占远侧部腺细胞总数的 40%，细胞圆形或椭圆形，细胞界限清楚，胞质嗜酸性强（图 12-6）。嗜酸性细胞分为两种。

生长激素细胞（somatotroph）：数量较多，分泌**生长激素**（growth hormone, GH），GH 能促进全身代谢和生长，尤其可刺激骺板软骨生长，使骨骼增长。

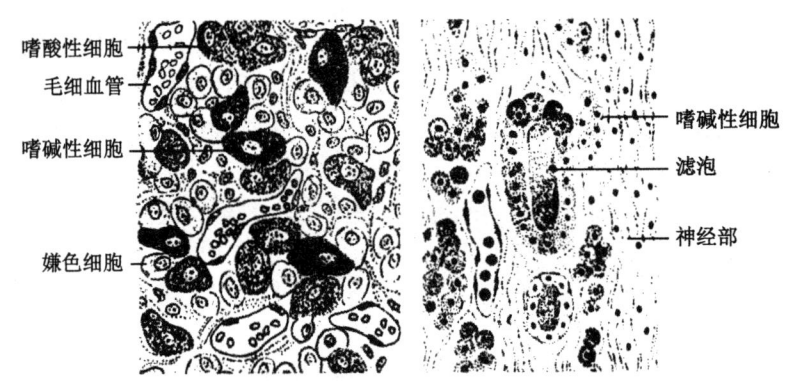

图 12-6　垂体远侧部和中间部光镜结构模式图

催乳激素细胞（prolactin cell）：男、女性的垂体均有此种细胞，但在女性较多，在妊娠和哺乳期，此细胞增多并增大，且功能旺盛。该细胞分泌的**催乳激素**（prolactin）主要促进乳腺发育和乳汁的分泌。

（2）**嗜碱性细胞**（basophilic cell）　数量较嗜酸性细胞少，约占远侧部腺细胞总数的 10%。细胞椭圆形或多边形，大小不一，细胞界限明显，胞质呈嗜碱性（图 12-6）。嗜碱性细胞分为三种：

促甲状腺激素细胞（thyrotroph）：分泌**促甲状腺激素**（thyroid stimulating hormone, TSH），能促进甲状腺激素的合成和分泌。

促性腺激素细胞（gonadotroph）：分泌**卵泡刺激素**（follicle stimulating hormone, FSH）和**黄体生成素**（luteinizing hormone, LH）。卵泡刺激素在女性促进卵泡发育，在男

性则刺激生精小管支持细胞合成雄激素结合蛋白,以促进精子的发生。黄体生成素在女性促进排卵和黄体形成,在男性则刺激睾丸间质细胞分泌雄激素,故又称**间质细胞刺激素**(interstitial cell stimulating hormone,ICSH)。

促肾上腺皮质激素细胞(corticotroph):分泌促肾上腺皮质激素(adrenocorticotrophic hormone,ACTH),主要促进肾上腺皮质束状带分泌糖皮质激素。

(3) **嫌色细胞**(chromophobe cell) 数量多,约占远侧部腺细胞总数的50%。细胞体积较小,紧密排列,胞质少,染色淡,故细胞界限不清(图12-6)。目前认为嫌色细胞可能是嗜色细胞的前驱细胞,或是脱颗粒后的嗜色细胞。

2. 中间部 人垂体的**中间部**(pars intermedia)不发达,仅有一薄层,约占垂体的2%。中间部有一些大小不等的滤泡,它是由较小的立方细胞围成,腔内含有胶质,滤泡周围还有一些嫌色细胞和嗜碱性细胞(图12-6)。中间部的嗜碱性细胞主要是黑素细胞刺激素细胞,**能分泌黑素细胞刺激素**(melanocyte stimulating hormone,MSH),可促进两栖类皮肤黑色素的合成和扩散,使皮肤颜色变深。

3. 结节部 **结节部**(pars tuberalis)是环绕神经垂体漏斗的腺垂体组织,在漏斗的前方较厚,后方较薄或缺如。主要由嫌色细胞构成,有丰富的纵行毛细血管,腺细胞在血管之间呈条索状排列。

4. 垂体门脉系统 腺垂体主要由大脑动脉环发出的垂体上动脉供应。垂体上动脉从结节部上端进入神经垂体漏斗,在该部形成袢状的窦状毛细血管网,称第一级毛细血管网。这些毛细血管网再返回结节部汇集成数条垂体门微静脉,下行入远侧部,再度形成窦状毛细血管网,称第二级毛细血管网,由此构成**垂体门脉系统**(hypophyseal portal system)。远侧部的毛细血管最后汇成小静脉注入垂体周围的静脉窦(图12-7)。

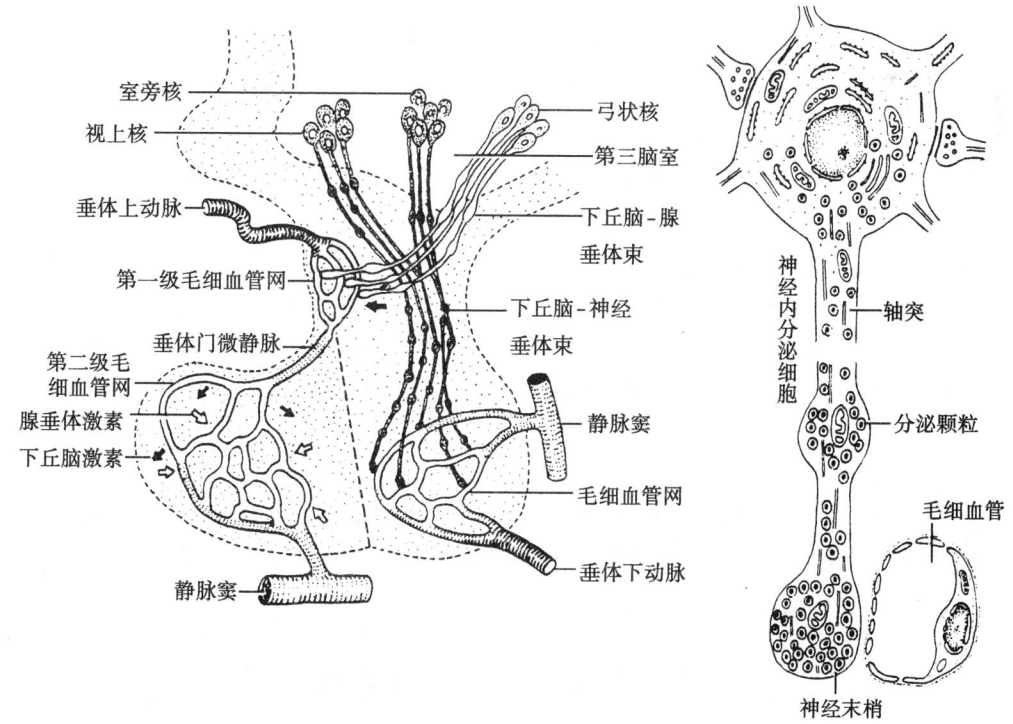

图 12-7 垂体的血管分布及其与下丘脑的关系示意图

5. **下丘脑与腺垂体的关系**　下丘脑弓状核内一些神经元具有内分泌功能，它们产生的激素可以通过这些神经细胞的轴突，以分泌颗粒的形式释放入漏斗正中隆起的第一级毛细血管，随血流经垂体门微静脉到远侧部的第二级毛细血管网，这些激素分别调节远侧部各种腺细胞的分泌活动（图12-7）。这些激素中有促进腺垂体细胞分泌的，称**释放激素**（releasing hormone，RH）；有抑制腺垂体细胞分泌的，称**释放抑制激素**（releasing inhibiting hormone，RIH）。由此可见，下丘脑和腺垂体在结构上虽无直接联系，但下丘脑通过所产生的释放激素和释放抑制激素，经垂体门脉系统调节腺垂体各种腺细胞的分泌活动，它们形成一个功能整体，称为**下丘脑-腺垂体系**。

（二）神经垂体

1. **神经垂体的结构和功能**　神经垂体主要由无髓神经纤维和神经胶质细胞组成，并含有较丰富的窦状毛细血管（图12-8，彩图28）。

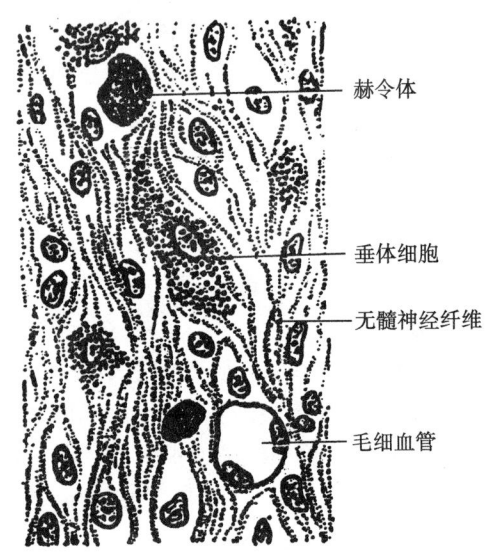

图12-8　垂体神经部光镜结构模式图

神经垂体无髓神经纤维主要起源于下丘脑的视上核和室旁核的神经元。这些神经细胞具有内分泌功能，称为神经内分泌细胞。神经细胞发出的轴突经漏斗柄进入神经部，末梢止于毛细血管附近（图12-7），形成下丘脑-神经垂体束。在视上核和室旁核的神经元胞体内合成的分泌颗粒，沿轴突被运输到神经部，分泌颗粒在轴突沿途和末端常聚集成团，使轴突呈串珠状膨大，光镜下呈现大小不等的嗜酸性团块，称**赫令体**（Herring body）（图12-8，彩图28），因此，神经垂体只是储存和释放下丘脑视上核和室旁核分泌激素的部位。视上核的神经内分泌细胞主要合成**抗利尿激素**（antidiuretic hormone，ADH），它可促进肾远曲小管和集合小管重吸收水，使尿量减少。ADH分泌超过生理剂量时，能使小动脉平滑肌收缩，血压升高，所以又称加压素。室旁核的神经内分泌细胞主要合成**催产素**（oxytocin），可引起妊娠子宫平滑肌收缩，并促进乳腺分泌。

神经垂体中的胶质细胞称**垂体细胞**（pituicyte），是神经垂体的主要细胞成分，分布于神经纤维之间。垂体细胞形状不规则，有多个短的突起，有的突起附于毛细血管壁上（图12-8）。垂体细胞有支持、营养、吞噬和保护等功能，并参与调节神经纤维的活动和激素的释放。

2. **神经垂体与下丘脑的关系**　神经垂体与下丘脑直接相连，下丘脑神经细胞的轴突构成神经垂体的主要成分，两者在结构上是一个整体。下丘脑神经内分泌细胞合成和分泌的抗利尿激素和催产素在神经垂体神经部贮存和释放，所以两者在功能上也是一个整体（图12-7）。

五、弥散神经内分泌系统

除上述几个独立的内分泌腺外，机体其他器官内还存在许多散在的内分泌细胞，这些细胞分泌的多种激素,对机体生理活动的调节起着十分重要的作用。1968 年 Pearse 根据体内有些散在内分泌细胞都能合成和分泌胺,而且是通过摄取胺前体(氨基酸),并进行脱羧作用后产生胺的特点,将这些细胞统称为**摄取胺前体脱羧细胞**(amine precursor uptake and decarboxylation cell),简称 **APUD 细胞**。

随着对 APUD 细胞研究的不断深入,发现此类细胞不仅产生胺,而且还产生肽,有的细胞则只产生肽;同时发现神经系统内的许多神经元也合成和分泌与 APUD 细胞相同的胺或肽。因此人们提出了**弥散神经内分泌系统**(diffuse neuroendocrine system,DNES)的概念,认为它较 APUD 系统更能反映调节机体活动的意义。至今已知 DNES 有 50 多种细胞。弥散神经内分泌系统将机体两大调节系统(神经系统和内分泌系统)统一起来构成一个整体,共同完成调节和控制机体的生理活动。

小 结

1. 内分泌系统是机体的重要调节系统,由内分泌腺和一些散在的内分泌细胞组成。腺细胞的分泌物称为激素。内分泌腺的结构特点是腺细胞排列成索状、网状、团状或围成滤泡状,无导管,毛细血管丰富。

2. 甲状腺腺实质由大量甲状腺滤泡和许多滤泡旁细胞构成。滤泡壁由单层立方的滤泡上皮细胞围成,滤泡腔充满胶质,是滤泡上皮细胞的分泌物,即碘化甲状腺球蛋白。当机体需要时,滤泡上皮重新吸收碘化甲状腺球蛋白,由溶酶体将其分解成甲状腺激素(T_4 和 T_3)进入毛细血管。甲状腺的主要功能是促进新陈代谢,提高神经兴奋性和促进生长发育。

滤泡旁细胞位于甲状腺滤泡之间和滤泡上皮细胞之间。滤泡旁细胞的功能是分泌降钙素,使血钙降低。

3. 甲状旁腺实质内由主细胞和嗜酸性细胞组成。主细胞分泌甲状旁腺素,使血钙升高。

4. 肾上腺实质由外周的皮质和中央的髓质两部分构成。皮质由浅入深分为球状带、束状带和网状带。肾上腺皮质腺细胞具有分泌类固醇激素细胞的结构特点。球状带细胞分泌盐皮质激素,主要调节水盐代谢。束状带细胞分泌糖皮质激素,调节蛋白质、糖和脂肪的代谢,具有抑制免疫反应及抗炎等作用。网状带主要分泌雄激素及少量雌激素。髓质主要由髓质细胞(嗜铬细胞)构成,能分泌肾上腺素和去甲肾上腺素。

5. 脑垂体由腺垂体和神经垂体两部分组成。腺垂体分为远侧部、中间部、结节部。远侧部有三种腺细胞：嗜酸性细胞、嗜碱性细胞和嫌色细胞。嗜酸性细胞分泌生长激素和催乳激素。嗜碱性细胞分泌促甲状腺激素、促肾上腺皮质激素、卵泡刺激素和黄体生成素。

神经垂体主要由大量无髓神经纤维和垂体细胞（神经胶质细胞）组成。无髓神经纤维主要是下丘脑的视上核和室旁核神经元的轴突。视上核的神经元主要分泌抗利尿激素（加压素），室旁核的神经元主要分泌催产素，神经元的分泌颗粒经轴突运送到神经部，在轴突沿途和终末，分泌颗粒常聚集成团，在光镜下呈现大小不等的嗜酸性团块，称赫令体。当机体需要时，分泌颗粒内的抗利尿激素和催产素释放入血。因此，神经垂体并无合成激素的能力，只有贮存和释放抗利尿激素和催产素的功能。所以下丘脑与神经垂体在结构上和功能上是一个整体。

联系病理和临床

1. 甲状腺疾病 甲状腺功能亢进症简称甲亢，是内分泌系统的常见病，发病率约为0.5%，多见于中青年妇女。甲亢是由于某些病因导致甲状腺素分泌过多，引起神经、循环、消化系统等兴奋性增高，代谢功能亢进。最常见的症状有神经质、易激动、多语多动、食欲亢进而体重下降、心悸气短、怕热多汗和疲乏无力等。甲状腺呈对称性、弥漫性增大，甲状腺滤泡上皮细胞增生肥大，可形成乳头状凸入滤泡腔内，滤泡腔内胶质减少或消失。由于某些原因引起甲状腺素分泌减少，称为甲状腺功能减退症，简称甲减。若胎儿或婴幼儿开始发生，称呆小病。因为大脑和骨骼的发育受阻，导致患儿身材矮小，智力低下。甲状腺呈弥漫性肿大，可因碘缺乏引起，称为地方性甲状腺肿或单纯性甲状腺肿。机体缺碘时不能合成足够的甲状腺素，反馈性地引起垂体促甲状腺激素分泌增加，刺激甲状腺滤泡上皮细胞增生和滤泡增生。临床表现主要是甲状腺肿大，既无甲亢又无甲减症状。地方性甲状腺肿多见于离海远、地势高的地区，如我国西南、西北和华北等地区。食用加碘盐，可以预防该病发生。

2. 肾上腺疾病 由于各种原因引起肾上腺皮质功能亢进，分泌过多的糖皮质激素，称库欣综合征或皮质醇增多症。中青年女性多见。病人呈向心性肥胖，即面部和躯干部脂肪沉积增加，而四肢正常或消瘦。出现满月脸、水牛背、悬垂腹、锁骨上窝脂肪垫等特殊体态。

3. 巨人症和肢端肥大症 是由于生长激素持久过度分泌所引起的内分泌代谢疾病。引起生长激素分泌过多的原因主要是垂体生长细胞瘤或垂体生长细胞过度增生。发生在青春期前或青春期，长骨骨骺尚未闭合，身高迅速增长，显著超过同龄的其他儿童，导致巨人症。据报道，近代男性巨人症的身高依次为前苏联的马凯洛夫（3.0m）、土耳其的凯亚努亚（2.83 m）、美国的维罗（2.6 m）；女性最高者为荷兰的迪克（2.38 m）。1981年湘雅医学院收治湖南沅江一病例，身高为2.47 m，应是世界女性巨人症最高者，该患者病理诊断为垂体嗜酸性细胞瘤。若发生在青春期后，长骨骨骺已闭合，则表现为肢端肥大症。以 20～29 岁者多见，起病缓慢，主要特征是骨增厚，患者颅骨增大变长，额骨增大肥大，眉弓外突，下颌突出。同时软组织增生，头面部皮肤明显变厚变粗，嘴唇肥厚，与骨骼改变共同形成肢端肥大症的特殊面容。此外，手指和脚趾增粗，其末端呈簇状。

4. **垂体性侏儒症**　又称垂体矮小症，是由于儿童期前垂体分泌生长激素缺乏或不足或生长激素生物效应不足所致，多见于男性，是儿科内分泌疾病中比较常见的疾病，据北京协和医院调查，其发生率为 11.36/10 万（1/8644）。患儿 1 岁左右出现生长缓慢，2～3 岁时与同龄幼儿的身高有明显差异。每年长高不足 4～5cm，至成年时低于 130 cm，但身体匀称协调，皮肤较细嫩，皮下脂肪丰满，面部圆形，智力正常。

（黄元生）

第十三章 消化系统

消化系统由消化管及消化腺组成,主要功能是消化食物、吸收营养和排泄食物残渣。

消 化 管

消化管由口腔、咽、食管、胃、小肠和大肠等一系列的管道所组成。这些器官的结构具有某些共同的分层规律,又具有各自的结构特点。

一、消化管壁的一般结构

消化管壁(除口腔和咽外)由内向外分为粘膜、粘膜下层、肌层和外膜 4 层(图 13-1)。

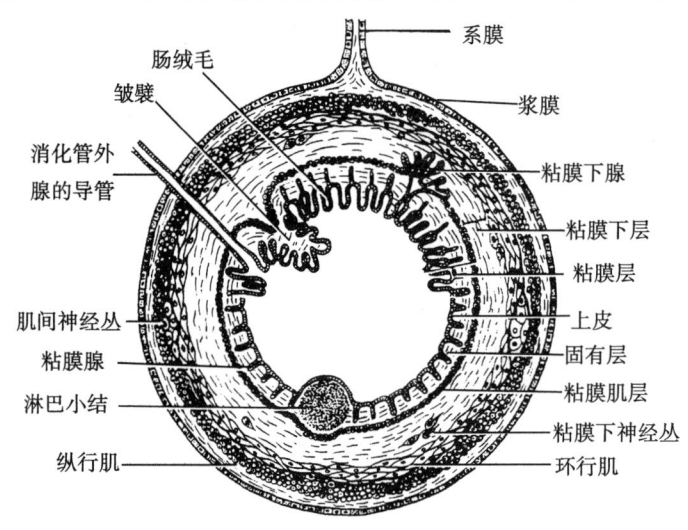

图 13-1 消化管壁一般结构模式图

(一)粘膜

粘膜(mucosa)由上皮、固有层和粘膜肌层组成,是消化管各段结构差异最大、功能最重要的部位。

1. **上皮** 上皮类型依部位而异。胃和肠为单层柱状上皮,以消化和吸收功能为主。消化管的两端(口腔、咽、食管和肛管下段)为复层扁平上皮,以保护功能为主。上皮与管壁的腺体相连。

2. **固有层** 固有层(lamina propria)由疏松结缔组织构成,有丰富的毛细血管和毛细淋巴管。胃和肠还有较多的腺体和淋巴组织。

3. **粘膜肌层** 粘膜肌层(muscularis mucosae)为薄层平滑肌,肌纤维收缩有助于腺体分泌物排出和营养物质吸收。

(二) 粘膜下层

粘膜下层 (submucosa) 由疏松结缔组织构成，内含较多的小血管与淋巴管，还有粘膜下神经丛（主要由多极神经元构成）。在食管和十二指肠，粘膜下层内分别有食管腺及十二指肠腺。在食管、胃和肠等器官，粘膜和粘膜下层共同向管腔突入形成**皱襞**（plica）。

(三) 肌层

除食管上段和肛门处的肌层为骨骼肌外，其余均为平滑肌。肌层一般分为内环行、外纵行两层。在两层之间有肌间神经丛，调节肌层的运动。

(四) 外膜

外膜为纤维膜或浆膜。**纤维膜**（fibrosa）由结缔组织构成，与邻近器官相连。**浆膜**（serosa）由薄层结缔组织和间皮构成，间皮表面光滑，有利于胃肠活动。

二、口 腔

口腔粘膜由复层扁平上皮及固有层组成。除唇和硬腭有不完全的角质层外，其他均覆以未角化的复层扁平上皮。固有层结缔组织突向上皮形成乳头，内含丰富的毛细血管网，故粘膜显红色。乳头及上皮内有许多感觉神经末梢。固有层内有小唾液腺。

(一) 舌

舌由舌粘膜和舌肌构成。粘膜由复层扁平上皮和固有层组成。舌肌由纵行、横行及垂直走行的骨骼肌纤维束交织构成。舌背部粘膜形成许多隆起称**舌乳头**（lingual papilla），主要有三种：

1. 丝状乳头 最多，圆锥形，尖端稍向咽部倾斜，其浅层上皮细胞角化脱落后，与唾液、食物残渣共同形成舌苔（图13-2）。

2. 菌状乳头 较少，蘑菇状，上皮不角化，顶部上皮内有时可见味蕾。固有层有丰富的毛细血管，故呈红色（图13-2）。

3. 轮廓乳头 位于界沟前方，有8~12个，呈"V"字形排列。乳头大而顶部平坦，周围粘膜凹陷成环沟（图13-2）。沟两侧上皮内有丰富的味蕾，沟底有浆液性

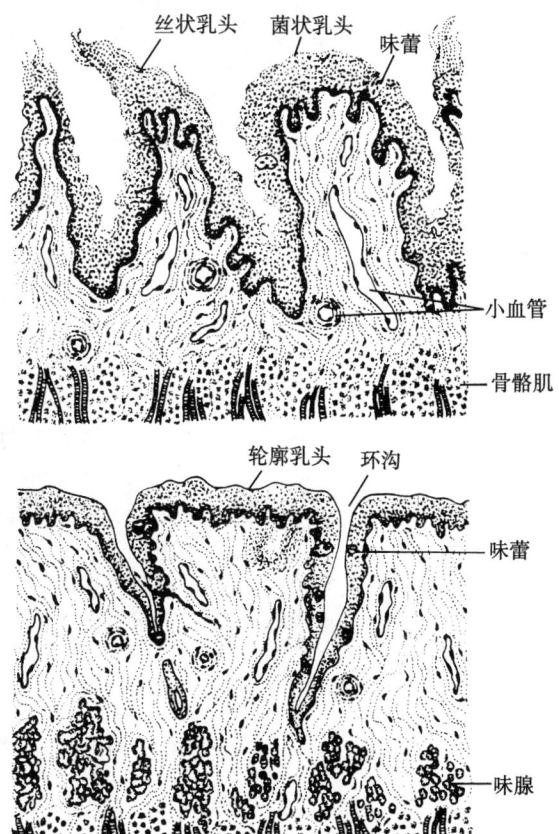

图 13-2 舌乳头光镜结构模式图

腺的开口。

味蕾（taste bud）为卵圆形小体，主要位于菌状乳头和轮廓乳头的复层扁平上皮内。在HE染色切片上，味蕾由三种细胞构成，即长梭形染色深的暗细胞和染色浅的明细胞，以及位于深部呈锥形的基细胞（图13-3）。明细胞和暗细胞都是味觉细胞，基细胞属未分化细胞。味蕾是味觉感受器，舌尖主要感受甜和咸味，舌背主要感受苦味，舌两侧主要感受酸味，其他味觉都由这四种基本味觉相互组合而产生。

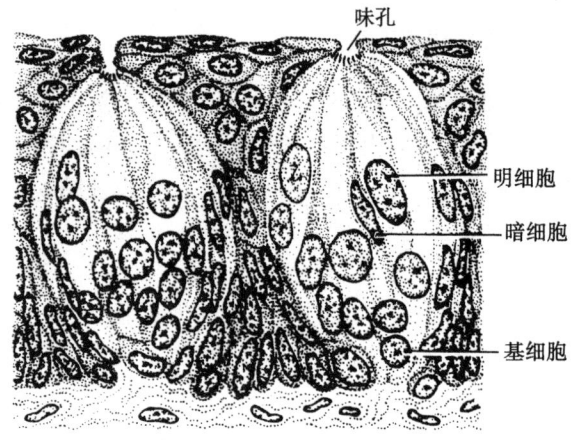

图13-3 味蕾光镜结构模式图

(二) 牙

牙分三部分，露在外面的为牙冠，埋在牙槽骨内的为牙根，两者交界处为牙颈。牙由釉质、牙本质、牙骨质和牙髓构成。牙根周围的牙周膜、牙槽骨骨膜及牙龈则统称牙周组织（图13-4）。

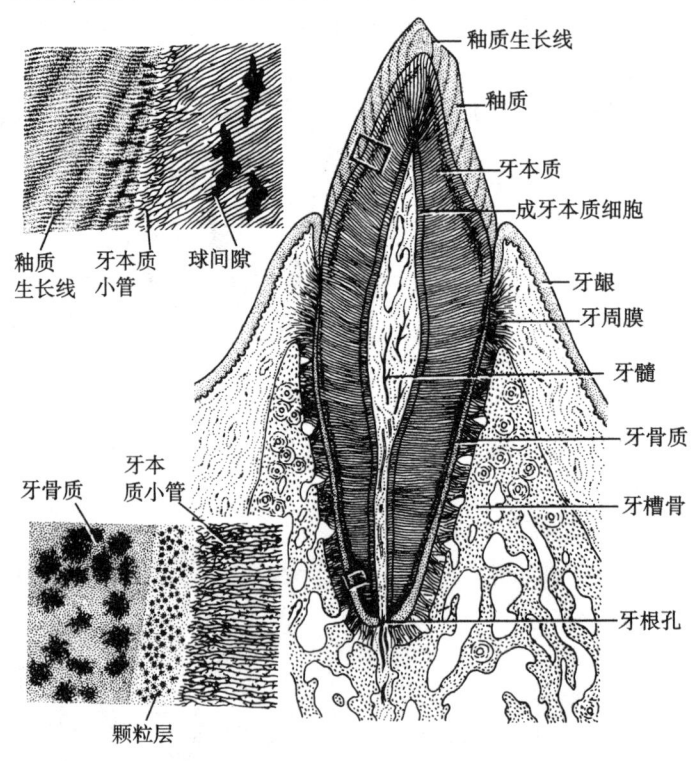

图13-4 牙结构模式图

1. **釉质** 釉质（enamel）包在牙冠的表面，由釉柱和极少量间质构成，釉柱主要成分为羟基磷灰石结晶，是人体最坚硬的结构。

2. **牙本质** 牙本质（dentin）为牙的主体，包绕牙髓腔，主要由牙本质小管及间质构成。牙本质小管从牙髓表面向周围呈放射状排列。牙本质小管之间为间质,由胶原原纤维及钙化的基质组成,牙本质对冷、热、酸、痛、触觉都很敏感。

3. 牙骨质　**牙骨质**包在牙根部的牙本质外面,组成及结构与骨组织相似。

4. 牙髓　**牙髓**位于牙中轴的牙髓腔内,由富含血管、淋巴管及神经纤维的疏松结缔组织构成,经牙根孔与牙周组织相连。牙髓对牙本质和釉质具有营养作用。

5. 牙周膜　**牙周膜**是牙根及牙槽骨之间的致密结缔组织,使牙根和牙槽骨牢固连接。

6. 牙龈　**牙龈**是由复层扁平上皮及固有层组成的口腔粘膜,包绕在牙颈周围。

三、食　管

食管腔面有数条纵行皱襞,食物通过时皱襞消失,管腔扩大(图 13-5,彩图 29)。

1. 粘膜　**粘膜**表面为未角化的复层扁平上皮,较厚,在食管与贲门交界处,复层扁平上皮骤然变成单层柱状上皮。食管两端的固有层内有少量粘液腺。粘膜肌层由纵行的平滑肌束组成。

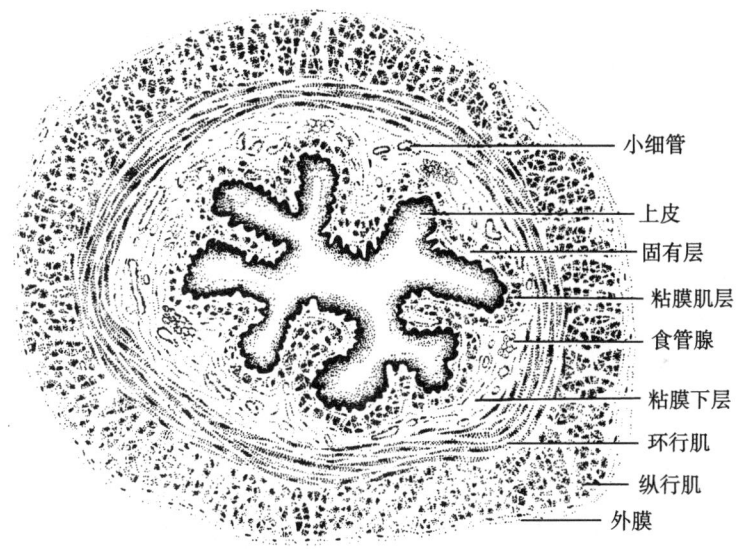

图 13-5　食管(横切)光镜结构模式图

2. 粘膜下层　**粘膜下层**为疏松结缔组织,含粘液性食管腺,其导管通过粘膜开口于食管腔。

3. 肌层　**肌层**分内环行、外纵行两层。食管上 1/3 段为骨骼肌,下 1/3 段为平滑肌,中段为两者兼有。

4. 外膜　**外膜**为纤维膜。

四、胃

胃是消化管中最膨大的部分,胃具有容纳食物,初步消化食物,吸收少量水、无机盐和醇的功能。

(一) 粘膜

胃粘膜表面有许多沟纹,将粘膜分成许多胃小区。粘膜表面的上皮下陷形成**胃小凹** (gastric pit),每个胃小凹的底部与3～5条胃腺通连(图13-6,彩图30)。

1. 上皮 为单层柱状,主要由表面粘液细胞组成。细胞顶部胞质内充满粘原颗粒,由于制片时颗粒被溶解,HE染色着色浅淡。表面粘液细胞持续不断地分泌不可溶性粘液,覆盖在胃粘膜表面,形成一层0.25～0.5mm厚的粘液层,其内还含粘液细胞分泌的大量HCO_3^-。粘液和HCO_3^-共同构成**粘液-碳酸氢盐屏障**。不可溶性粘液层将上皮与胃蛋白酶隔离,HCO_3^-可中和H^+,因此可防止胃酸及胃蛋白酶对胃粘膜的侵蚀,对胃粘膜有重要保护作用。

2. 固有层 内含大量密集排列的胃腺,在胃底部和胃体部的为**胃底腺** (fundic gland),数量最多,功能最重要。在贲门部和幽门部有粘液腺分别称贲门腺和幽门腺。

胃底腺为分支管状腺,由壁细胞、主细胞、颈粘液细胞、内分泌细胞和未分化细胞组成(图13-7)。

(1) **壁细胞**(parietal cell) 又称**泌酸细胞**,体积大,多呈锥体形,核圆而深染,位于中央,可有双核,胞质嗜酸性强。电镜下胞质内有迂曲分支的**细胞内分泌小管**,管壁和细胞游离面细胞膜相连续,管腔内有许多微绒毛。在细胞内分泌小管周围有**微管泡系统**,由许多膜性的小管和小泡构成。微管泡系统的膜与细胞内分泌小管的膜可以融合和相互转换。此外,壁细胞还有极丰富的线粒体(图13-8),是壁细胞嗜酸性的原因。壁细胞的功能是形成和分泌盐酸。盐酸可激活胃蛋白酶原,使之变为胃蛋白酶,盐酸还有杀菌作用。壁细胞尚能分泌内因

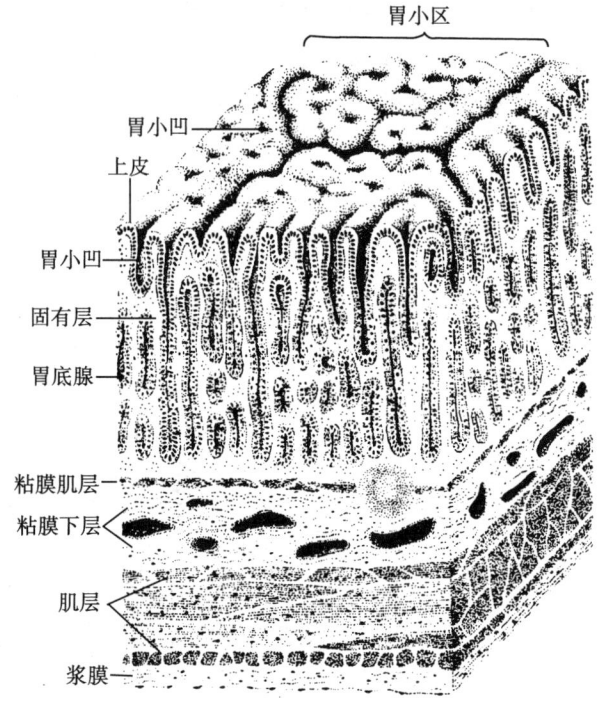

图13-6 胃底部结构模式图

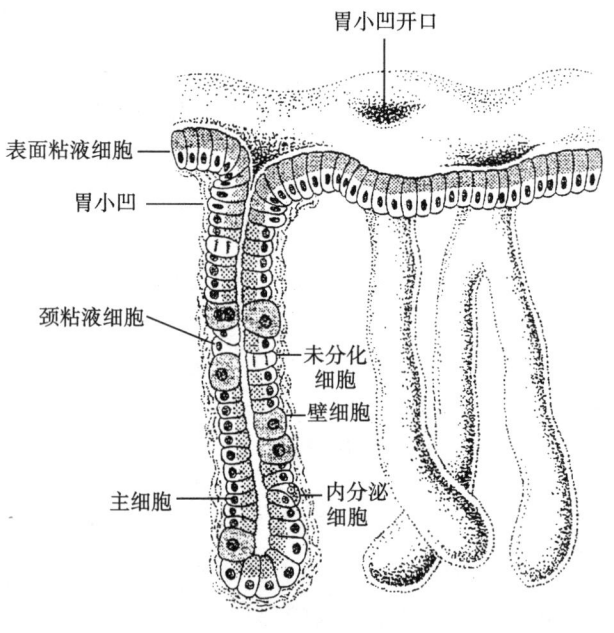

图13-7 胃底腺模式图

子,可促进维生素 B_{12} 的吸收,供红细胞生成所用。

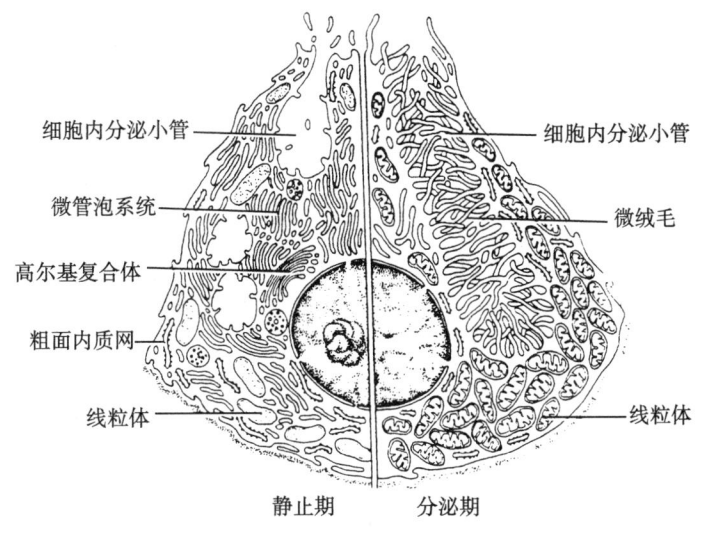

图 13-8 壁细胞超微结构模式图

(2) **主细胞**(chief cell) 又称**胃酶细胞**(zymogenic cell),数量最多,细胞为柱状,核圆,位于细胞基部。胞质基部呈强嗜碱性,顶部充满酶原颗粒,由于制片过程使颗粒溶解,而呈泡沫状。电镜下,核周围有大量粗面内质网和发达的高尔基复合体(图13-9)。主细胞的功能是分泌胃蛋白酶原(pepsinogen),经盐酸激活成为胃蛋白酶,可初步分解蛋白质。

(3) **颈粘液细胞**(mucous neck cell) 数量少,细胞呈楔形,核扁平,位于细胞基部,细胞顶部充满粘原颗粒,细胞能分泌可溶性粘液。

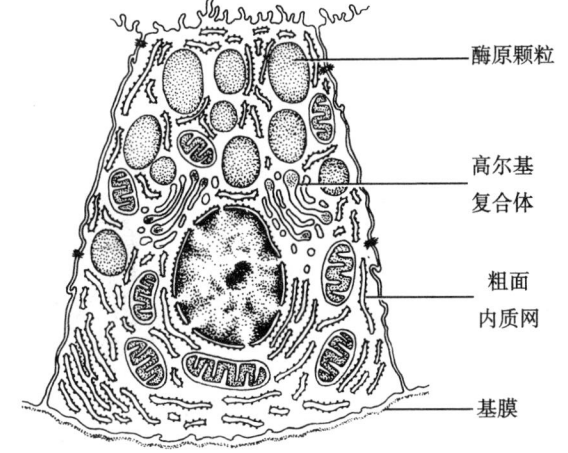

图 13-9 主细胞超微结构模式图

(4) **内分泌细胞** 后述。
(5) **未分化细胞** 是干细胞,能增殖分化为表面粘液细胞与胃底腺的其他细胞。
3. **粘膜肌层** 由内环行、外纵行两层平滑肌组成。

(二) 其他各层的结构

粘膜下层为结缔组织,内含血管和淋巴管。肌层较厚,一般由内斜行、中环行及外纵行三层平滑肌构成。外膜为浆膜。

五、小 肠

小肠是消化和吸收的主要部位,分为十二指肠、空肠和回肠。

(一) 粘膜

小肠的粘膜和粘膜下层向肠腔突出形成许多**环形皱襞**，以十二指肠降部及空肠上段最为发达。在粘膜的表面，上皮和固有层向肠腔突出形成许多指状突起，称为**肠绒毛**（intestinal villus）（图13-10，彩图31）。十二指肠和空肠的绒毛较密，回肠绒毛较稀。绒毛的表面为单层柱状上皮，中轴为固有层结缔组织。环形皱襞和肠绒毛使小肠表面积扩大了20～30倍，总面积达 $20m^2$ 左右。

肠绒毛根部的上皮下陷至固有层，形成管状的**小肠腺**（small intestinal gland）（图13-11）。小肠腺与绒毛的上皮是连续的，故小肠腺直接开口于肠腔。

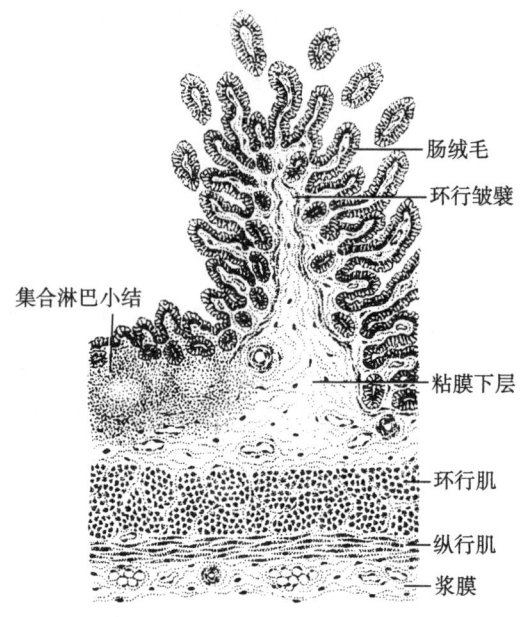

图13-10 回肠光镜结构模式图

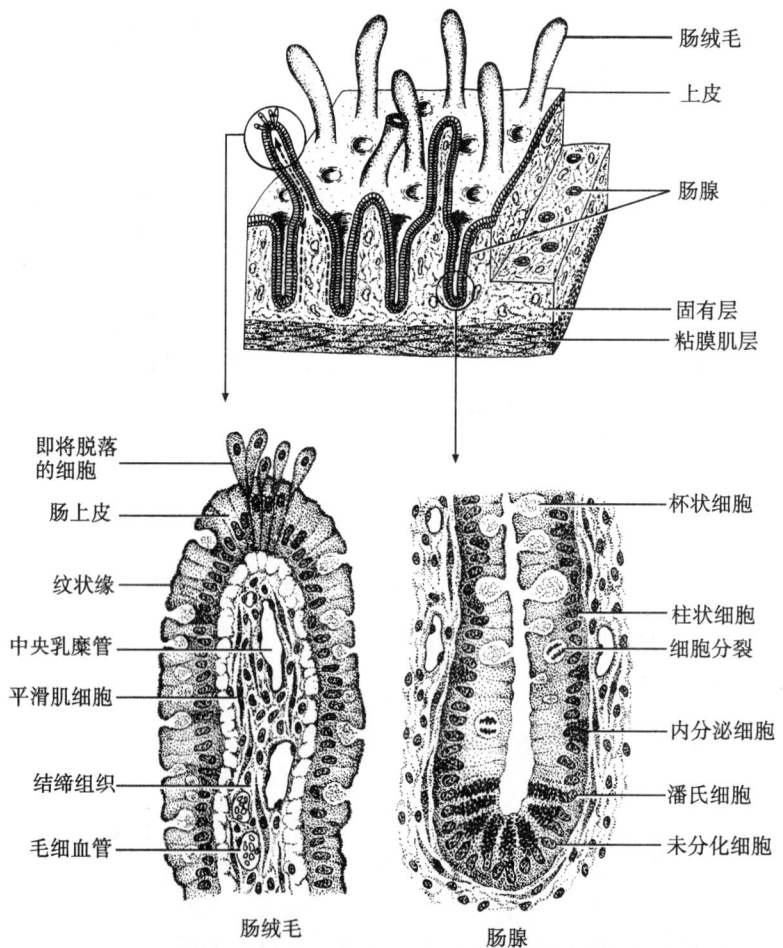

图13-11 小肠绒毛和小肠腺光镜结构模式图

1. 上皮　为单层柱状，被覆在绒毛表面的上皮是由吸收细胞、杯状细胞和少量内分泌细胞构成，而小肠腺上皮除上述细胞外，还有潘氏细胞和未分化细胞。

(1) **吸收细胞**（absorptive cell）　数量最多，呈高柱状，核椭圆形，位于细胞基部。绒毛表面的吸收细胞游离面，在光镜下可见明显的**纹状缘**，电镜下是由排列密集而规则的微绒毛构成。微绒毛使吸收细胞游离面的表面积扩大约30倍。小肠腺中的吸收细胞的微绒毛较少而短，故纹状缘较薄。微绒毛表面还有一层细胞衣，其内含消化酶，是小肠消化吸收的重要部位。

(2) **杯状细胞**（goblet cell）　散在于吸收细胞之间，分泌粘液，有保护和润滑作用。从十二指肠至回肠末端，杯状细胞逐渐增多。

(3) **潘氏细胞**（Paneth cell）　是小肠腺的特征性细胞，常三五成群，位于腺底部，细胞呈锥体形，胞质顶端含有粗大的嗜酸性颗粒，其内含有防御素和溶菌酶，释放后能杀灭肠道微生物。

(4) **未分化细胞**　位于小肠腺下半部，是干细胞，能增殖分化为绒毛表面的上皮细胞和小肠腺的其他细胞。

(5) **内分泌细胞**　后述。

2. 固有层　分布于绒毛中轴和肠腺之间，由细密的结缔组织构成，其中细胞较多。

绒毛中轴的固有层内有1~2条纵行的毛细淋巴管，称**中央乳糜管**（central lacteal），其管腔较大，内皮细胞间隙宽，无基膜，通透性大。脂肪分解后形成的乳糜微粒，经吸收细胞主要进入中央乳糜管后输出。中央乳糜管周围有丰富的有孔毛细血管网，肠上皮吸收的氨基酸、单糖等主要经此进入血液。绒毛内还有少量散在的平滑肌纤维，与中央乳糜管走向平行，肌纤维的舒缩可使绒毛伸缩，有利于吸收和淋巴、血液的运行。

固有层内除有小肠腺外，还可见淋巴组织，十二指肠和空肠多为单个的**孤立淋巴小结**，回肠多为若干淋巴小结聚集形成的**集合淋巴小结**（图13-10）。

3. 粘膜肌层　由内环行与外纵行两层平滑肌组成。

(二) 其他各层的结构

粘膜下层由结缔组织构成，十二指肠的粘膜下层内有十二指肠腺，为粘液性腺，分泌碱性粘液，可保护十二指肠粘膜免受酸性胃液的侵蚀。肌层由内环行与外纵行两层平滑肌组成。外膜除十二指肠后壁为纤维膜外，其余小肠表面均覆以浆膜。

六、结　肠

结肠的主要功能是吸收水分和无机盐，并形成粪便。结肠的主要结构特点是（图13-12，彩图32）：

(1) 结肠粘膜有半月形皱襞，无绒毛。

(2) 粘膜上皮中杯状细胞多。

(3) 固有层内有排列稠密的大肠腺，呈单管状，含大量杯状细胞。

(4) 结肠的外纵行肌局部增厚形成三条结肠带，内环行肌节段性局部增厚，形成结肠袋。

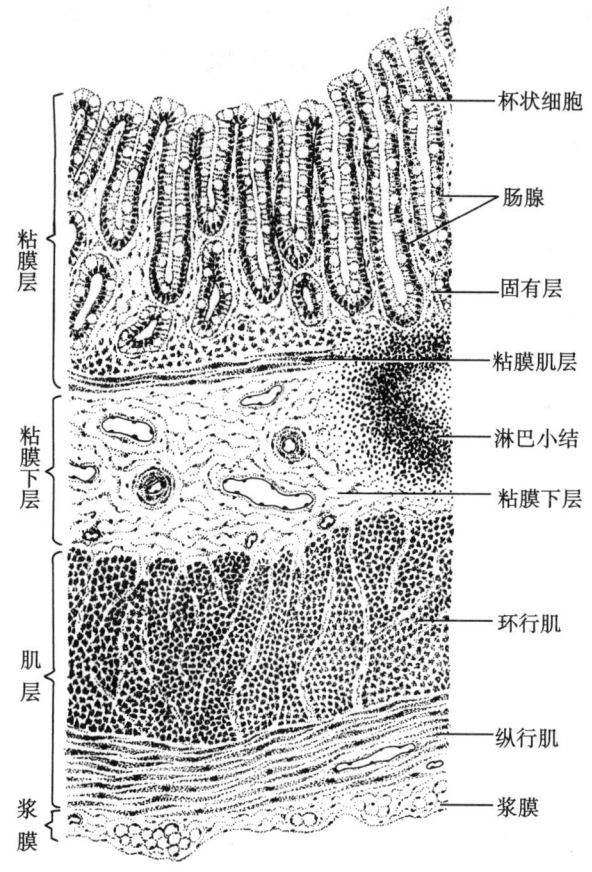

图 13-12　结肠（纵切）光镜结构模式图

七、阑　尾

　　阑尾的结构与结肠相似，但管腔小，肠腺短而少，杯状细胞减少。固有层内淋巴组织极为丰富，并突入粘膜下层，致使粘膜肌层不完整。肌层很薄（图 13-13，彩图 33）。阑尾具有免疫功能。

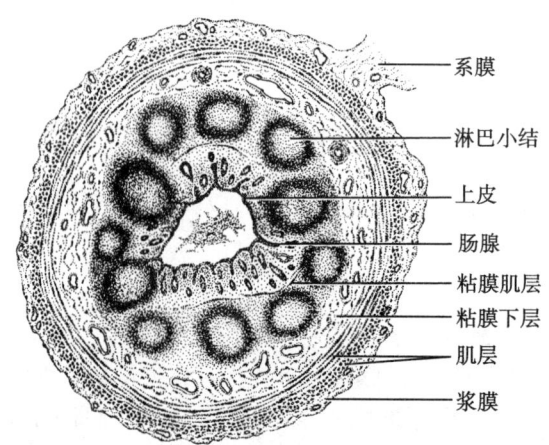

图 13-13　阑尾（横切）光镜结构模式图

八、消化管的淋巴组织

消化管粘膜淋巴组织丰富,成人消化管淋巴组织约占粘膜组织的1/4,其总量超过人体其他处淋巴组织的总和,尤以咽、回肠和阑尾发达。消化管与体外环境直接相通,各种病原微生物不可避免地随饮食进入,消化管淋巴组织能接受病原微生物的抗原刺激,主要通过产生和向消化管腔分泌免疫球蛋白进行免疫应答。

在回肠粘膜含有集合淋巴小结处,局部粘膜向表面呈圆顶状隆起,无绒毛和小肠腺,该处上皮内有散在的**微皱褶细胞**,简称 **M 细胞**,因细胞游离面有微皱褶而得名。细胞基底面向细胞顶部深陷,其内嵌有淋巴细胞。M 细胞可选择性地摄入肠腔内抗原,并传递给下方的 B 淋巴细胞,再转变为浆细胞,分泌免疫球蛋白 A(IgA)。IgA 与吸收细胞膜中的分泌片结合,形成**分泌性免疫球蛋白**(sIgA),并排入肠腔(图 13-14)。sIgA 可特异性地与抗原结合,从而抑制或杀灭肠道内细菌,中和病毒,保护肠粘膜。

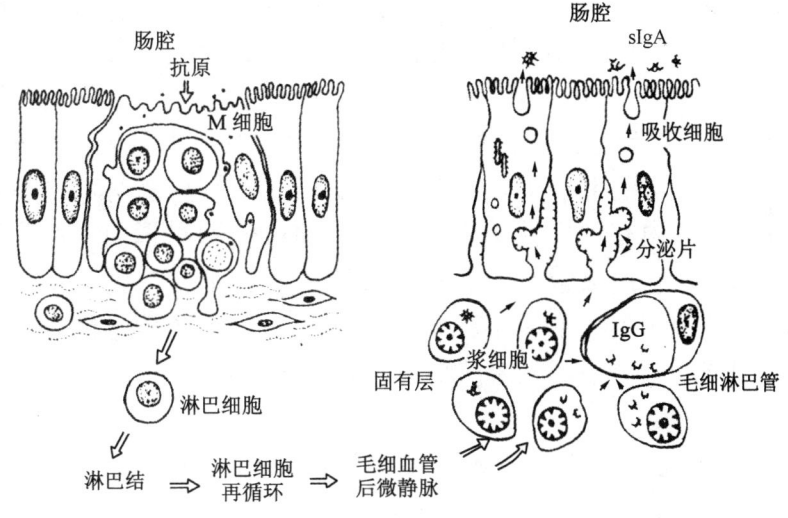

图 13-14 消化管粘膜免疫功能示意图

九、胃肠的内分泌细胞

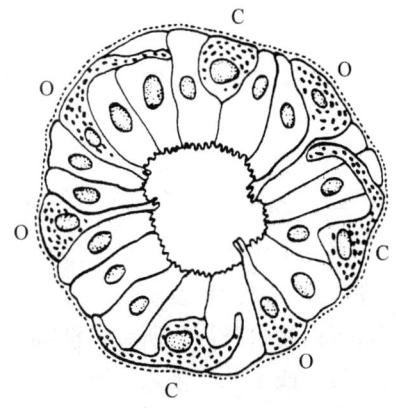

胃肠上皮及腺体中散布着 40 多种内分泌细胞,数量很多,细胞总量约 3×10^9 个,超过所有内分泌腺腺细胞的总和。这些细胞分泌的激素统称胃肠激素,主要调节胃肠道自身的消化吸收功能,也参与调节其他器官的生理活动。

胃肠内分泌细胞大多单个处于上皮细胞之间,细胞的形态特点是基底部胞质中含有大量分泌颗粒,故又称基底颗粒细胞(图 13-15)。在 HE 染色切片上,胃肠内分泌细胞很难辨认,用铬盐或银盐浸染,

图 13-15 消化管内分泌细胞模式图
示开放型(O)与封闭型(C)内分泌细胞

因具有嗜铬性、嗜银性或亲银性而被显示。

小 结

1. 消化管壁由内向外分为粘膜、粘膜下层、肌层和外膜。消化管各段结构差异最大、功能最重要的是粘膜,它由上皮、固有层和粘膜肌层组成。食管、胃、肠有皱襞,皱襞是粘膜和粘膜下层共同向管腔突入形成。

2. 胃的结构特点及壁细胞、主细胞的功能 ①胃粘膜有许多胃小凹,上皮为单层柱状,主要由表面粘液细胞组成,不含杯状细胞;固有层含有丰富的胃底腺,由壁细胞、主细胞、颈粘液细胞、内分泌细胞及未分化细胞构成。壁细胞的功能是合成和分泌盐酸以及分泌内因子,主细胞的功能是分泌胃蛋白酶原。表面粘液细胞的功能是分泌粘液和 HCO_3^-,粘液和 HCO_3^- 共同构成粘液-碳酸氢盐屏障,可防止胃酸和胃蛋白酶对胃粘膜的侵蚀而自我消化。②胃的肌层厚,由内斜行、中环行及外纵行三层平滑肌构成。

3. 小肠的结构特点 ①粘膜有许多肠绒毛,绒毛由粘膜上皮和固有层向肠腔突出而形成。绒毛上皮为单柱状,主要由吸收细胞和杯状细胞组成。绒毛中轴为固有层,内有中央乳糜管、有孔毛细血管和平滑肌纤维。②粘膜固有层内有小肠腺,它由吸收细胞、杯状细胞、潘氏细胞、内分泌细胞和未分化细胞组成,其中潘氏细胞为小肠腺特征性细胞。小肠管壁的环行皱襞、肠绒毛和吸收细胞的微绒毛,三者使小肠表面积扩大约600倍,有利于小肠的吸收。

4. 消化管粘膜淋巴组织丰富,尤以咽、回肠、阑尾发达,主要通过产生和向消化管腔分泌 sIgA 进行免疫应答。

联系病理和临床

1. **溃疡病** 多见于青壮年,溃疡主要发生在胃和十二指肠,故又称胃溃疡和十二指肠溃疡。多见于胃窦和十二指肠球部,通常只有一个溃疡,胃壁缺损达粘膜下层,甚至可深达肌层和外膜。溃疡病发生的主要原因是幽门螺杆菌感染,破坏胃粘液-碳酸氢盐屏障,被胃酸和胃蛋白酶自身消化所致。溃疡病的临床表现主要是慢性反复发作、有规律的上腹痛,病史长达数年或十几年之久。

2. **急性阑尾炎** 是外科最常见的急腹症,发病主要原因是阑尾腔阻塞和细菌感染。临床表现主要是腹痛,开始位于上腹部或脐周,定位不明确,然后疼痛转移到右下腹固定的位置,变为局限性疼痛。治疗急性阑尾炎原则上应尽早作阑尾切除术。阑尾富含淋巴组织,具有免疫功能。12～20岁淋巴组织形成达高峰，30岁以后则明显减少，因此切除成人的阑尾，对人体的免疫功能没有影响。

（王　兰　郑慧媛）

消　化　腺

消化腺有大、小两种类型，小消化腺位于消化管各段的管壁内，如食管腺、胃腺和肠腺等。大消化腺位于消化管壁之外，是独立的器官，属外分泌腺，分泌物经导管排入消化管内，如唾液腺、胰和肝。消化腺的功能是分泌含各种消化酶的消化液，对食物进行消化。有的消化腺还有内分泌功能或其他重要功能。

一、唾　液　腺

位于口腔周围并开口于口腔的大唾液腺有三对，即腮腺、下颌下腺及舌下腺。

（一）大唾液腺的一般结构

大唾液腺外包由结缔组织构成的被膜，结缔组织伸入腺内，将腺体分隔为许多小叶。腺实质由导管和末端的腺泡组成。

1. 腺泡　腺泡（alveoli）呈泡状或管泡状，由单层立方或锥体形腺细胞围成，为腺的分泌部。腺细胞与基膜之间有**肌上皮细胞**，该细胞收缩有助于分泌物的排出。根据腺细胞结构和分泌物的不同，腺泡可分为浆液性、粘液性及混合性三种（图13-16）。

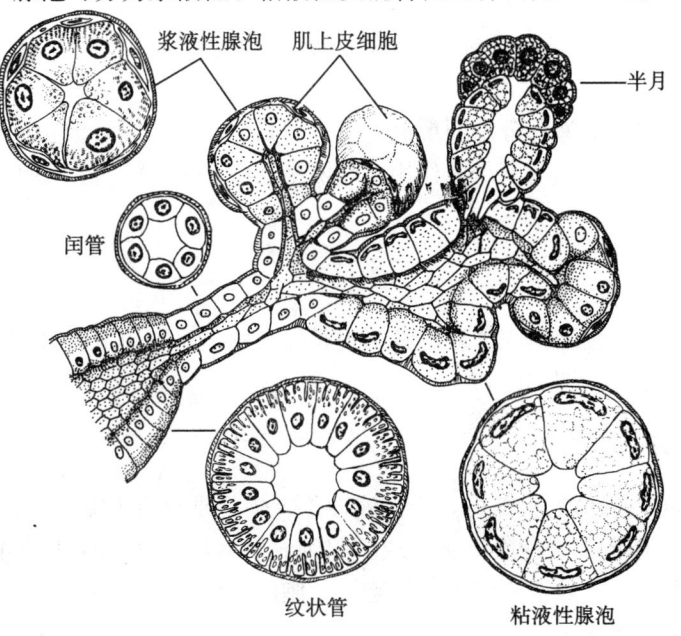

图13-16　**唾液腺结构模式图**

(1) **浆液性腺泡**（serous alveoli） 由浆液性腺细胞组成。核圆形，位于近基部，腺细胞顶部胞质内有较多嗜酸性的分泌颗粒（酶原颗粒）。HE 染色胞质着色较深，基部胞质嗜碱性较强，电镜下此处胞浆内有大量粗面内质网及核糖体。浆液性腺泡分泌物较稀薄，称浆液，内含唾液淀粉酶。

(2) **粘液性腺泡**（mucous alveoli） 由粘液性腺细胞组成。细胞核扁圆形，位于细胞基部，细胞顶部有粗大的分泌颗粒（粘原颗粒）。HE 染色胞质着色较浅，分泌颗粒不易显示。粘液性腺泡的分泌物较粘稠，称粘液。

(3) **混合性腺泡**（mixed alveoli） 由浆液性和粘液性腺泡共同组成。腺泡常以粘液性腺泡为主，少量浆液性腺细胞附于腺泡末端，切片上形似弯月，称**半月**（图 13-16）。

2. 导管 管壁由单层上皮或复层上皮构成，有分支，末端与腺泡相连，是腺体输出分泌物的管道。按其结构和所在部位可分以下几段：

(1) **闰管**（intercalated duct） 是导管的起始段，与腺泡相连。管径细，管壁为单层扁平或立方上皮。

(2) **纹状管**（striated duct） 又称**分泌管**，与闰管相连，管壁由单层高柱状上皮组成，核位于细胞上部，基底部可见纵纹，电镜下为上皮细胞的质膜内褶及其间排列的纵行线粒体，有利于细胞与组织液之间进行水及电解质的转运。

(3) 小叶间导管及总导管 小叶间导管由纹状管汇集形成，走行于小叶间结缔组织内，管壁由单层柱状上皮移行至假复层柱状上皮构成。小叶间导管汇合为一条或几条总导管，在口腔开口处变为复层扁平上皮。

(二) 三种大唾液腺的结构特点及唾液的作用

1. 腮腺 为纯浆液性腺，闰管较长，纹状管较短。分泌物主要为唾液淀粉酶。

2. 下颌下腺 为混合性腺，浆液性腺泡多，粘液性和混合性腺泡少。闰管短，纹状管长（彩图 34）。分泌物含粘液及唾液淀粉酶。

3. 舌下腺 为混合性腺，以粘液性和混合性腺泡为主。无闰管，纹状管短。分泌物主要为粘液。

唾液主要由三对大唾液腺分泌而形成，有润滑口腔作用，唾液淀粉酶能分解食物中的淀粉为麦芽糖，唾液中的溶菌酶有杀菌作用，唾液中还含有 sIgA，能行使免疫功能。

二、胰 腺

胰腺表面覆以薄层结缔组织被膜，结缔组织深入腺内将实质分为许多小叶。腺实质由外分泌部和内分泌部组成（图 13-17）。

(一) 外分泌部

胰腺外分泌部占腺体的大部分，为浆液性腺，是重要的消化腺。

1. 腺泡 由锥体形浆液性腺细胞构成，腺细胞与基膜之间无肌上皮细胞，腺泡腔内有一些扁平或立方形细胞，称**泡心细胞**，细胞小，胞质染色浅，核圆形。泡心细胞是闰管起始部的管壁上皮细胞（图 13-18，彩图 35）。

胰腺腺泡分泌多种消化酶，如胰蛋白酶原、胰糜蛋白酶原、胰淀粉酶、胰脂肪酶等，分

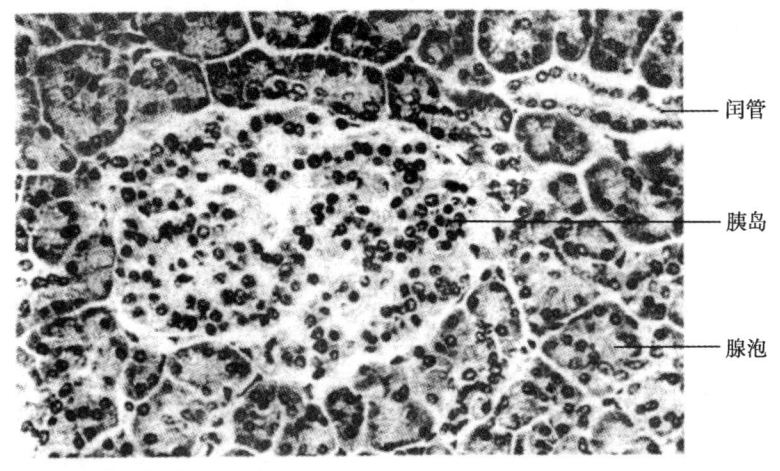

图 13-17　胰腺光镜像（复旦大学医学院组胚教研室　图）

别消化食物中的各种营养成分。腺细胞还分泌一种胰蛋白酶抑制因子，可阻止胰蛋白酶原在胰腺内激活。

2. 导管　闰管较长，管径细，由单层扁平或立方上皮构成，起端位于腺泡腔内（图 13-17）。胰腺无纹状管，闰管汇合形成较短的小叶内导管。小叶间结缔组织内汇合成小叶间导管，管壁由单层立方逐渐移行为单层柱状上皮。许多小叶间导管汇合成一条主导管，由单层高柱状上皮构成，上皮内有杯状细胞。胰腺导管上皮细胞分泌水和电解质，与腺泡分泌的消化酶共同组成胰液。

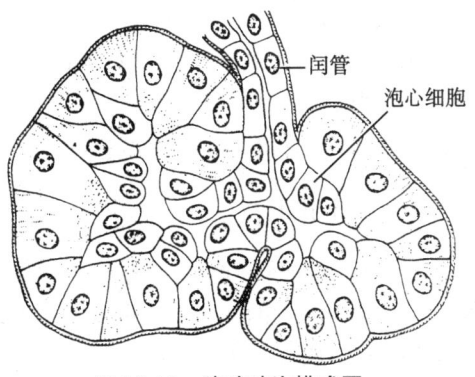

图 13-18　胰腺腺泡模式图

(二) 内分泌部

胰腺内分泌部即**胰岛**（pancreatic islet），是由内分泌细胞组成的球形细胞团，大小不等，分布于胰腺腺泡之间，HE 染色胰岛细胞着色浅，容易辨认。成人约有 100 万个胰岛，以胰尾部居多。胰岛细胞排列成团索状，细胞间有丰富的有孔毛细血管（图 13-2）。人胰岛主要有 A、B、D、PP 4 种细胞，HE 染色不易区别，用 Mallory 等特殊染色法可显示 A、B、D 3 种细胞。

1. A 细胞　**A 细胞**约占胰岛细胞总数的 20%，细胞体积较大，多分布在胰岛的周边。电镜下，细胞内有许多粗大的分泌颗粒。A 细胞分泌**高血糖素**，能促进肝细胞、肌纤维等细胞内的糖原分解为葡萄糖，并抑制糖原合成，使血糖升高。

2. B 细胞　**B 细胞**约占胰岛细胞总数的 75%，细胞较小，多分布于胰岛中央。电镜下，细胞内分泌颗粒大小不等。B 细胞分泌**胰岛素**（insulin），促进葡萄糖进入细胞内，促进葡萄糖合成糖原或转化为脂肪，使血糖降低。A、B 两种细胞分泌的激素协同作用，使血糖浓度保持稳定。

3. D 细胞　**D 细胞**约占胰岛细胞总数的 5%，散在于 A、B 细胞之间，并与 A、B 细胞紧贴，细胞间有缝隙连接。电镜下胞质内含较大分泌颗粒。D 细胞分泌**生长抑素**，以旁分泌方式作用于邻近的 A、B 细胞，抑制它们的分泌活动。

4. PP 细胞　PP 细胞数量很少，分泌胰多肽，具有抑制胃肠运动、胰液分泌以及胆囊收缩的作用。

三、肝

肝是人体最大的腺体，是维持生命不可缺少的器官，具有多种重要生理功能。肝分泌胆汁参与脂类物质的消化和吸收；参与糖、脂类、激素、药物等的代谢；能合成多种蛋白质、脂类等；能清除从胃肠进入的微生物等有害物质。肝的结构较一般消化腺更复杂。

肝表面被覆有致密结缔组织——被膜，大部分被膜外面还有浆膜覆盖。肝门处的结缔组织随门静脉、肝动脉和肝管的分支深入肝内，将肝实质分成许多肝小叶（图 13-20，彩图 36）。

（一）肝小叶

肝小叶（hepatic lobule）是肝的基本结构单位，为多角棱柱体，长约 2mm，宽约 1mm（图 13-19）。成人肝有 50 万～100 万个肝小叶。肝小叶之间结缔组织少，因此，小叶分界不清楚。但猪等某些动物的肝小叶分界非常明显。肝小叶的基本结构是：肝小叶中央

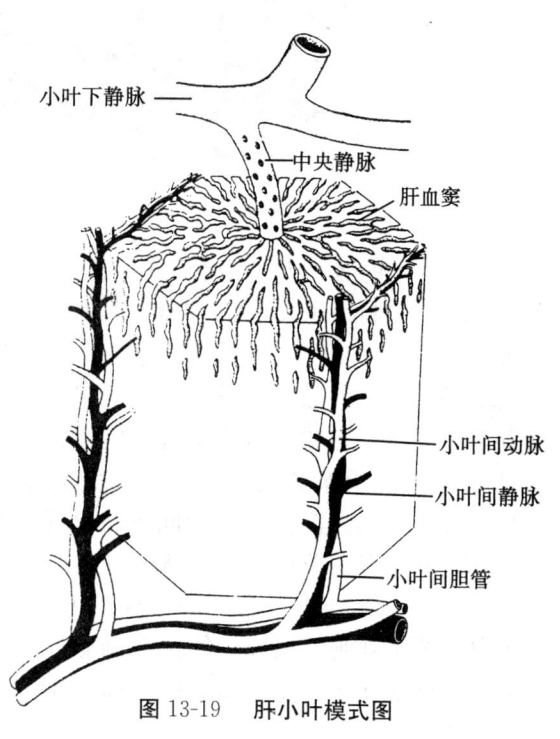

图 13-19　肝小叶模式图

有一条沿其长轴走行的**中央静脉**。单层肝细胞排列成板状结构称**肝板**（hepatic plate），以中央静脉为中心，肝板向周围呈放射状排列，并分支吻合成网。在切片上，肝板的断面呈索状排列，故称**肝索**（hepatic cord）。肝板（索）之间为**肝血窦**，肝血窦经肝板上的孔相互连通。肝血窦周围有一狭窄的间隙称**窦周间隙**。相邻肝细胞间的细胞膜局部凹陷，形成**胆小管**，在肝板内互相连接成网（图 13-19、13-20，彩图 35）。

1. **中央静脉**　**中央静脉**位于肝小叶中央，是许多肝血窦在肝小叶中轴汇成的一条静脉，故管壁不完整。管壁由内皮和少许结缔组织构成。

2. **肝细胞**　**肝细胞**（hepatocyte）是肝小叶的主要组成成分，为多面形，体积较大，核圆居中，染色较浅，核仁清楚。部分肝细胞有双核，多倍体核的细胞较多（图 13-21）。胞质呈嗜酸性，当蛋白质合成旺盛时，胞质出现散在的嗜碱性物质，电镜下胞质内各种细胞器丰富而发达（图 13-22），如内质网、线粒体、高尔基复合体、溶酶体和过氧化物酶体等。肝细胞内还有糖原、脂滴、色素等内容物，其含量依机体不同的生理状况而异。

肝细胞有三种不同的功能面，即血窦面、细胞连接面和胆小管面（图 13-22）。这三种不同功能面的胞膜和表面结构也有不同，相邻肝细胞的连接面含有紧密连接、桥粒和缝隙连接；血窦面及胆小管面则有许多微绒毛。

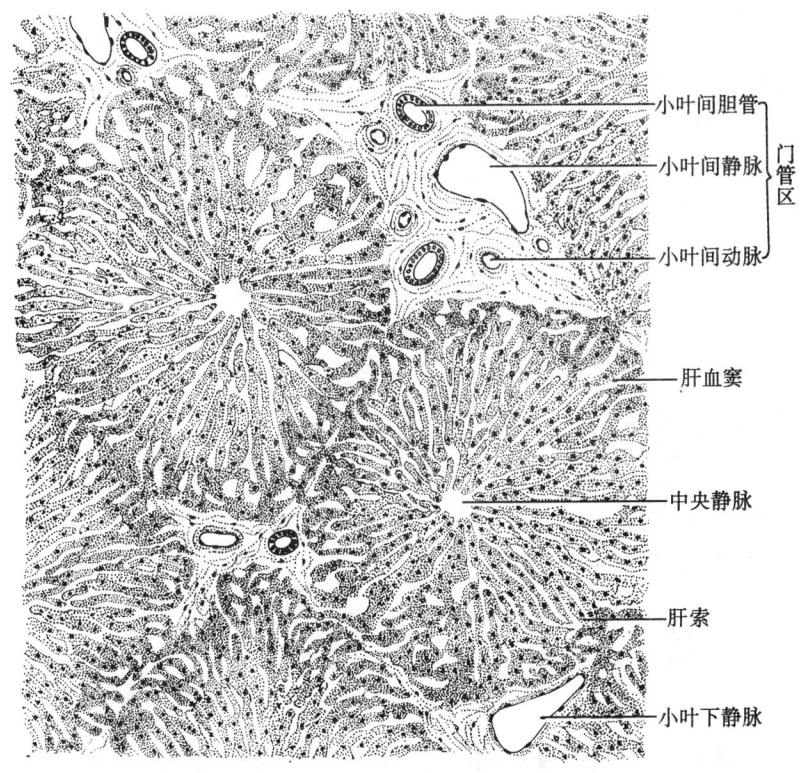

图 13-20　肝小叶和门管区光镜结构模式图

3. 肝血窦　肝血窦（hepatic sinusoid）位于肝板之间，相互吻合成网状管道，血液从肝小叶的周边经肝血窦流向中央，汇入中央静脉。窦壁由内皮细胞组成，窦腔内有散在的巨噬细胞。

（1）内皮细胞　内皮细胞之间不连续，细胞间隙较宽；内皮细胞有许多窗孔，孔上无隔膜；内皮外无基板。因此，肝血窦的通透性较大，血浆中除乳糜微粒外，其他大分子物质均可通过。

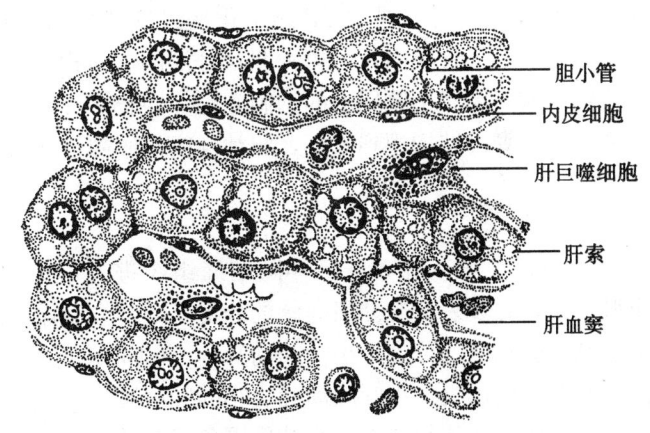

图 13-21　肝索与肝血窦光镜结构模式图

（2）**肝巨噬细胞**　又称**库普弗细胞**（Kupffer cell），是定居在肝血窦的巨噬细胞（图 13-21、13-22），体积较大，形状不规则，以突起附于内皮细胞上，还有突起穿过内皮窗孔和细胞间隙而伸入窦周间隙。肝巨噬细胞有活跃的吞噬能力，可吞噬和清除血液中的细菌等异物和衰老的红细胞，还可监视、抑制和杀伤体内的肿瘤细胞。

4. 窦周间隙　血窦内皮细胞与肝细胞之间有一宽约 0.4μm 的间隙称**窦周间隙**或 Disse 间隙（图 13-22）。窦周间隙内充满血浆，肝细胞有许多微绒毛浸泡在血浆中，是肝细胞与血浆进行物质交换的场所。窦周间隙内有散在的**贮脂细胞**（图 13-22），胞质内含有许多脂滴，HE 染色不易辨认。贮脂细胞有贮存维生素 A 和产生网状纤维的功能。

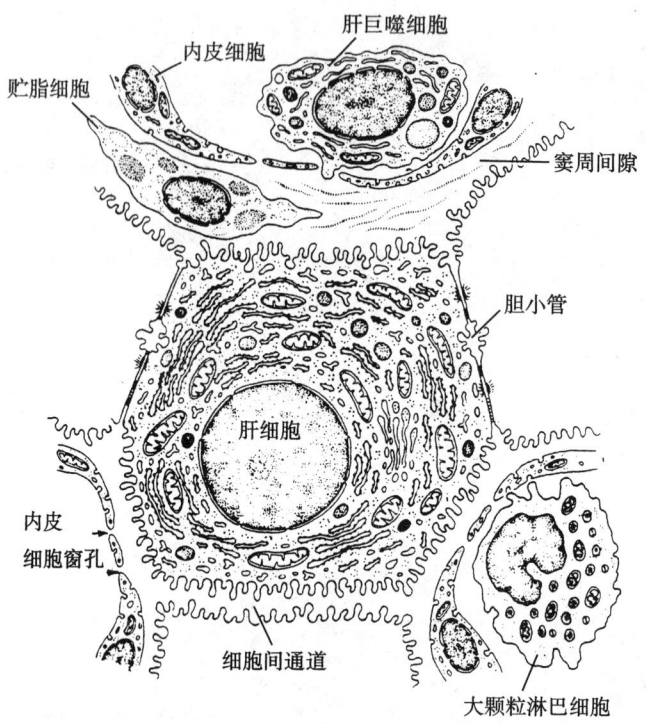

图 13-22　肝细胞及其与肝血窦、窦周间隙和胆小管关系模式图

5. 胆小管　胆小管（bile canaliculus）是相邻肝细胞之间的细胞膜凹陷形成的微细管道（图 13-22），用银染法或 ATP 酶组化法可清楚显示。电镜下，形成胆小管的肝细胞表面有少数微绒毛突入管腔内，可扩大胆汁分泌的表面积。胆小管附近相邻的肝细胞膜有紧密连接和桥粒严密封闭胆小管周围的细胞间隙，防止胆汁外溢。当肝细胞发生变性、坏死，或胆道阻塞，胆小管的结构遭到破坏，胆汁经窦周间隙进入血液，出现黄疸。

（二）门管区

门静脉、肝动脉和肝管伴随结缔组织进出肝实质，并反复分支。门静脉的分支是小叶间静脉，肝动脉的分支是小叶间动脉，小叶间胆管是肝管的属支。小叶间动脉、小叶间静脉和小叶间胆管相伴行走在肝小叶周围角缘处的结缔组织内，称门管区（portal area）。在肝切片中，门管区呈三角形，位于几个相邻肝小叶之间，结缔组织较多，其内有小叶间动脉、小叶间静脉和小叶间胆管的断面。小叶间动脉和小叶间静脉的结构与一般小动、静脉相同，小叶间胆管、终末门微静脉由单层立方或矮柱状上皮构成（图 13-23）。每个肝小叶周围有 3~5 个门管区。

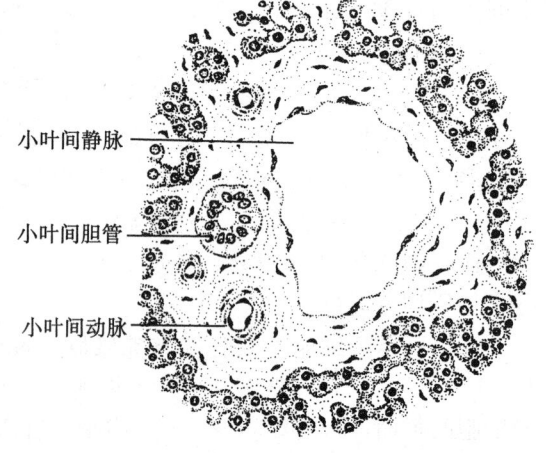

图 13-23　门管区光镜结构模式图

（三）肝内血液循环

肝结构主要特点之一是有两套血管供血，并有很多血窦，故肝内血液丰富，这与肝执行复杂功能有密切关系。

1. 门静脉　是肝的功能血管，将从胃肠吸收的物质送入肝内。门静脉在肝内反复分支，在门管区形成小叶间静脉、终末门微静脉，再通入肝血窦。当血液流经肝血窦时，与肝细胞充分接触，进行物质交换后，血液流入中央静脉，许多中央静脉再汇合成小叶下静脉（单独行走于两个肝小叶之间），最后汇集成2～3支肝静脉出肝。

2. 肝动脉　是肝的营养血管，含氧丰富。肝动脉在肝内分支与门静脉的分支伴行，依次分为小叶间动脉和终末肝微动脉，最后也通入肝血窦。因此肝血窦内含有门静脉和肝动脉的混合血液，肝血窦的血液从肝小叶周边流向中央静脉。肝内血液循环途径如下：

门静脉 → 小叶间静脉 → 终末门微静脉 ↘
　　　　　　　　　　　　　　　　　　　肝血窦 → 中央静脉 → 小叶下静脉 → 肝静脉
肝动脉 → 小叶间动脉 → 终末肝微动脉 ↗

（四）肝内胆汁排出途径

肝细胞分泌的胆汁进入胆小管，胆小管内胆汁从肝小叶中央流向周边，汇入小叶边缘处短小的赫令管，再汇入门管区内的小叶间胆管，然后向肝门方向汇集成左、右肝管，出肝。

小　结

1. 胰腺实质由外分泌部和内分泌部组成。外分泌部为浆液性腺，腺泡由浆液性腺细胞组成，腺细胞与基膜之间无肌上皮细胞。腺泡中央有泡心细胞，它是闰管起始部管壁的上皮细胞。导管部的闰管长，无纹状管。内分泌部又称胰岛，散在于外分泌部之间，主要由A、B、D、PP 4种细胞构成，A细胞分泌高血糖素，B细胞分泌胰岛素，D细胞分泌生长抑素。

2. 肝主要由肝小叶和门管区构成。肝小叶是肝的基本结构单位，肝小叶的基本结构是：①肝小叶中央有一条沿其长轴走行的中央静脉；②单层肝细胞排列成肝板，以中央静脉为中心，肝板呈放射状排列，并分支互连成网；③肝板之间为肝血窦，内有肝巨噬细胞；④肝细胞与肝血窦内皮细胞之间有窦周间隙，内含贮脂细胞；⑤相邻肝细胞之间的细胞膜内陷形成胆小管，在肝板内互相连接成网。肝细胞是肝小叶的主要组成成分，细胞质内各种细胞器均丰富，堪称体内细胞之最。肝细胞有三种不同的面，即肝细胞连接面、血窦面和胆小管面。几个相邻肝小叶之间，结缔组织较多，其内有小叶间动脉、小叶间静脉和小叶间胆管，称门管区。

3. 肝有两套血管供血，并有很多血窦，故肝内血液非常丰富。门静脉是肝的功能血管，肝动脉是肝的营养血管。门静脉的分支是小叶间静脉，终支为终末门微静脉；肝动脉的分支是小叶间动脉，终支为终末肝微动脉。门静脉和肝动脉的分支在肝小叶之间结缔组织内相伴行走。它们的终支均汇入肝血窦，故肝血窦为混合血液。肝血窦的血液从肝小叶周边流向中央静脉。

联系病理和临床

1. **急性胰腺炎** 是常见的急腹症之一，胰腺病变轻者充血、水肿；重者出血和坏死。发病的主要原因是胆道疾病、胰管阻塞和暴饮暴食，尤其是大量饮酒，使胰蛋白酶分泌增加，而胰蛋白酶又激活了弹性蛋白酶、磷脂酶 A，在这些酶的作用下，胰腺组织自身消化。急性胰腺炎的临床表现主要是中、上腹部痛、腹胀、恶心、呕吐等，严重者甚至休克。

2. **糖尿病** 是一种常见的有遗传倾向的内分泌代谢障碍性疾病，我国成人发病率高达 2.55%。糖尿病主要分为两类：1 型糖尿病较少见，胰岛 B 细胞破坏，导致胰岛素缺乏；2 型糖尿病占 90%，胰岛病变较轻，以胰岛素抵抗（即靶组织或靶细胞对胰岛素的敏感性降低或丧失，使胰岛素不能充分发挥作用）为主伴胰岛素分泌不足，或胰岛素分泌不足为主伴胰岛素抵抗。糖尿病的主要临床表现是"三多一少"，即多饮、多食、多尿和体重减轻，2 型糖尿病不十分明显。

3. **肝硬化** 是一种常见的慢性疾病，有多种类型，其中以门静脉性肝硬化多见，其发生与长期酗酒、营养不良和病毒性肝炎等有密切关系。肝的主要病变是肝细胞变性、坏死，肝细胞再生和结缔组织增生，使肝变形、变硬。光镜下可见正常肝小叶结构破坏，由增生的结缔组织将原来的肝小叶分割包绕成大小不等的肝细胞团，即假小叶形成。临床表现主要是门静脉高压引起脾肿大、腹水、腹壁静脉曲张和肝功能减退。

（王 兰 郑慧媛）

第十四章 呼吸系统

呼吸系统由鼻、咽、喉、气管、主支气管和肺等器官组成，从气管到肺内肺泡是一连续而反复分支的管道。鼻有嗅觉功能，喉与发音有关，肺具有气体交换和内分泌的功能。

一、鼻 腔

鼻腔表面覆以粘膜，由上皮及固有层组成，粘膜深部与软骨膜或骨膜相连。鼻粘膜可分为前庭部、呼吸部和嗅部三部分。

1. 前庭部　**前庭部**（vestibular region）粘膜表面为未角化的复层扁平上皮，固有层为致密结缔组织，内有毛囊、汗腺和皮脂腺。此处有鼻毛，可阻挡空气中较大的尘粒等异物的吸入。

2. 呼吸部　**呼吸部**（respiratory region）占鼻粘膜的大部分，因富含血管而呈粉红色。粘膜表面为假复层纤毛柱状上皮，杯状细胞较多。固有层含有许多混合腺、淋巴组织、丰富的毛细血管和静脉丛。静脉丛可温暖和湿润吸入的空气。腺体的分泌物可湿润鼻粘膜。鼻炎时，静脉丛异常充血，粘膜水肿，分泌物增多，鼻道变窄，通气困难。

3. 嗅部　**嗅部**（olfactory region）位于鼻中隔上部两侧和上鼻甲处，面积约 $2cm^2$，呈棕黄色。粘膜上皮为假复层柱状，无杯状细胞，由嗅细胞、支持细胞和基细胞组成（图 14-1）。嗅细胞为双极神经元，树突末端发出数十根不动的纤毛，称为嗅毛，能感受不同化学物质的刺激。支持细胞呈高柱状，

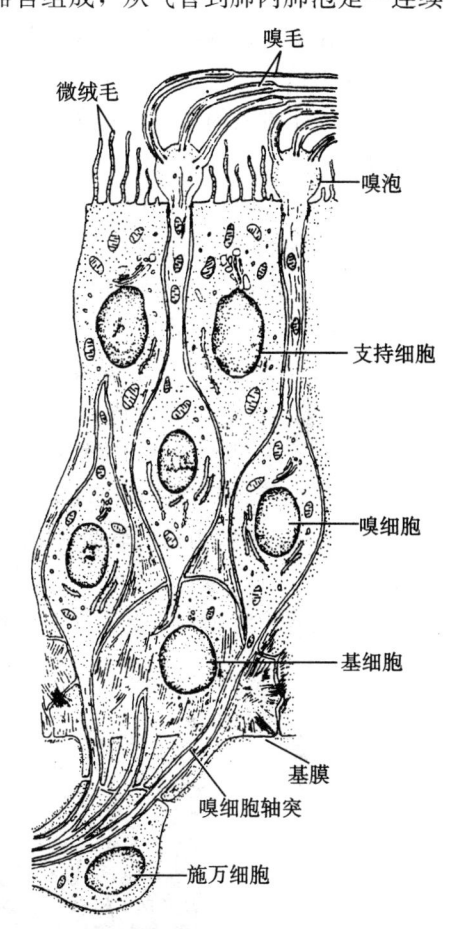

图 14-1　嗅粘膜上皮细胞超微
结构模式图

游离面有许多微绒毛，支持细胞有支持、保护和分隔嗅细胞的作用。基细胞矮小，呈锥形，位于上皮的基底部，能分裂分化为支持细胞和基细胞。固有层为结缔组织，其内有浆液性嗅腺，不断分泌浆液，可溶解上皮表面有气味的物质，刺激嗅毛，引起嗅觉。狗的嗅粘膜面积约 $100\ cm^2$，嗅觉发达。

二、气管与主支气管

气管与主支气管管壁结构基本相同，由内向外均分为粘膜、粘膜下层和外膜三层（图 14-2，彩图 37）。

1. 粘膜　粘膜由上皮及固有层组成。上皮为假复层纤毛柱状上皮，基膜明显。上皮由纤毛细胞、杯状细胞、基底细胞、刷细胞和小颗粒细胞组成（图14-3）。纤毛细胞较多，其纤毛有节律地向咽喉方向摆动。杯状细胞分泌的粘液和腺体的分泌物，分布在纤毛顶端，可将吸入的灰尘和细菌等异物粘着，再经纤毛摆动推向咽部被咳出，净化吸入的空气。基底细胞能分裂增殖、补充损伤的上皮细胞。小颗粒细胞具有内分泌功能。固有层位于上皮深面，由致密结缔组织构成，其内含有血管、淋巴管、淋巴组织及腺体的导管。

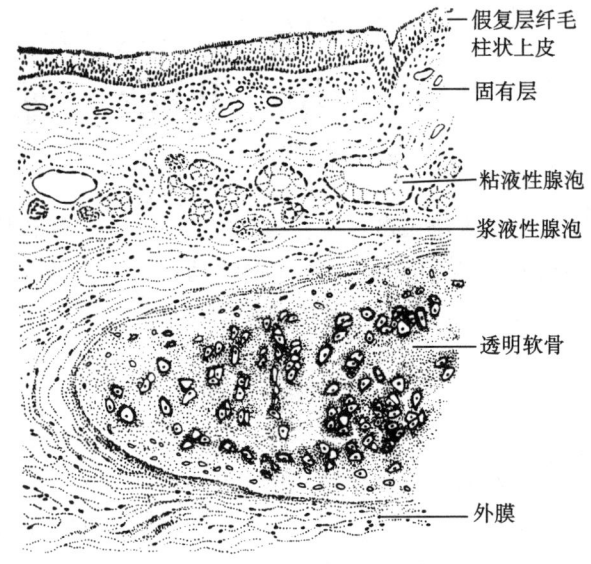

图14-2　气管壁光镜结构模式图

2. 粘膜下层　粘膜下层为疏松结缔组织，与固有层没有明显的界线，内含血管、淋巴管、神经和混合腺，或称气管腺，还有淋巴组织。其中的浆细胞能合成IgA，它与粘膜上皮细胞产生的分泌片结合形成sIgA，释入气管腔，行使免疫功能。

3. 外膜　外膜由透明软骨和结缔组织构成。气管的透明软骨呈"C"字形，构成气管壁的支架，缺口处为气管后壁，由结缔组织和平滑肌填充。咳嗽时平滑肌收缩，气管腔缩小，有利于清除痰液。主支气管的外膜变为不规则的软骨片。

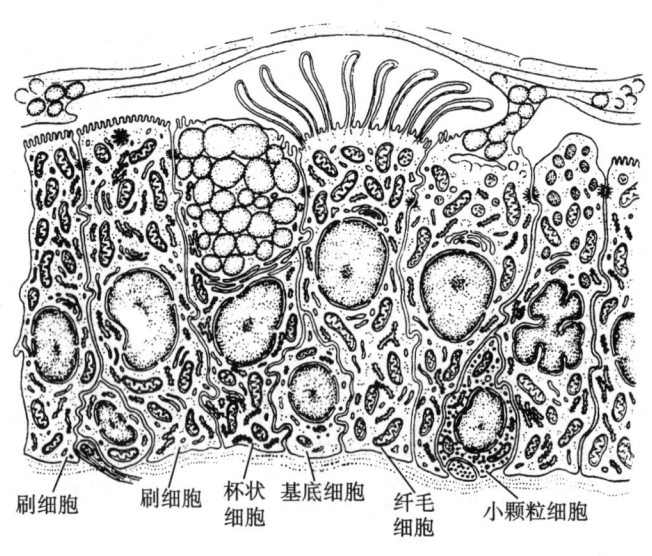

图14-3　气管上皮超微结构模式图

三、肺

肺的表面覆以光滑的浆膜，为胸膜脏层。肺组织分为肺实质和肺间质两部分。肺实质指肺内支气管的各级分支及末端大量的肺泡。肺间质为肺内的结缔组织，含血管、淋巴管和神经等。主支气管从肺门入肺后反复分支，呈树枝状，故称支气管树（bronchial tree）。主支气管的分支进入相应的肺叶内称叶支气管。叶支气管分支进入每个肺段，称段支气管。段支气管的多次分支，统称小支气管。管径为1mm的分支为细支气管。细支气管的末端称终末细支气管。从叶支气管到终末细支气管，是传送气体的通道，为**肺导气部**。终末细支气管的以下分支，具有气体交换的功能，为**肺呼吸部**，包括呼吸性细支气管、肺泡管、肺泡囊、肺泡（图14-5）。

每个细支气管连同它的各级分支和肺泡构成一个**肺小叶**（pulmonary lobule）（图14-4）。它呈锥体形，尖朝向肺门，底向肺表面，周围有结缔组织包绕。肺小叶是肺的结构和功能单位。

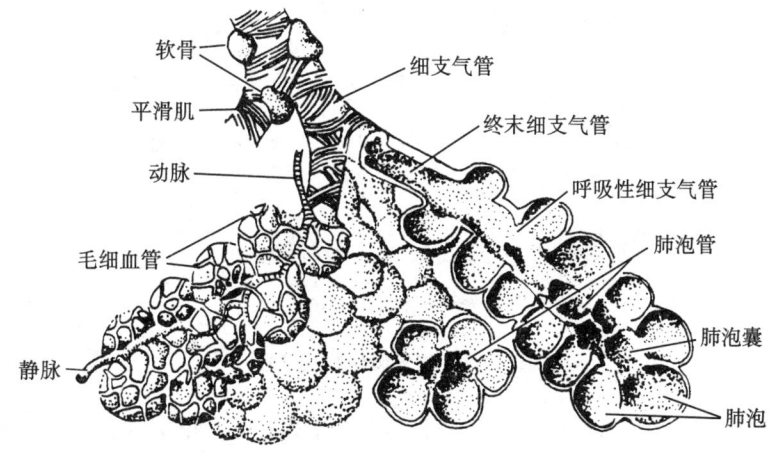

图14-4 肺小叶结构模式图

（一）肺导气部

肺导气部随着管道反复分支而管径变细，管壁变薄，其管壁结构发生移行性变化（图14-5）。

1. 叶支气管至小支气管 叶支气管至小支气管管壁三层结构分界逐渐不明显。上皮仍为假复层纤毛柱状上皮，杯状细胞、腺体和软骨片都逐渐减少，固有层外出现少量环行平滑肌束。

2. 细支气管 细支气管上皮由假复层纤毛柱状上皮逐渐变成单层柱状纤毛上皮，上皮内杯状细胞很少。腺体和软骨片逐渐减少或消失，环行平滑肌纤维逐渐增加。

3. 终末细支气管 终末细支气管上皮为单层柱状上皮，杯状细胞、腺体和软骨片全部消失，平滑肌增多并形成完整的环行平滑肌层，粘膜皱襞明显（图14-5，彩图38）。

细支气管和终末细支气管的环行平滑肌收缩和舒张，有调节肺小叶内肺泡气流量的作用。

（二）肺呼吸部

1. 呼吸性细支气管 呼吸性细支气管（respiratory bronchiole）为终末细支气管的分支，

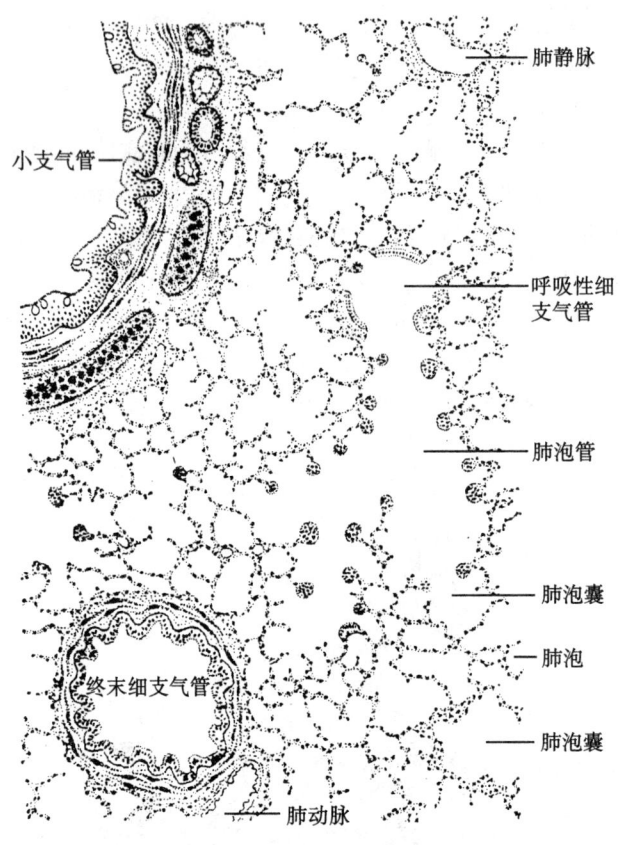

图 14-5 肺光镜结构模式图

由于有少量肺泡开口，所以管壁不完整。管壁薄，管壁上皮为单层立方，其外有少量结缔组织及平滑肌。

2. 肺泡管　肺泡管（alveolar duct）为呼吸性细支气管的分支，由于有许多肺泡开口，故管壁很少，管壁相邻肺泡开口之间，切片上呈结节状膨大。管壁表面为单层立方上皮或扁平上皮，上皮外有薄层结缔组织和少量平滑肌。

3. 肺泡囊　肺泡囊（alveolar sac）与肺泡管相连续，为许多肺泡共同开口而成的囊腔，无明显的管壁。

4. 肺泡　肺泡（pulmonary alveoli）为支气管树的终末部分，是气体交换的场所。肺泡为半球形的小囊，开口于肺泡囊、肺泡管或呼吸性细支气管。成人有 3 亿～4 亿个肺泡，总表面积可达 $80m^2$。肺泡壁很薄，由肺泡上皮和基膜构成，肺泡上皮包括 I 型肺泡细胞和 II 型肺泡细胞（图 14-6）。

I 型肺泡细胞　细胞呈扁平形，含核部分略厚，其余部分很薄，光镜下难辨认。I 型肺泡细胞覆盖肺泡表面积的 95%，是进行气体交换的部位。

II 型肺泡细胞　数量较 I 型肺泡细胞多，位于 I 型肺泡细胞之间。细胞呈立方形，胞核圆形，胞质着色浅，呈泡沫状。电镜下可见胞质内有许多平行排列的板层结构，称**嗜锇板层小体**。小体内的主要成分为磷脂，细胞以胞吐方式将小体内物质释出，形成一层薄膜，均匀地涂布于肺泡上皮表面，该物质称**表面活性物质**（图 14-6），是一种脂蛋白复合物。它具有降低肺泡表面张力、稳定肺泡直径的作用。

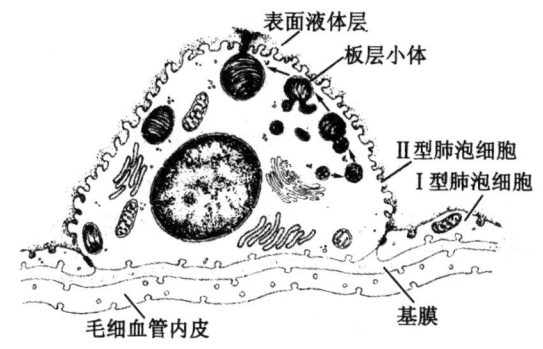

图 14-6　Ⅱ型肺泡细胞超微结构模式图

5. 肺泡隔　相邻两个肺泡之间的结缔组织称**肺泡隔**（alveolar septum），其内含有丰富的毛细血管、大量的弹性纤维及巨噬细胞等（图 14-7）。其中毛细血管有利于血液与肺泡进行气体交换。弹性纤维使肺泡具有良好的回缩力。巨噬细胞也可游走进入肺泡腔内。肺巨噬细胞具有活跃的吞噬功能，能吞噬进入肺泡腔内和肺间质的尘粒和细菌等异物，发挥重要的防御作用。当巨噬细胞吞噬了许多吸入的尘粒后，称为尘细胞。

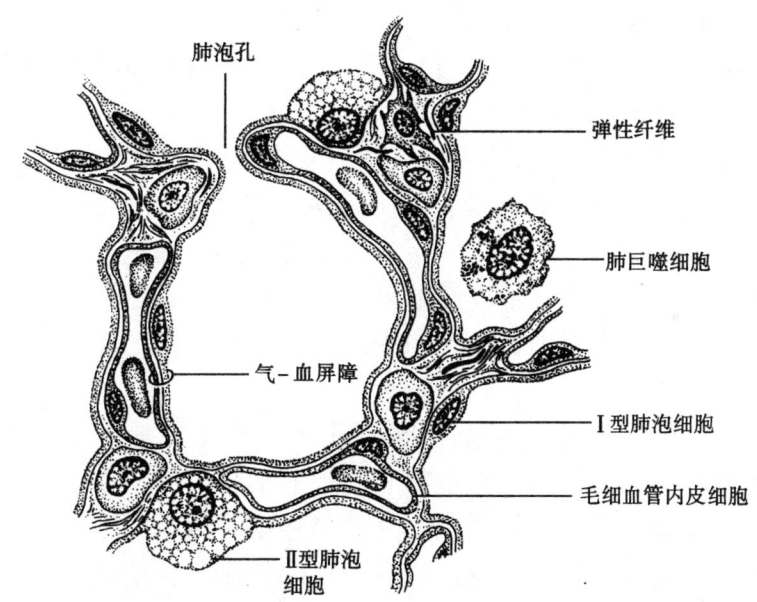

图 14-7　肺泡、肺泡隔和肺泡孔结构模式图

6. 气-血屏障　**气-血屏障**（air-blood barrier）是指肺泡与血液进行气体交换通过的结构，又称呼吸膜。气-血屏障很薄，厚 $0.2\sim0.5\mu m$，有利于气体交换。它由肺泡表面液体层（含表面活性物质）、Ⅰ型肺泡细胞与基膜、薄层结缔组织、毛细血管基膜及内皮共同构成。

7. 肺泡孔　**肺泡孔**（alveolar pore）是相邻肺泡之间气体流通的小孔，通过肺泡孔可均衡肺泡间的气体含量。当某个终末细支气管或呼吸性细支气管阻塞时，肺泡孔起侧支通气作用。但肺部感染时，炎症也可经肺泡孔扩散。

(三) 肺的血管

肺有两套血管：

1. **肺动脉** 肺动脉是肺的功能性血管。肺动脉入肺后不断分支与各级支气管伴行，直至肺泡隔形成毛细血管网，其内的血液与肺泡进行气体交换后汇合成小静脉。

2. **支气管动脉** 支气管动脉是肺的营养性血管。支气管动脉与支气管伴行入肺，在导气部和呼吸性细支气管分支形成毛细血管网，营养管壁组织；与肺组织进行物质交换后汇合成支气管静脉或肺静脉。

小 结

1. 气管管壁结构由粘膜、粘膜下层和外膜三层构成。粘膜上皮为假复层纤毛柱状上皮，粘膜下层含混合腺，外膜由"C"形透明软骨环和结缔组织组成。杯状细胞和气管腺分泌的粘液能吸附吸入空气中的尘粒和细菌等异物，纤毛细胞的纤毛有规律地向咽部快速摆动，将附着在纤毛的粘液及异物排出，起着净化吸入空气的作用。

2. 肺实质分为导气部和呼吸部。导气部包括叶支气管、段支气管、小支气管、细支气管及终末细支气管。随着分支增多，管径变细，管壁变薄。上皮由假复层纤毛柱状上皮变成单层柱状上皮；杯状细胞、腺体、软骨逐渐减少，最终消失；平滑肌纤维逐渐增多，终末细支气管已形成完整的环行平滑肌层。细支气管和终末细支气管的平滑肌收缩和舒张，能调节肺小叶的气流量。呼吸部由呼吸性细支气管、肺泡管、肺泡囊、肺泡组成。肺泡为半球形的小囊，开口于肺泡囊、肺泡管和呼吸性细支气管。肺泡由肺泡上皮和基膜构成，肺泡上皮由Ⅰ型肺泡细胞和Ⅱ型肺泡细胞组成。Ⅰ型肺泡细胞覆盖肺泡大部分的表面，参与气体交换；Ⅱ型肺泡细胞较小，能分泌表面活性物质，具有降低肺泡表面张力，稳定肺泡直径的作用。肺泡是进行气体交换的场所，肺泡与血液进行气体交换通过的结构称气-血屏障，它由肺泡表面液体层、Ⅰ型肺泡细胞与基膜、薄层结缔组织、毛细血管的基膜与内皮组成。气-血屏障很薄，有利于气体交换。相邻肺泡之间的结缔组织称肺泡隔，内含丰富的毛细血管、大量的弹性纤维及巨噬细胞等。每个细支气管连同它的各级分支和肺泡组成肺小叶，它是肺的结构单位。

联系病理和临床

1. **慢性支气管炎**　是男性中年以上的常见疾病，病程缓慢。受损害的主要是纤毛－粘液排送系统，粘膜上皮纤毛倒伏，甚至脱失；杯状细胞和粘液腺泡增生，分泌功能亢进，粘液增多，因此出现咳嗽和咳痰的症状。慢性支气管炎由多方面的原因引起，如吸烟、空气污染和感染等。

2. **肺炎**　根据病变部位不同，可分为大叶性肺炎、小叶性肺炎和间质性肺炎。病变波及整个或多个大叶者称大叶性肺炎，是由细菌引起的急性炎症，患者起病急骤，突发寒战、高热、胸痛和咳铁锈色痰，病程7～10天。小叶性肺炎是由细菌引起的以细支气管为中心的肺组织化脓性炎症，故又称支气管肺炎，肺内出现许多散在的病灶，分布于两肺各叶或仅局限一个肺叶内。患者有发热、咳嗽和咳痰症状。间质性肺炎常由病毒或支原体引起，主要病变发生在肺间质，肺泡隔明显增宽，血管充血、水肿。

3. **急性细支气管炎或称毛细支气管炎**　是2岁以下婴幼儿特有的呼吸道感染性疾病，1岁以内发生率占80%。主要病变发生在细支气管，由于管腔阻塞和管壁平滑肌痉挛，使呼吸阻力增大，患者出现呼吸急促、咳嗽和喘憋。此病主要由病毒感染引起。

4. **呼吸窘迫综合征**　主要见于早产儿，胎龄愈小，发病率愈高，胎龄在28周以下者约占70%。7个月胎儿，Ⅱ型肺泡细胞才发生，并开始分泌表面活性物质，以后缓慢增加，第9个月迅速增加。早产儿肺泡表面活性物质分泌不足或缺乏，使肺泡表面张力增大，吸气时肺泡不能充分扩张，呼气时肺泡又易于萎缩，肺泡通气量减少。呼吸窘迫综合征的主要临床表现是，在出生后2～6小时，新生儿出现呼吸急促、发绀，并逐渐加重。患儿因血氧不足，肺毛细血管通透性增加，血浆蛋白漏出，在肺泡上皮表面形成一层透明样物质，故又称透明膜病。

（唐　平　钱燕春）

第十五章 泌尿系统

泌尿系统（urinary system）由肾、输尿管、膀胱和尿道组成。肾是人体的最主要排泄器官，以形成尿液的方式排除体内的代谢产物，肾还参与调节机体水、电解质和酸碱平衡，维持机体内环境稳定。此外，还能分泌多种生物活性物质，是人体生命的重要器官。输尿管、膀胱和尿道均为排尿器官。

一、肾

（一）肾的一般结构

肾表面包有被膜，由致密结缔组织构成。肾实质分为皮质和髓质。在肾的冠状剖面上（图15-1），外周部色深者为皮质，深层色浅者为髓质。皮质由髓放线（medullary ray）和皮质迷路（cortical labyrinth）组成。髓质由十几个肾锥体组成。肾锥体的尖端突入肾小盏内，称肾乳头，是集合管的开口。肾锥体呈条纹状，由许多直行管道组成。从肾锥体底呈辐射状伸向皮质的条纹称髓放线。髓放线之间的皮质称皮质迷路，呈颗粒状，由肾小体和弯曲管道组成。肾锥体之间有皮质伸入，称为肾柱，由肾小体和弯曲管道组成（表15-1）。以髓放线为中轴，髓放线及其周围的1/2皮质迷路构成一个肾小叶。

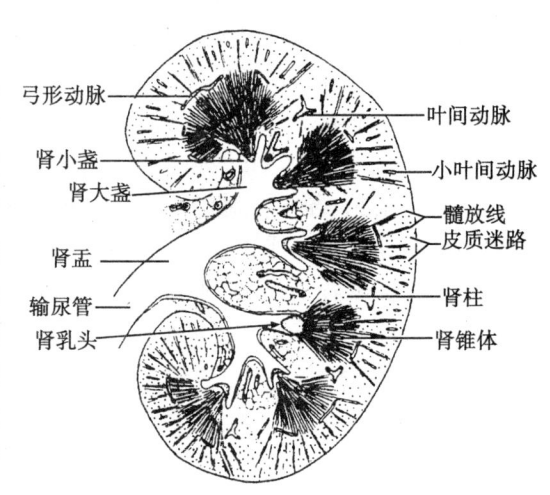

图 15-1 肾冠状剖面模式图

（二）肾实质

肾实质主要由大量**泌尿小管**（uriniferous tubule）组成，其间有少量结缔组织、血管和神经等构成肾间质。泌尿小管由单层上皮构成，包括肾小管和集合管两部分（表15-1，图15-2）。

1. **肾单位**　肾单位（nephron）是肾的结构与功能基本单位，由肾小体和肾小管组成，每个肾有100万个以上的肾单位。

（1）**肾小体**(renal corpuscle)　呈球形，故又称肾小球，直径约200μm，由血管球和肾小囊组成（彩图39）。肾小体有两个极，一端是微动脉出入处，称**血管极**，对侧端与肾小管起始部相连，称**尿极**（图15-3）。

血管球（glomerulus）　是肾小囊中盘曲成团的毛细血管。一条入球微动脉从血管极进入肾小囊内形成网状毛细血管袢，再汇成一条**出球微动脉**，又从血管极处离开肾小囊。因

表 15-1 泌尿小管和肾单位的组成及各段的位置

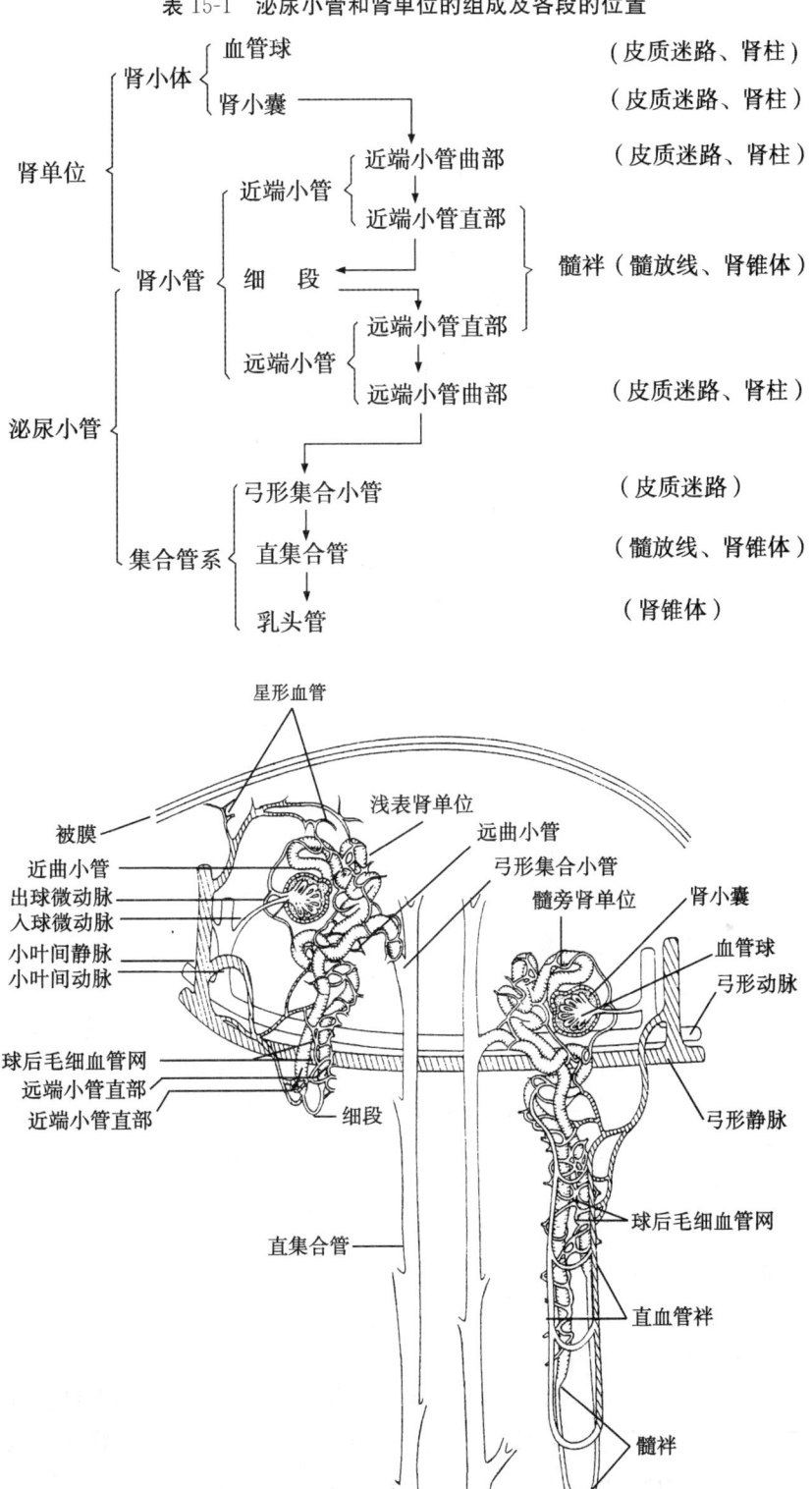

图 15-2 肾单位、集合管和肾血液循环

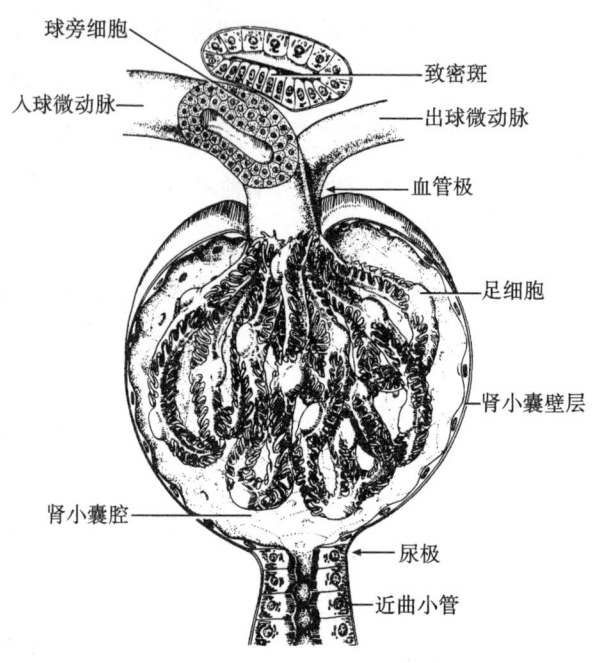

图 15-3 肾小体与球旁复合体立体模式图

此，血管球是一种独特的动脉性毛细血管网。入球微动脉粗、短；出球微动脉细、长，使得毛细血管内血压较高。电镜下，毛细血管为有孔型，孔径为 50～100nm，无隔膜，有利于血液中的小分子物质滤出。在血管极处有少量结缔组织，随血管进入血管球，分布于毛细血管之间，称**血管系膜**或称**球内系膜**，由球内系膜细胞和基质组成。**球内系膜细胞**（intraglomerular mesangial cell）形态不规则，突起可伸入至内皮与基膜之间，甚至可伸入毛细血管腔内。系膜细胞的主要功能是合成和分泌基质的成分；吞噬和清除滤入基质及基膜内的大分子物质，防止免疫复合物沉积，以维持基膜的通透性。

肾小囊（renal capsule） 是包裹血管球的杯状双层囊，由肾小管起始部膨大凹陷而成。外层或称壁层，为单层扁平上皮，内层或称脏层，由形态特殊的**足细胞**（podocyte）组成，它有许多突起，两层间的狭窄腔隙为肾小囊腔，与近曲小管相通。足细胞体积较大，胞体凸向肾小囊腔，核染色较浅，胞质内细胞器丰富。在扫描电镜下，可见从胞体伸出几个大的初级突起，从初级突起上再分出许多指状的次级突起，相邻次级突起互相嵌合成栅栏状，紧贴在毛细血管基膜外面，突起之间有约 25nm 的裂隙，称**裂孔**（slit pore），裂孔上覆盖一层薄膜，称**裂孔膜**（slit membrane）（图 15-4）。

在毛细血管内皮细胞基底面与足细胞之间存在较厚的基膜，电镜下分为三层，中层厚而致密，内、外层薄而稀疏（图 15-4）。

当血液流经肾小球毛细血管时，由于毛细血管内血压较高，血浆内大量水分和小分子物质经有孔内皮、基膜和足细胞裂孔膜滤入肾小囊腔。这三层结构称为**滤过屏障**（filtration barrier）或**滤过膜**（filtration membrane）。一般情况下，分子量在 7 万以下、直径在 4nm 以下的物质可通过滤过膜 如水、电解质（以离子状态存在的无机盐、低分子有机物和蛋白质）、多肽、葡萄糖和尿素。同时，滤过膜上所带负电荷的成分，如唾液酸糖蛋白、硫酸乙酰肝素蛋白多糖，它们可阻止血浆内带负电荷的物质通过，防止血浆蛋白滤出。滤入肾小囊

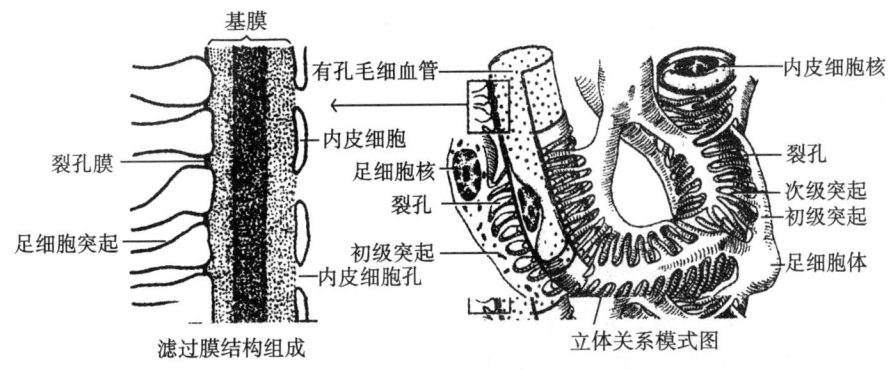

图15-4 肾小体足细胞与毛细血管超微结构模式图

腔的液体称**原尿**。原尿除不含大分子的蛋白质外，其成分与血浆相似。成人每24小时可形成原尿约180L。

(2) **肾小管**（renal tubule） 由单层上皮构成，可依次分为近端小管、细段和远端小管三部分，有重吸收原尿中某些成分和分泌或排泄等作用。

近端小管（proximal tubule） 是肾小管中最长、最粗的一段，管径50～60μm，长约14mm，分曲部和直部。

近端小管曲部也称**近曲小管**（proximal convoluted tubule），起于肾小体尿极，位于皮质迷路和肾柱内，盘曲于肾小体周围（图15-2、15-5）。其管壁上皮为立方形或锥形，细胞分界不清，胞体较大，胞质呈嗜酸性，核圆，位于基底部（图15-5，彩图39）。上皮细胞游离面有**刷状缘**（brush border），基底部有纵纹。电镜下可见刷状缘由大量细长、密集的微绒毛构成，以扩大近曲小管游离面的表面积。细胞侧面有许多侧突，相邻细胞的侧突相互嵌合，因此光镜下细胞分界不清。细胞基底部有发达的**质膜内褶**，内褶之间有许多纵向排列的线粒体，形成光镜下的纵纹（图15-6）。侧突和质膜内褶使细胞侧面及基底面面积扩大，有利于重吸收物质的排出。

近端小管直部又称近直小管，位于髓放线和肾锥体内，由皮质走向髓质，其结构与曲部相似，但上皮细胞较矮，微绒毛、侧突和质膜内褶等不如曲部发达（图15-7）。

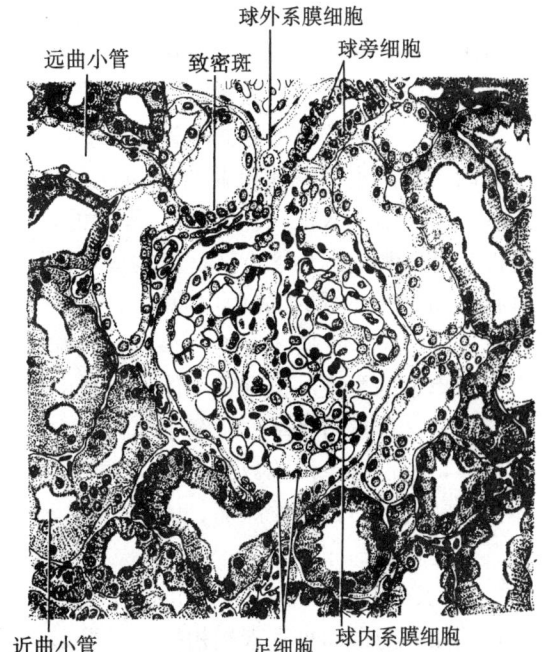

图15-5 肾皮质迷路光镜结构模式图

近端小管是重吸收原尿成分的主要场所，原尿中几乎所有葡萄糖、氨基酸、小分子的蛋白质以及大部分水、钠离子等均在此重吸收。同时还向腔内分泌代谢产物如氢离子、氨、肌酐和马尿酸等。

细段（thin segment） 位于髓放线和肾锥体内，管径最细，直径约15μm，管壁为单层扁平上皮，含核部分突向管腔，胞质着色较浅，无刷状缘（图 15-7，彩图 40）。细段壁薄，利于水和离子透过。

远端小管（distal tubule） 由髓质上行至皮质，管径比近端小管细，管腔相对较大而规则，管壁为单层立方上皮，着色浅，细胞分界较清楚，核位于中央或近腔面，游离面无刷状缘，基底部纵纹明显（图 15-7）。分直部和曲部。

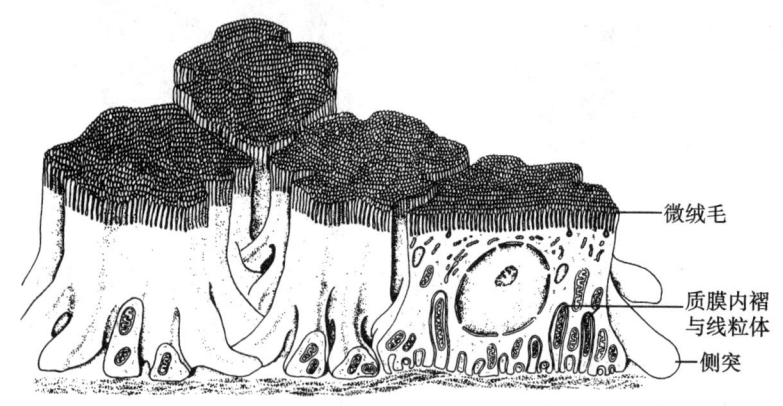

图 15-6 近曲小管上皮细胞超微结构立体模式图

远端小管直部又称远直小管，位于肾锥体和髓放线内。电镜下，游离面有少量短而小的微绒毛，基底部质膜内褶发达，有的可伸达细胞顶部。质膜上有丰富的 Na^+-K^+ ATP 酶，即钠泵，能向肾间质主动转运 Na^+，有利于重吸收水分，使尿浓缩。

远端小管曲部也称**远曲小管**（distal convoluted tubule），位于皮质迷路和肾柱内，在肾小体附近盘曲走行，其超微结构和直部相似。远曲小管是离子交换的重要部位，有重吸收水、Na^+ 和排出 K^+、H^+、NH_3 等功能，对维持体液的酸碱平衡发挥重要作用。近端小管直部、细段和远端小管直部三者构成"U"形的袢，称为**髓袢**（medullary loop），又称**肾单位袢**（图 15-2）。髓袢先由皮质下行至髓质，而后又由髓质上行至皮质。由于肾小体分布的位置不同，位于皮质浅层的肾小体，其髓袢甚短，不伸入髓质，只在髓放线内。

肾单位的类型 根据肾小体在皮质的位置不同，可将肾单位分为两种（图 15-2）：①**浅表肾单位**又称**皮质肾单位**，肾小体位于皮质浅部和中部，体积较小，髓袢较短。浅表肾单位数量多，约占肾单位总数的 85%，主要参与尿形成。②**髓旁肾单位**或称**近髓肾单位**，肾小体位于靠近髓质的皮质深部，体积较大，髓袢长。髓旁肾单位数量较少，约占肾单位总数的 15%，主要参与尿浓缩。

2. 集合管 集合管（collecting tubule）可分为弓形集合小管、直集合管和乳头管三段，起始部与远曲小管末端相接，呈弓形，称弓形集合小管，进入髓放线后为直集合管，在髓放线和肾锥体内下行，至肾乳头处改称乳头管。集合管管径由细变粗，管壁由单层立方上皮增高为单层柱状上皮，至乳头管处成为高柱状（图 15-7、15-8，彩图 40）。集合管是尿形成的最终场所，具有重吸收水和 Na^+ 的功能，使尿进一步浓缩。

综上所述，肾单位各部和集合管在肾实质内的分布和走向有一定的规律，肾小体、近曲小管、远曲小管和弓形集合管位于皮质迷路，近直小管、细段、远直小管、直集合管和乳头管位于皮质髓放线和肾锥体（表 15-1）。近端小管和细段从皮质走向髓质，细段和远端小管由髓质返回皮质，集合管又从皮质走向髓质（图 15-2）。尿液的形成是通过肾小体的滤过作

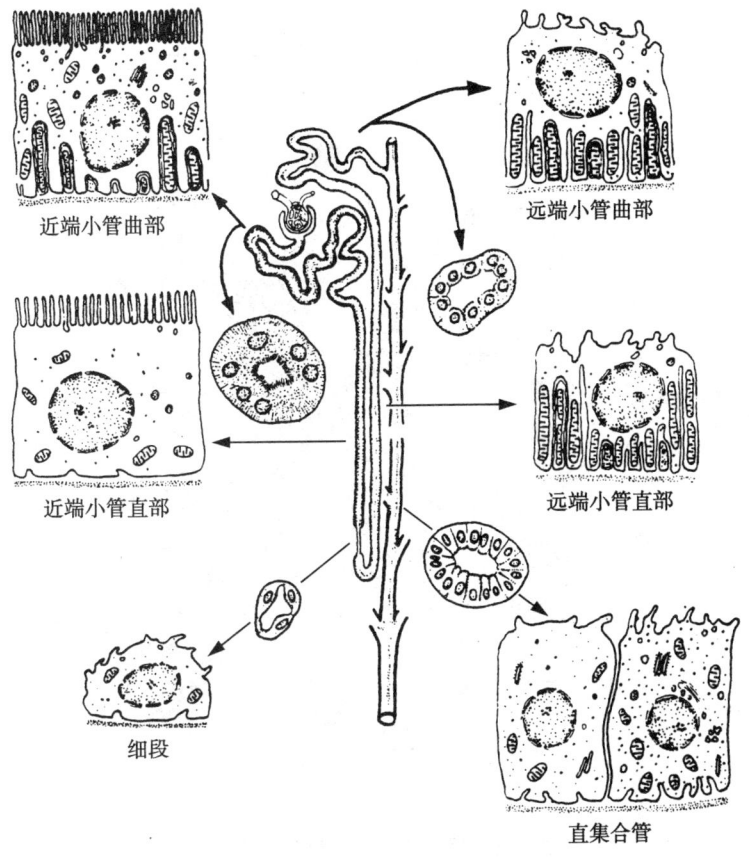

图 15-7 肾小管和集合管上皮细胞结构模式图

用和肾小管及集合管的重吸收作用和肾小管排泄、分泌作用完成的。肾小体的滤液称原尿，经肾小管和集合管后，原尿中99%的水、营养物质和无机盐被重吸收入血，部分离子也在此进行交换；同时肾小管上皮还主动分泌排出机体部分代谢产物，最后形成浓缩的终尿排出体外，每24小时终尿为1～2升，仅为原尿的1%左右。因此，肾在泌尿过程中不仅排出了机体的代谢产物，而且维持了机体水盐平衡和内环境的稳定。

3. 球旁复合体 球旁复合体（juxtaglomerular complex）又称肾小球旁器，由球旁细胞、致密斑和球外系膜细胞组成。它们在肾小体血管极处形成三角形的区域，致密斑为三角形的底，入球微动脉和出球微动脉为两边，球外系膜细胞于三角区的中心（图15-9）。

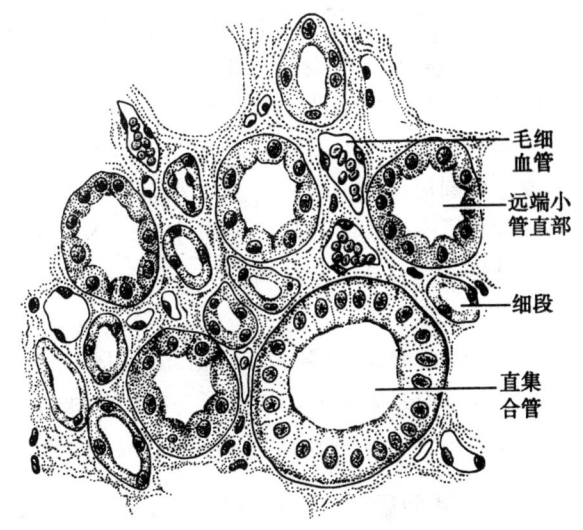

图 15-8 肾髓质光镜结构模式图

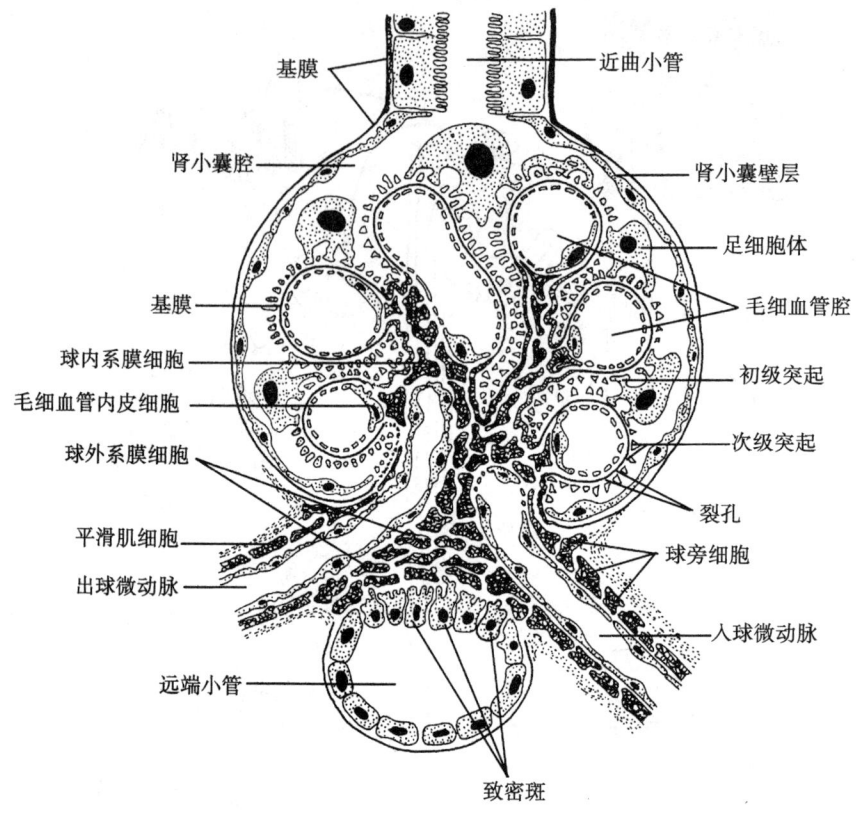

图 15-9 肾小体和球旁复合体模式图

(1) **球旁细胞**（juxtaglomerular cell） 入球微动脉靠近肾小体血管极处，管壁中的平滑肌细胞转变为上皮样细胞，称球旁细胞。细胞呈立方形，核大而圆，胞质呈弱嗜碱性，含丰富的分泌颗粒。电镜下，细胞内肌丝少。球旁细胞主要合成和分泌肾素。肾素可使血管平滑肌收缩，促进肾远曲小管对水、钠的吸收，使血压升高。

(2) **致密斑**（macula densa） 远端小管靠近肾小体血管极一侧的上皮细胞增高变窄，形成一椭圆形斑，称致密斑。此处细胞呈柱状，胞质色浅，核椭圆，靠近细胞顶部。致密斑是一种离子感受器，能感受远端小管内 Na^+ 浓度的变化。当管内 Na^+ 浓度降低时，致密斑将信息传递给球旁细胞，促使其分泌肾素，增强远端小管和集合管对 Na^+ 的重吸收，使 Na^+ 浓度恢复平衡。

(3) **球外系膜细胞**（extraglomerular mesangial cell） 又称**极垫细胞**（polar cushion cell），与球内系膜相连，细胞形态结构与球内系膜细胞相似，既与致密斑相贴，又与球旁细胞和球内系膜细胞间形成缝隙连接，因此可能有传递信息的作用。

(三) 肾间质

肾间质是泌尿小管之间的结缔组织、血管、神经等，皮质内较少，髓质内较多。间质细胞有多种，髓质间质中含有**载脂间质细胞**，能合成间质内的纤维和基质并分泌前列腺素。此外，肾小管周围的血管内皮细胞能产生红细胞生成素，刺激骨髓中红细胞生成。肾病晚期，红细胞生成素显著减少，因而可出现肾性贫血。

(四）肾的血液循环

肾的血液循环与尿的形成和浓缩密切相关。

肾的血液循环途径如图 15-10 所示。

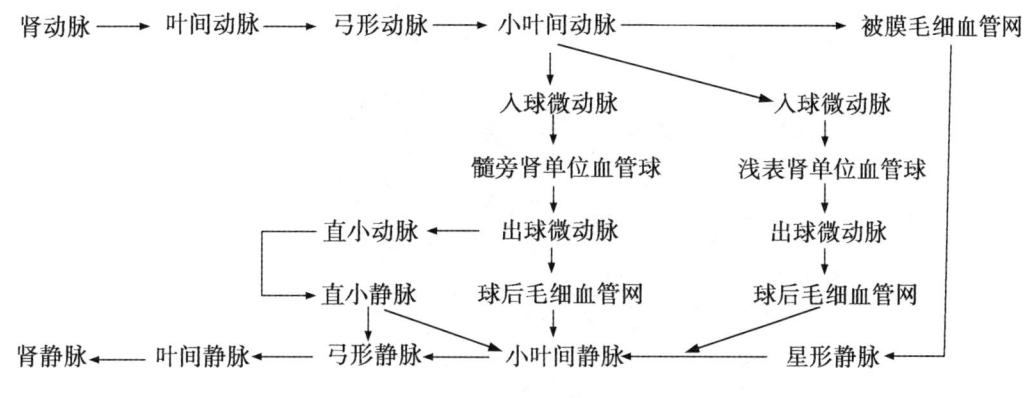

图 15-10　肾的血液循环途径

肾的血液循环有以下特点：

（1）肾动脉粗短，直接来自腹主动脉，肾内血流量大，流速快，只需 4～5 分钟，人体血液就全部流经肾内而被滤过。

（2）入球微动脉管径较出球微动脉粗，使血管球内压力较高，有利于肾小体滤过。

（3）肾内微动脉两次形成毛细血管网，一次是入球微动脉分支形成血管球毛细血管网，起滤过作用；一次是出球微动脉分支形成肾小管周围的球后毛细血管网。由于血液经过血管球时大量水分和无机离子被滤出，球后毛细血管网内血液的胶体渗透压高，有利于肾小管上皮细胞重吸收的物质进入血液。

（4）髓质内的直小血管与髓袢伴行，有利于肾小管和集合管的尿浓缩。

（5）皮质血流量大，约 90% 的血液供应皮质，且流速快；髓质血流量小，流速也慢。

二、排尿管道

排尿管道包括输尿管、膀胱及尿道。其组织结构基本相似，管壁由内向外均由粘膜、肌层、外膜组成（图 15-11）。

1. **粘膜**　上皮为变移上皮，肾盂处仅 2～3 层细胞，至膀胱可达 8～10 层细胞，膀胱充盈时，上皮细胞层次减少，形态变为扁平形。上皮下为细密结缔组织构成的固有层。

2. **肌层**　由内纵行、外环行两层平滑肌构成。但从输尿管下 1/3 至膀胱又增加一层纵行肌。尿道内口处环行肌增厚为括约肌。

3. **外膜**　除膀胱顶部为浆膜外，其余均为纤维膜。

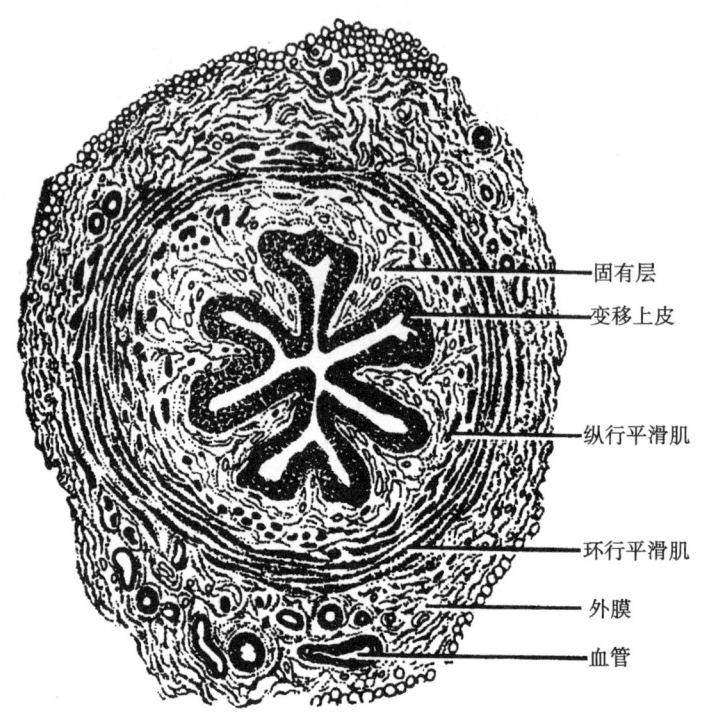

图 15-11　输尿管横切面光镜结构模式图

小　结

1. 肾实质由大量泌尿小管构成。泌尿小管包括肾小管和集合管。肾单位是肾的结构和功能基本单位，由肾小体（肾小球）和肾小管组成。肾小体由血管球和肾小囊组成，肾小体有滤过作用。肾小管分近端小管、细段、远端小管三部分，均由单层上皮构成，有重吸收和排泄、分泌作用。

2. 血液流经血管球时，由于毛细血管内血压较高，血浆内大量水分和小分子物质滤入肾小囊腔。滤过依次经过血管球毛细血管的有孔内皮、基膜和足细胞裂孔膜三层结构，称滤过屏障（滤过膜），进入肾小囊的液体称原尿。

3. 髓袢（肾单位袢）由近端小管直部、细段和远端小管直部构成。

4. 近端小管是重吸收原尿的主要场所，几乎所有葡萄糖、氨基酸、小分子蛋白质以及大部分水、钠离子均在此重吸收。近曲小管上皮细胞呈锥形，细胞界限不清（细胞侧突相互嵌合所致），游离面有刷状缘（为密集的长微绒毛），基底面有纵纹（为发达的质膜内褶），并分泌一些代谢产物。

5. **肾小球旁器（球旁复合体）** 由球旁细胞、致密斑及球外系膜细胞组成。球旁细胞是入球微动脉靠近血管极处管壁平滑肌细胞变成的上皮样细胞，能分泌肾素。致密斑是远端小管靠近肾小体血管极一侧上皮细胞增高，形成一椭圆形的斑，可感受管内 Na^+ 浓度的变化。

6. 排尿管道的粘膜上皮均是变移上皮。

联系病理和临床

1. **尿液检查** 尿液是肾功能活动的最终产物，尿液的变化除反映肾功能和泌尿道的状况外，机体其他系统的功能改变也可在尿液检查时获得。因此尿液检查早已被列为三大常规检查的内容。尿常规检查的基本内容包括尿外观、尿物理学、尿化学和尿沉渣四项。由于电子技术和计算机的应用，尿液检查方法，从手工检测向自动化分析方向发展。

2. **急性肾小球肾炎** 简称急性肾炎，是儿科常见疾病，以 5～14 岁儿童多见。主要临床表现是眼睑水肿、血尿和蛋白尿。大多数是急性链球菌感染后发生，故认为急性肾炎与链球菌感染有关。主要病变在肾小球，肾小球毛细血管内皮细胞增生，基膜有裂隙或中断，毛细血管通透性增加，滤过屏障被破坏，红细胞和血浆内的蛋白质可滤过入肾小囊腔。因此，病人出现血尿、蛋白尿等。水肿的主要原因是肾小球滤过率降低，引起水、钠潴留。

3. **肾功能与药物使用** 肾的功能之一是排泄人体大部分的代谢产物。因此，肾是大部分药物排泄的主要途径。肾功能不全时，应用主要经肾排泄的药物宜减量或延长给药间隔时间，以防止因药物排泄障碍而导致过量中毒。特别是那些本身对肾有毒性的药物（如两性霉素B、先锋霉素Ⅱ、氨基苷类抗生素等），应用时更应注意。而尿中排泄量少于15%的药物一般可不受肾功能影响，即使在肾功能衰竭时，仍可常规给药。

4. **单肾** 由于一侧肾病或捐献肾行肾切除，也可能在胚胎时期一侧肾不发生（单侧肾缺如发生率占出生婴儿的 1/1000）。机体存留的一个肾，可通过调节肾单位的活动，进行功能上的补偿，维持正常肾功能，可无任何症状。

（谭 克）

第十六章 男性生殖系统

男性生殖系统（male reproductive system）由睾丸、生殖管道、附属腺及外生殖器组成。睾丸能产生精子和分泌雄激素。生殖管道包括附睾、输精管、射精管和尿道，它们是运输精子的管道。附睾还有促进精子成熟和贮存精子的作用。附属腺有精囊腺、前列腺、尿道球腺，它们的分泌物有保护和增强精子活动的作用。

一、睾 丸

睾丸表面覆盖着一层浆膜（鞘膜脏层），浆膜深面为较厚的致密结缔组织，称为**白膜**（tunica albuginea）。白膜在睾丸后缘增厚形成睾丸纵隔（mediastinum testis）。纵隔的结缔组织呈放射状伸入睾丸实质，将睾丸分隔成约 250 个锥形小叶。每个小叶内含有 1～4 条细长弯曲的小管，称生精小管。生精小管在小叶顶端变为直精小管，直精小管在睾丸纵隔内互相吻合成网，称睾丸网。生精小管之间的结缔组织为睾丸间质（图 16-1）。

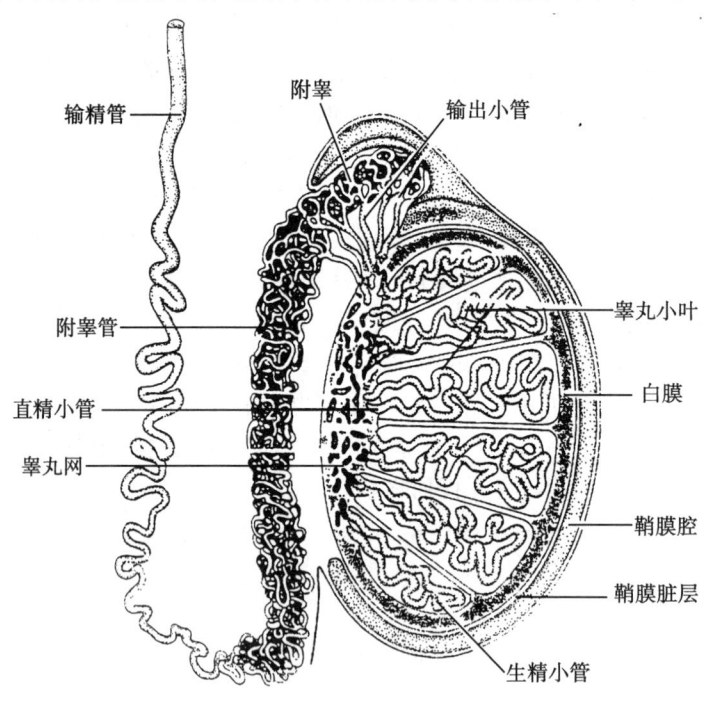

图 16-1 睾丸及附睾的结构模式图

（一）生精小管

生精小管（seminiferous tubule）是产生精子的场所，成人的生精小管长 30～70cm，直径 150～250μm，管壁厚 60～80μm，管壁主要由特殊的复层生精上皮组成。**生精上皮**

(spermatogenic epithelium)由 5～8 层生精细胞和支持细胞组成。生精上皮基膜明显，基膜外侧有胶原纤维和梭形的肌样细胞（myoid cell）组成的界膜（图 16-2，彩图 41）。肌样细胞收缩有利于精子排出。

1. 生精细胞　自青春期开始，在脑垂体促性腺激素的作用下，**生精细胞**（spermatogenic cell）不断发育形成精子。生精小管管壁内可见不同发育阶段的生精细胞，从基底至腔面依次为：精原细胞、初级精母细胞、次级精母细胞、精子细胞和精子。从精原细胞到形成精子的过程，称为**精子发生**（图 16-2、16-3、16-4、彩图 42）。人的精子发生需 64～70 天。

(1) **精原细胞**（spermatogonium）　是最幼稚的生精细胞，紧靠基膜，细胞较小，圆形或椭圆形，直径约 12μm。核圆或椭圆形，染色较浅，核仁有 1～2 个。青春期前，它是生精小管内唯一的生精细胞。青春期开始后，精原细胞不断分裂增殖，一部分子细胞作为干细胞，可继续产生精原细胞，另一部分经数次分

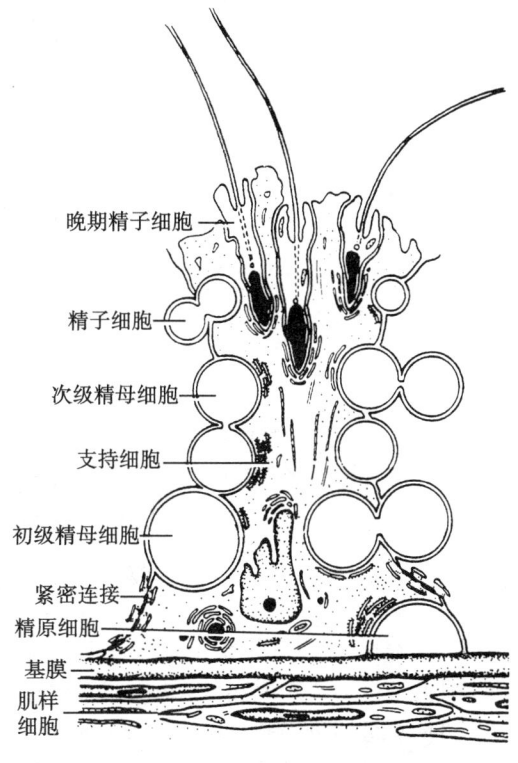

图 16-2　支持细胞与生精细胞关系示意图

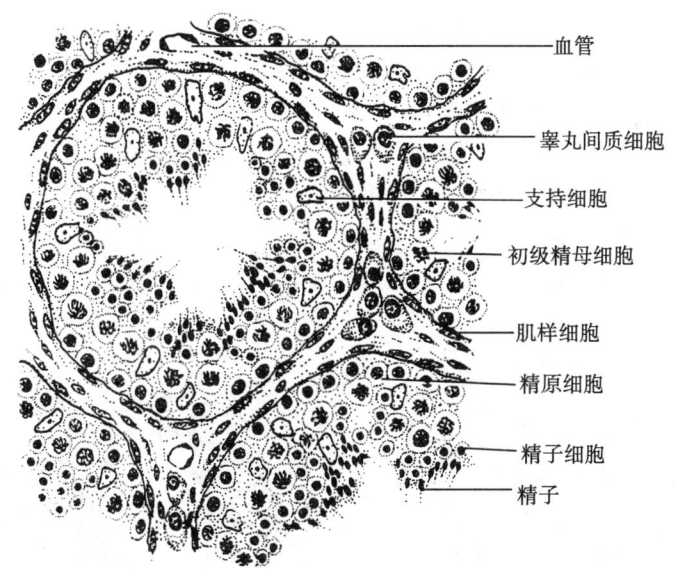

图 16-3　生精小管及睾丸间质光镜结构模式图

裂后，体积变大，分化为初级精母细胞。

(2) **初级精母细胞**（primary spermatocyte）　位于精原细胞内侧，常为几层，体积较大，直径约 18μm。核大而圆，由于处于分裂期，染色质成为粗大的染色体，使核呈丝球状，较易辨认，核型为 46，XY。由于初级精母细胞在第一次减数分裂前期停留时间较长

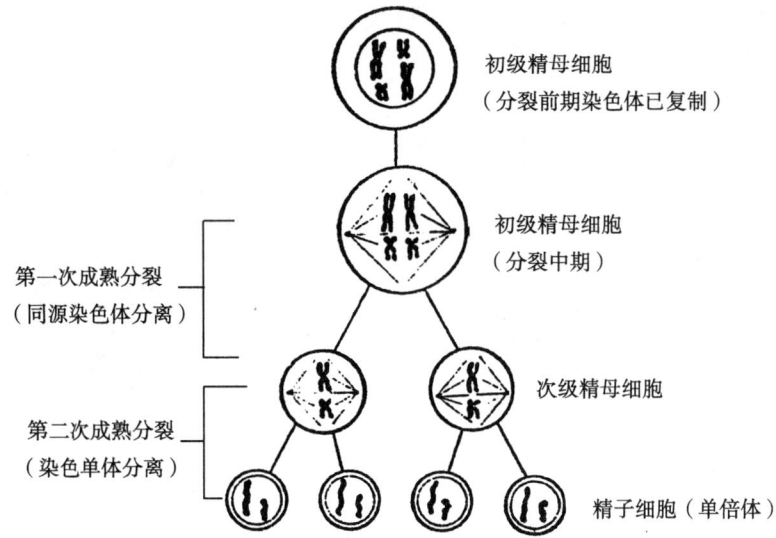

图 16-4 男性生殖细胞减数分裂示意图

(可达 22 天),所以在生精小管切片上,常可见到处于不同分裂阶段的初级精母细胞。初级精母细胞经过第一次成熟分裂后,形成两个次级精母细胞。

(3) **次级精母细胞**(secondary spermatocyte) 逐渐移向管腔侧,体积较小,直径约 12μm。核圆形,染色较深,核型为 23,X 或 23,Y。次级精母细胞不进行 DNA 复制,很快便进行第二次成熟分裂,形成两个精子细胞。由于次级精母细胞存在时间短,为 6~8 小时,故在切片上不易见到。

(4) **精子细胞**(spermatid) 位于近腔面,细胞较小,直径约 8μm。核圆,染色质细密。精子细胞不再分裂,经过复杂的形态变化,由圆形逐渐转变为蝌蚪状的精子,这一过程称**精子形成**(spermiogenesis),其主要变化是:①核染色质高度浓缩,并移向细胞的一侧,成为精子头部的主要结构;②高尔基复合体形成双层帽状的**顶体**(acrosome),覆盖在核的头端;③中心体迁移到顶体的对侧,其中一个中心粒形成轴丝,成为精子尾部(或称鞭毛)的主要结构;④线粒体聚集,缠绕在轴丝近端周围,形成线粒体鞘;⑤多余的胞质汇聚于尾侧,形成残余胞质,最后脱落(图 16-5)。

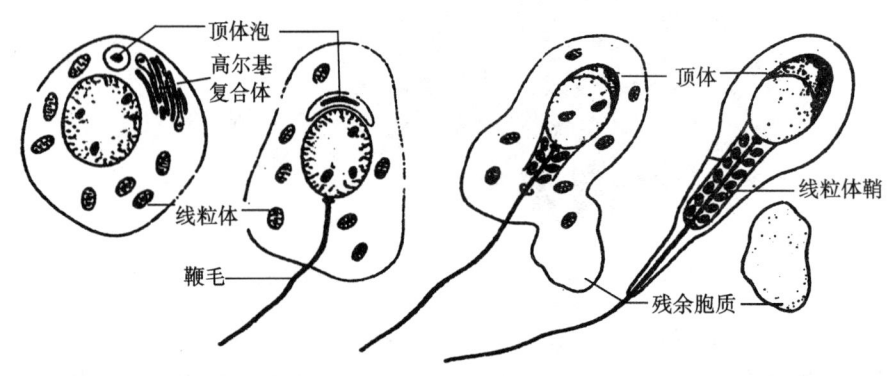

图 16-5 精子形成模式图

(5) **精子**(spermatozoon) 人的精子形似蝌蚪,长约 60μm,可分头、尾两部(图

16-6)。头部嵌入支持细胞的顶部胞质中，尾部游离于生精小管内。头部正面观呈卵圆形，侧面观呈梨形，头内有一个高度浓缩的细胞核，核的前2/3有顶体覆盖。顶体是特殊的溶酶体，内含多种水解酶，如顶体蛋白酶、透明质酸酶、酸性磷酸酶等。尾部是精子的运动装置，可分为颈段、中段、主段和末段四部分。构成尾部全长的轴心为**轴丝**，由9+2排列的微管组成。中段的轴丝，外侧包有一层**线粒体鞘**，为供能装置。主段最长，外周有纤维鞘。末段短，仅有轴丝（图16-6）。

在精子发生过程中，一个精原细胞增殖分化所产生的各级生精细胞，除早期的几次精原细胞分裂是完全分裂，以后的多次细胞分裂其胞质并未完全分开，有**胞质桥**（cytoplasmic bridge）相连，形成同步发育的细胞群（图16-2）。但从生精小管全长来看，精子发生是不同步的。因此在睾丸组织切片上，可见生精小管不同断面具有不同发育阶段的生精细胞组合。所以生精小管可以一批批地持续不断地产生精子。

2. **支持细胞** 支持细胞（sustentacular cell）又称Sertoli细胞。细胞呈不规则长锥形，从生精小管基底一直伸达腔面。由于其侧面和腔面镶嵌着各级

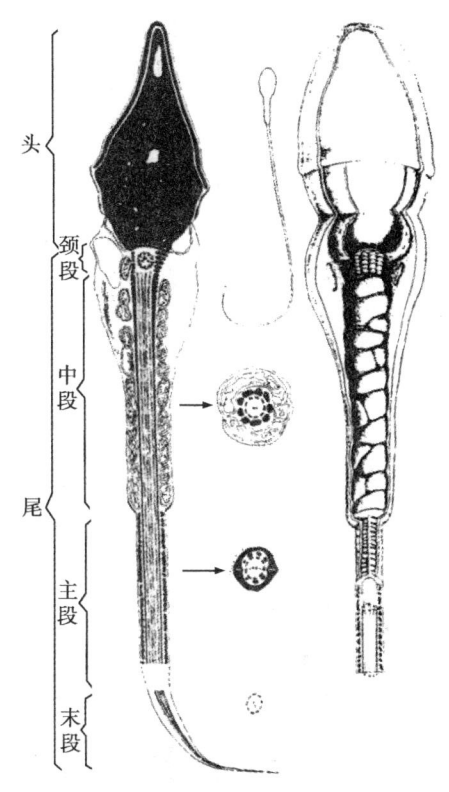

图16-6 精子超微结构模式图
中图示尾部横断面；右图示立体结构

生精细胞，故光镜下细胞轮廓不清。核呈三角形或不规则形，染色浅，核仁明显（图16-2、16-3）。成人的支持细胞不再分裂，数量恒定。相邻支持侧面近基部的胞膜形成紧密连接，生精小管与血液之间存在着**血-睾屏障**（blood-testis barrier），由毛细血管内皮及其基膜、结缔组织、生精上皮基膜和支持细胞紧密连接组成，其中紧密连接是最重要的结构。

支持细胞有多种功能，它对生精细胞起支持和营养作用；合成和分泌**雄激素结合蛋白**（androgen binding protein），这种蛋白可与雄激素结合，以保持生精小管内有较高的雄激素水平，促进精子发生；还分泌少量液体进入生精小管管腔，有助于精子的运送；支持细胞微丝和微管的收缩可使不断成熟的生精细胞向腔面移动，并促使精子释放入管腔；支持细胞吞噬和消化精子成熟后脱落的残余胞质；支持细胞的紧密连接参与构成的血-睾屏障，可阻止某些物质进出生精上皮，形成并维持有利于精子发生的微环境，还能防止精子抗原物质逸出到生精小管外而引发自身免疫反应。

（二）睾丸间质

睾丸生精小管之间的疏松结缔组织称睾丸间质，内含血管和淋巴管，其中含有一种**间质细胞**（interstitial cell）（图16-3），它常三五成群地分布在生精小管之间的疏松结缔组织中。胞体较大，呈圆形或多边形。核大而圆，染色浅，可见1~2个核仁。胞质嗜酸性较强（彩图42）。有丰富的管状嵴线粒体和大量的滑面内质网，并富含脂滴，具有分泌类固醇激素细胞的结构特点。间质细胞是一种内分泌细胞，从青春期开始，睾丸间质细胞能合成和分泌**雄**

激素（androgen），可促进精子发生、促进男性生殖管道的发育和分化以及维持男性第二性征和维持正常性功能。间质细胞还能分泌少量雌激素。

（三）直精小管和睾丸网

生精小管近睾丸纵隔处变为短而直的管道，即为**直精小管**（tubulus rectus），管壁为单层立方或矮柱状上皮，无生精细胞。直精小管进入睾丸纵隔内分支吻合成网状的管道，为**睾丸网**（rete testis），睾丸网管腔大而不规则，管壁由单层立方上皮组成（图16-1）。直精小管和睾丸网不能产生精子，精子经直精小管和睾丸网进入附睾。

二、生殖管道

（一）附睾

附睾位于睾丸的后上方，分头、体、尾三部分，头部主要由输出小管组成，体部和尾部由附睾管组成（图16-7）。

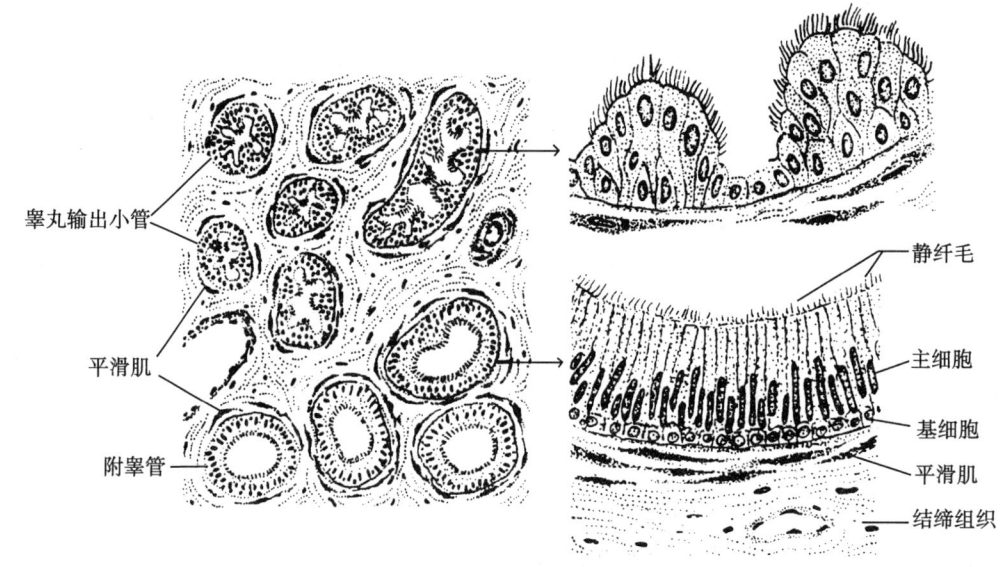

图16-7　输出小管和附睾管光镜结构模式图

1. 输出小管　**输出小管**（efferent duct）是与睾丸网连接的8～12条弯曲的小管，管壁上皮由有纤毛的高柱状细胞群和无纤毛的低柱状细胞群相间排列而成，因此管腔面呈高低起伏波浪形。上皮周围有薄层环行平滑肌。两种上皮细胞均有重吸收腔内物质的作用，纤毛摆动有助于管腔内液体和精子向附睾管方向移动。

2. 附睾管　**附睾管**（epididymal duct）是一条长4～6m并极度盘曲的小管，腔面平整，腔内常见大量的分泌物和精子。管壁为假复层柱状上皮，由高柱状细胞和小锥形的基细胞等6种细胞组成。高柱状细胞表面可见成簇的长而粗的微绒毛，又称静纤毛，不活动，细胞具有分泌和吸收功能。上皮基膜外有薄层平滑肌围绕。肌层的收缩有助于精子向输精管缓慢移动。精子在附睾内停留8～17天，附睾不仅是收集和贮存精子的场所，也是精子获得运动能力，达到功能上成熟的部位。附睾疾病如附睾结核，使附睾功能异常，影响精子的成熟，导致男性不育。

（二）输精管

输精管（ductus deferens）是一条肌性管道，管壁由粘膜、肌层和外膜组成（图 16-8）。粘膜表面衬有假复层柱状上皮，固有层结缔组织中富含弹性纤维。肌层厚，由内纵行、中环行、外纵行平滑肌组成，肌层强力收缩，有利于精子快速射出。外膜为疏松结缔组织，富含血管和神经。

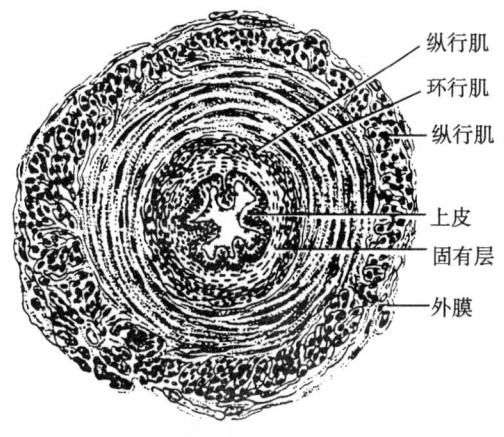

图 16-8 输精管光镜结构模式图

三、附属腺和精液

（一）前列腺

前列腺呈栗形，环绕尿道起始部。腺的表面有被膜，由富含弹性纤维和平滑肌的结缔组织组成，这些组织伸入腺内，构成前列腺的支架。腺实质主要有 30～50 条复管泡状腺组成，包绕于尿道周围，分别称为粘膜腺、粘膜下腺和主腺，导管开口于尿道两侧。腺的分泌部由单层立方、单层柱状或假复层柱状上皮构成，而且腺泡上皮形成许多高低不等的皱襞，使腺腔极不规则。腺腔内常可见圆形或椭圆形嗜酸性同心圆板层小体，由分泌物浓缩而成，称前列腺凝固体，钙化后则称前列腺结石（图 16-9）。儿童时期前列腺体积小，腺体不发达。至青春期，在雄激素刺激下，分泌增强，分泌物为稀薄的乳白色液体，富含酸性磷酸酶和纤维蛋白溶酶，还有柠檬酸和锌等物质。精浆中的锌与蛋白质结合，在精子表面形成保护膜，使精子有良好的活力。老年人前列腺常增生肥大。

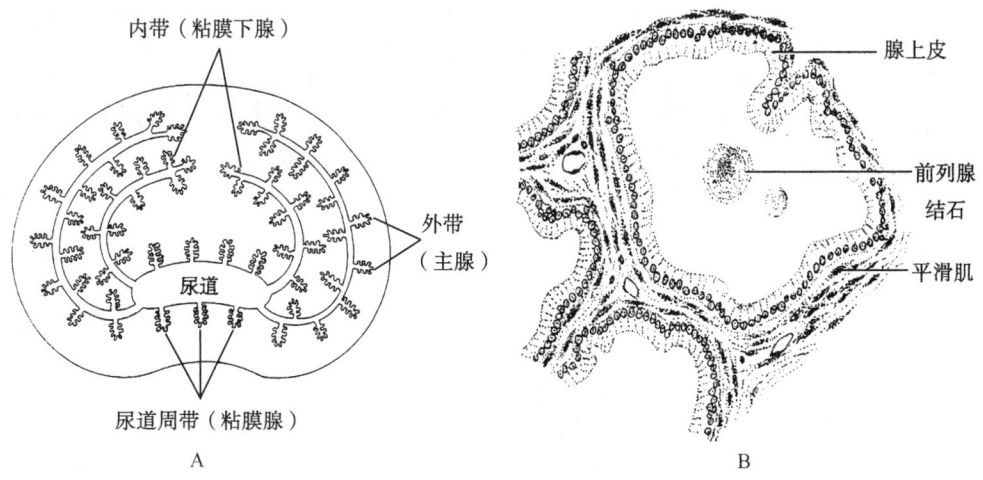

图 16-9 前列腺分部示意图（A）和前列腺分泌部光镜结构模式图（B）

(二) 精液

精液 (semen) 由精子和精浆组成，乳白色，pH 值为 7.2～8.9，有特殊气味。精浆为生殖管道和附属腺的分泌物，精浆的体积占射出精液的 95%，其中主要是精囊液和前列腺液。正常男性平均每次射精量为 3～3.5ml，每毫升含有精子 1 亿～2 亿个。射出的正常精液呈粘稠胶冻状，15～20 分钟后液化。

小 结

1. 睾丸实质有大量生精小管，生精小管主要由生精上皮构成，生精上皮由生精细胞和支持细胞组成。

2. 从精原细胞到形成精子的过程称精子发生。精子发生包括三个阶段：①精原细胞分裂增殖，形成精母细胞；②精母细胞成熟分裂，形成单倍体精子细胞；③精子细胞变态形成精子。

3. 精子细胞经过复杂的形态变化（变态），由圆形变为蝌蚪状的精子，这一过程称精子形成。其主要变化是：细胞核浓缩形成精子头的主要结构；高尔基复合体形成顶体；中心粒形成精子尾的主要结构。

4. 生精小管与血液之间有血-睾屏障，相邻支持细胞近基部形成紧密连接，是血-睾屏障最重要的结构。血-睾屏障的功能是阻止某些物质进出生精上皮，维持有利于精子发生的微环境，还能防止精子抗原物质逸出到生精小管外面引发自身免疫反应。

5. 支持细胞具有多种功能：对生精细胞起支持和营养作用；分泌雄激素结合蛋白；吞噬精子脱落的残余胞质；参与构成血-睾屏障等。

6. 睾丸间质细胞分布在生精小管之间的疏松结缔组织内，具有类固醇激素分泌细胞的超微结构特征，能合成和分泌雄激素。

7. 附睾由输出小管和附睾管组成。附睾的主要功能是收集和贮存精子，并使精子获得运动能力，达到功能上成熟。

联系病理和临床

1. **隐睾** 胚胎早期睾丸位于腹腔上部,第 7 个月时,睾丸下降至耻骨缘前方,至第 8 个月末,睾丸经腹股沟管进入阴囊。胎儿出生后,若一侧或双侧睾丸仍停止在下降途中,而未进入同侧阴囊,称为隐睾。隐睾是儿科常见疾病之一,新生儿隐睾发病率约为 4%,1 岁时约为 0.7%。表明在出生后睾丸仍可继续下降,但 1 岁以后,睾丸几乎不会自行下降至阴囊。隐睾中约 2/3 为单侧,1/3 为双侧。由于隐睾周围的温度较阴囊高 1.5~2.5℃,生殖细胞发育障碍,不能生成成熟精子,故双侧隐睾患者可导致不育。单侧隐睾生育能力明显下降,因为隐睾可影响健侧睾丸的精子发生。此外,隐睾易恶变,可发生睾丸肿瘤。对隐睾可用内分泌治疗和手术治疗。

2. **前列腺增生症** 又称前列腺肥大,是男性老年人的一种常见疾病,多发生在 50 岁以后,并随年龄增长而增多,其原因是雄激素和雌激素分泌不平衡。前列腺的主要变化,开始是间质增生,尤其是平滑肌增生;随后腺体增生,腺腔扩大。如果增生的部位在尿道周围区,可造成梗阻症状,出现尿频、排尿困难、尿线变细、尿流乏力、终末滴沥等。主要是手术治疗。

3. **精液检查** 检查精液的主要目的是:评估男性生育功能;查找不育的原因;筛选人工授精所需优质精子;协助诊断生殖系统疾病。精液检查包括许多项目,其中用显微镜检查的内容有:①精子存活率。②精子活动力。世界卫生组织推荐的精子活动力标准是由强至无分为 a、b、c、d 四级:a 级,精子活动良好,呈快速直线前向运动;b 级,精子活动较好,呈中速前向运动;c 级,精子活动一般,运动无方向;d 级,精子不活动。正常精子活动力是 a 级>15% 或 a 和 b 级的总和>50%。③精子密度,是指每单位体积精液中的精子数目,或称精子计数。④精子形态,精子头、体、尾任何一处有畸形改变,都为异常精子。如正常形态精子<30%,称畸形精子症。

(黄元生)

第十七章 女性生殖系统

女性生殖系统（female reproductive system）由卵巢、输卵管、子宫、阴道和外生殖器组成。卵巢产生卵细胞和分泌性激素；输卵管是输送生殖细胞和受精的部位；子宫是产生月经和孕育胎儿的器官。乳腺产生乳汁，哺育婴儿，故也在本章叙述。

女性生殖器官有明显的年龄性变化，青春期（13～18岁）生殖器官迅速发育成熟，卵巢开始排卵，月经来潮和第二性征出现。至45～55岁进入更年期、绝经期，生殖器官逐渐萎缩，排卵和月经停止。在青春期及其后的性成熟期，女性生殖器官具有周期性变化，即平均每28天生殖器官的结构和功能反复循环变化。

一、卵 巢

（一）卵巢的一般结构

卵巢表面为单层扁平或立方上皮，上皮下方为薄层致密结缔组织构成的白膜。卵巢实质分为周围的皮质和中央的髓质，两者间无明显分界。皮质较厚，含有不同发育阶段的卵泡、黄体、白体和闭锁卵泡等，这些结构间的结缔组织富含网状纤维和梭形基质细胞。髓质较小，由疏松结缔组织构成，含较多的弹性纤维和血管等（图17-1）。近卵巢门处的结缔组织中有少量**门细胞**（hilus cell），其结构和功能类似睾丸间质细胞，可分泌雄激素。

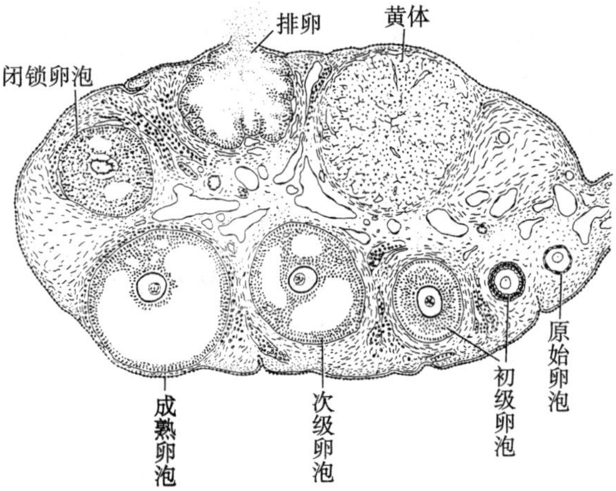

图17-1 卵巢结构模式图

（二）卵泡的发育与成熟

新生儿双侧卵巢有70万～200万个原始卵泡，青春期开始约有4万个，至40～50岁时仅剩几百个。从青春期至绝经期的30～40年性成熟期内，卵巢在垂体分泌的促性腺激素的影响下，每个月经周期有一批卵泡发育但通常只有1个卵泡发育成熟并排出1个卵细胞。一生中约排卵400余个，其余卵泡均于不同年龄先后退化。

卵泡主要由一个**卵母细胞**（oocyte）和包绕在其周围的多个**卵泡细胞**（follicular cell）组成。卵泡发育是一个连续不断的变化过程，一般可分为原始卵泡、初级卵泡、次级卵泡和成熟卵泡4个阶段。初级卵泡和次级卵泡又合称生长卵泡。

1. **原始卵泡** 原始卵泡（primordial follicle）位于皮质浅层，数量多，体积小，由中央一个**初级卵母细胞**（primary oocyte）和周围一层扁平的卵泡细胞构成（图17-1，彩图43）。初级卵母细胞为圆形，体积较大，核大而圆，染色浅，核仁明显。初级卵母细胞是在胚胎期由卵原细胞形成，并长期停滞在第一次成熟分裂前期。卵泡细胞较小，细胞与外周结缔组织之间有薄层基膜。卵泡细胞具有支持和营养卵母细胞的作用。

2. 初级卵泡　初级卵泡（primary follicle）由原始卵泡发育而成。初级卵母细胞体积增大，卵泡细胞增生变为立方形或柱状，由单层变为多层（5～6层）（图17-1，彩图43）。在初级卵母细胞和卵泡细胞之间出现一层均质状、折光性强的嗜酸性膜，称为**透明带**（zona pellucida），它是卵泡细胞和初级卵母细胞共同分泌形成的。电镜下可见初级卵母细胞的微绒毛和卵泡细胞的突起伸入透明带内，两者接触处有缝隙连接（图17-2），有利于两者沟通信息，协调功能。随着初级卵泡的体积增大，卵泡周围的基质细胞逐渐密集形成卵泡膜，它与卵泡细胞之间隔以基膜。

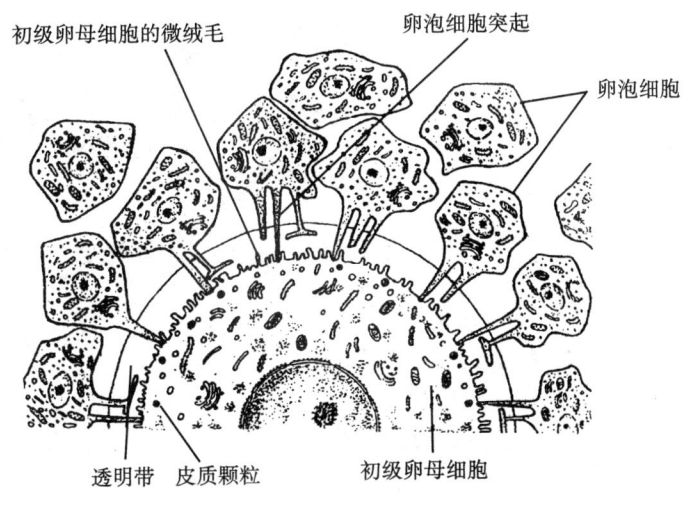

图17-2　初级卵泡超微结构模式图

3. 次级卵泡　次级卵泡（secondary follicle）由初级卵泡继续发育而成。卵泡体积更大，卵泡细胞增至6～12层，细胞之间出现一些不规则的腔隙，并逐渐合并成一个大腔，称为**卵泡腔**（follicular antrum），腔内充满由卵泡细胞分泌和卵泡膜血管渗出液组成的卵泡液，随着卵泡液的增多及卵泡腔的扩大，初级卵母细胞居于卵泡的一侧，并与其周围的卵泡细胞一起突向卵泡腔，形成**卵丘**（cumulus oophorus）（图17-1）。初级卵母细胞已达到最大体积，紧靠透明带的一层高柱状卵泡细胞呈放射状排列，似冠状，故称**放射冠**。分布在卵泡腔周边的卵泡细胞构成卵泡壁，称为**颗粒层**（stratum granulosum）。颗粒层的细胞称为**颗粒细胞**（granulosa cell）。在卵泡生长过程中，卵泡膜分化为内、外两层。内层含有较多的多边形或梭形的**膜细胞**（theca cell）及丰富的毛细血管，膜细胞具有分泌类固醇激素的结构特征。外层主要由结缔组织构成，胶原纤维较多，并含有平滑肌纤维。

4. 成熟卵泡　**成熟卵泡**（mature follicle）是卵泡发育的最后阶段。卵泡体积很大，直径可超过20mm，卵泡腔很大，卵泡壁甚薄，并向卵巢表面突出（图17-1）。此时的初级卵母细胞又恢复成熟分裂，并在排卵前36～48小时完成第一次成熟分裂。产生1个大而圆的**次级卵母细胞**（secondary oocyte）和1个很小的**第一极体**（first polar body）。第一极体位于次级卵母细胞和透明带之间的**卵周间隙**（perivitelline space）内。次级卵母细胞随即进行第二次成熟分裂，并停止于分裂中期。

次级卵泡和成熟卵泡具有内分泌功能，主要分泌雌激素，大部分释放入血，少量进入卵泡液，调节子宫内膜的生理活动。

近年来研究表明，卵泡的发育速度缓慢，从一个原始卵泡发育为成熟卵泡，并非在一个月经周期内能完成的，整个过程大约需 90 天。

（三）排卵

成熟卵泡破裂，次级卵母细胞自卵巢排出的过程称为**排卵**（ovulation）。排卵时间约在月经周期的第 14 天，左右卵巢交替排卵。排卵前，成熟卵泡突向卵巢表面，致使局部卵泡壁、卵泡膜、白膜变薄，局部缺血，形成半透明的卵泡小斑（图 17-3）；卵丘与卵泡壁分离，漂浮在卵泡液中。排卵时，卵泡小斑处的结缔组织被胶原酶和透明质酸酶分解，同时卵泡膜外层的平滑肌收缩，导致卵泡小斑破裂。于是，次级卵母细胞连同透明带、放射冠和卵泡液从卵巢排出。次级卵母细胞排卵后若在 24 小时内不受精，即退化、消失；

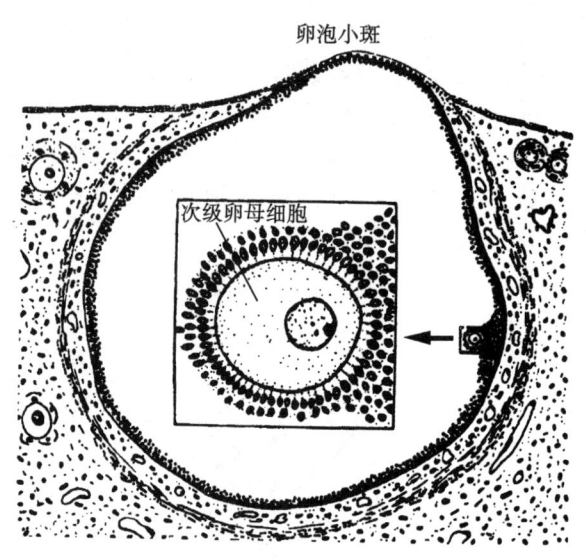

图 17-3　成熟卵泡结构模式图

若受精，次级卵母细胞即完成第二次成熟分裂，产生 1 个成熟的**卵细胞**（ovum）和 1 个**第二极体**。次级卵母细胞经过两次成熟分裂，染色体数目减半，从二倍体细胞（46，XX）变为单倍体细胞（23，X）。

（四）黄体

1. 黄体的形成　成熟卵泡排卵后，残留在卵巢内的卵泡壁和卵泡膜向卵泡腔内塌陷，卵泡膜内的结缔组织和血管伸入颗粒层，在黄体生成素（LH）的作用下，逐渐分化为一个体积很大的内分泌细胞团，新鲜时呈黄色，故称**黄体**（corpus luteum）（图 17-1）。其中颗粒细胞分化为**颗粒黄体细胞**（granulosa lutein cell），数量多，体积大，胞质染色浅，位于黄体中央，主要分泌孕激素。膜细胞分化为**膜黄体细胞**（theca lutein cell），数量少，体积小，染色较深，位于黄体的周边，主要分泌雌激素（图 17-4）。

2. 黄体的退化　黄体持续时间的长短，完全取决于卵细胞是否受精。卵细胞若未受精，黄体仅维持 2 周，称**月经黄体**（corpus luteum of menstruation）；卵细胞若受精，黄体在胎盘分泌的绒毛膜促性腺激素的作用下继续发育增大，称**妊娠黄体**（corpus luteum of pregnancy），可维持 6 个月。最终月经黄体和妊娠黄体均退化并

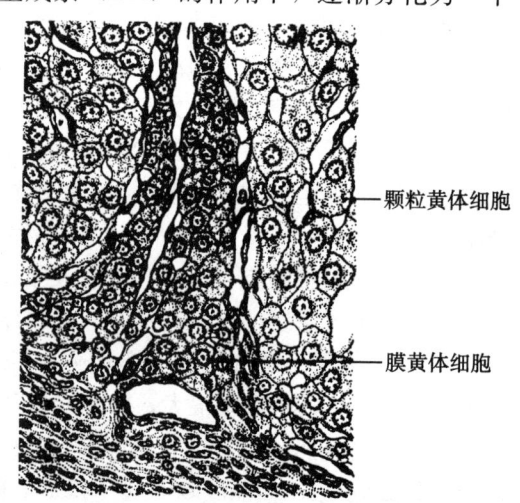

图 17-4　颗粒黄体细胞和膜黄体细胞光镜结构模式图

被结缔组织取代,称为**白体**。白体被吸收消失需数月或数年。妊娠黄体除分泌孕激素和雌激素外,还分泌松弛素,它可使妊娠子宫平滑肌松弛,以维持妊娠。

(五)闭锁卵泡与间质腺

卵巢的绝大部分卵泡不能发育成熟,它们在卵泡发育的各阶段逐渐退化。退化的卵泡称为**闭锁卵泡**(atresic follicle)(图 17-5,彩图 43)。卵泡闭锁是一种细胞凋亡过程。其中的初级卵母细胞自溶消失;死亡的卵泡细胞或颗粒细胞被中性粒细胞和巨噬细胞吞噬;透明带塌陷,存留较长一段时间后也消失。晚期次级卵泡和成熟卵泡闭锁时,膜细胞增大,形似黄体细胞,形成不规则的细胞团索,称为**间质腺**。间质腺能分泌雌激素。人的间质腺不发达,存留时间短,退化后被结缔组织代替。

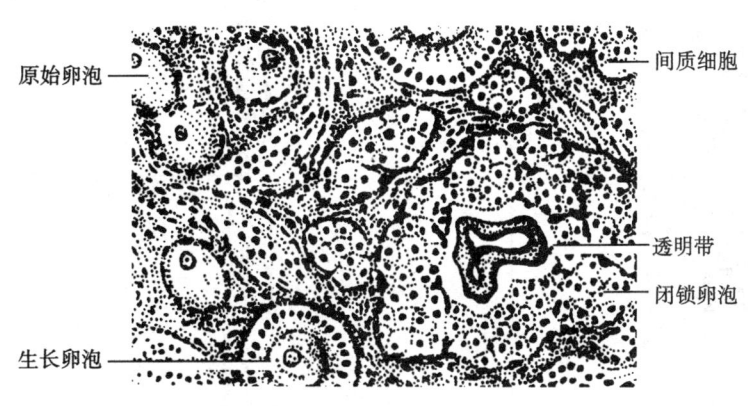

图 17-5 闭锁卵泡光镜结构模式图

二、输卵管

输卵管管壁由内向外依次分为粘膜、肌层和浆膜三层(图 17-6)。

1. **粘膜** 由单层柱状上皮和固有层构成。粘膜向管腔突出,形成许多纵行而分支的皱襞,以壶腹部最发达,故管腔不规则。上皮由纤毛细胞和分泌细胞组成(图 17-7)。纤毛细胞的纤毛向子宫方向摆动,使卵移向子宫并阻止病菌进入腹膜腔;分泌细胞的分泌物构成输卵管液,可营养卵、辅助卵的运行。输卵管粘膜上皮细胞的形态和功能随月经周期而发生周期性变化。固有层为薄层细密的结缔组织,并有少量散在的平滑肌。

2. **肌层** 由内环行和外纵行两层平滑肌构成,以峡部最厚,壶腹部肌层较薄。

3. **浆膜** 由间皮和富含血管的疏松结缔组织组成。

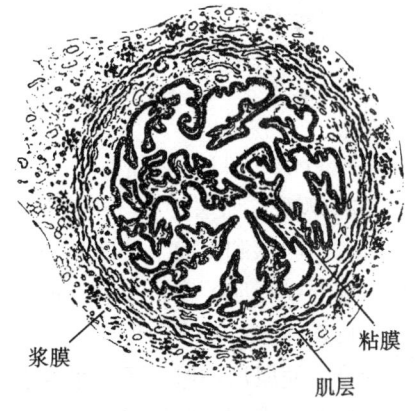

图 17-6 输卵管壶腹部(横断面)光镜结构模式图

三、子 宫

(一) 子宫壁的一般结构

子宫是肌性器官，腔小壁厚，子宫壁由外向内分为外膜、肌层和内膜（又称粘膜）三层（图 17-7）。下面描述的是子宫底部和体部的组织结构。

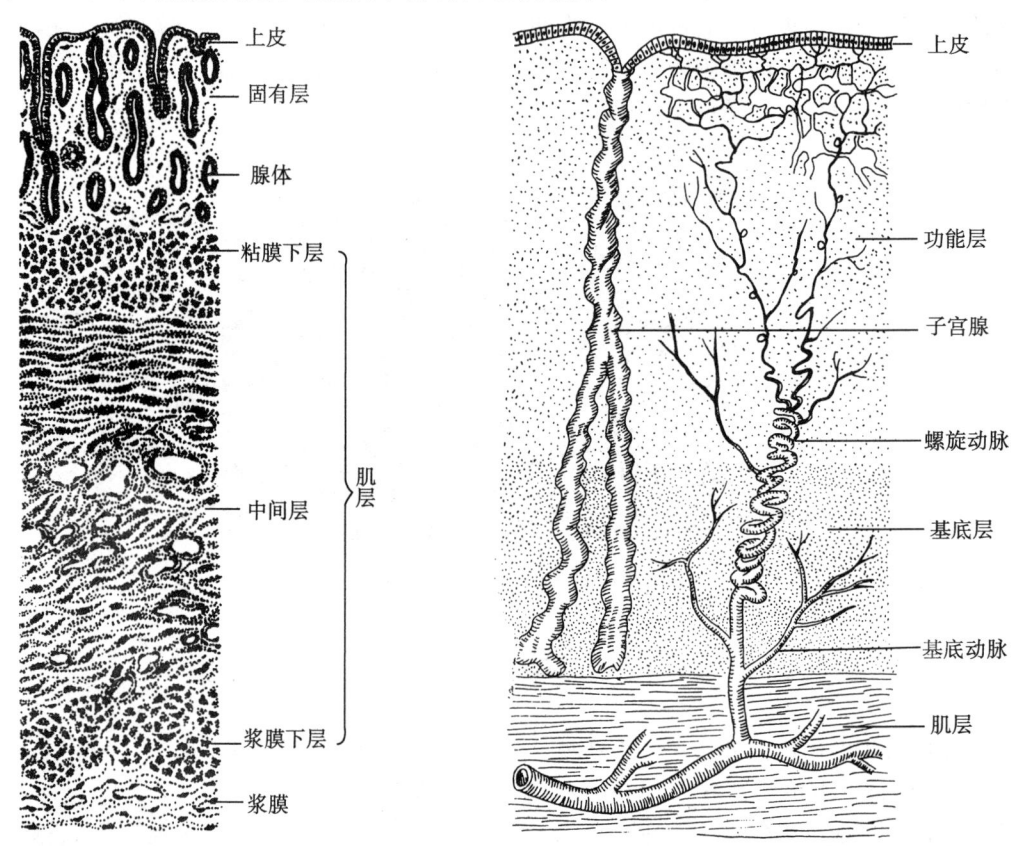

图 17-7　子宫壁光镜结构模式图　　图 17-8　子宫内膜血管与子宫腺结构模式图

1. **外膜**　外膜为浆膜。
2. **肌层**　肌层甚厚，由大量平滑肌束和结缔组织组成。肌层自内向外大致可分为粘膜下层、中间层和浆膜下层。粘膜下层和浆膜下层主要为纵行平滑肌束；中间层较厚，分内环行肌和外纵行肌，富含血管。成年妇女子宫平滑肌纤维长 30～50μm，妊娠时肌纤维显著增长，可长达 500μm 以上，肌纤维可分裂增殖，结缔组织中未分化的间充质细胞也可分化为肌纤维，使肌层增厚。子宫平滑肌的收缩受激素的调节，其收缩活动有助于精子向输卵管运送及经血排出和胎儿娩出。
3. **内膜**　内膜（endometrium）由单层柱状上皮和固有层组成。上皮由分泌细胞和少量的纤毛细胞构成。固有层较厚，含大量分化较低的梭形或星形的**基质细胞**（stroma cell）、网状纤维、血管和**子宫腺**（uterine gland）。子宫腺为单管状腺，由内膜上皮下陷而成。

子宫内膜可分为**功能层**（functional layer）和**基底层**（basal layer）两层。功能层位于浅部，较厚。由于子宫内膜发生周期性剥脱和出血以及胚泡植入均在此层，故称功能层。基底层位于深部，较薄，此层在月经和分娩时均不发生脱落并能增生修复功能层。

子宫动脉的分支进入子宫内膜后，其主干在功能层呈螺旋状走行，称**螺旋动脉**（spiral artery）（图17-8）。螺旋动脉的分支形成毛细血管网和血窦，然后汇合为小静脉，穿越肌层后，汇入子宫静脉。螺旋动脉对性激素的作用很敏感。在肌层与内膜交界处发生短而直的基底动脉进入基底层，供给其营养，它不受性激素的影响。

（二）子宫内膜的周期性变化

自青春期开始，在卵巢分泌的雌激素和孕激素的周期性作用下，子宫底部和体部的内膜功能层出现周期性变化，即每28天左右发生一次内膜功能层剥脱、出血、修复和增生，称为**月经周期**（menstrual cycle）。每个月经周期是从月经第1天起至下次月经来潮前1天止。子宫内膜周期性变化可分为3期，即月经期、增生期和分泌期（图17-9）。

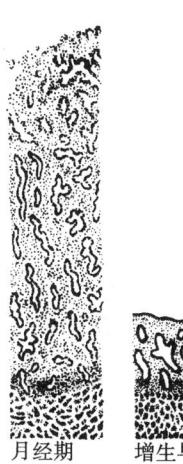
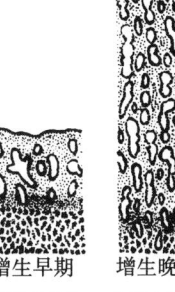
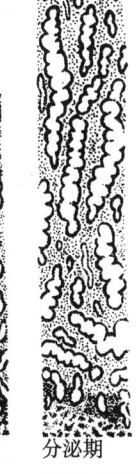

月经期　增生早期　增生晚期　分泌期
（第1天）（第6天）（第14天）（第25天）

图17-9　子宫内膜周期性变化光镜结构模式图

1. 月经期　**月经期**（menstrual phase）为周期第1～4天，由于卵未受精，月经黄体退化，雌激素和孕激素分泌量骤然下降，子宫内膜中的螺旋动脉发生持续性收缩，导致内膜缺血，组织坏死。螺旋动脉在收缩之后，又突然短暂地充血扩张，导致血管破裂、出血。血液与坏死的功能层组织一起剥脱进入子宫腔，经阴道排出，即为月经。由于不同部位的螺旋动脉是交替出现收缩和扩张，子宫内膜呈现局灶性坏死，内膜脱落不是同时发生。在月经期末，功能层全部脱落，基底层残留的子宫腺细胞迅速分裂增生，向表面铺展，修复内膜上皮，进入增生期。

2. 增生期　**增生期**（proliferative phase）为周期的第5～14天。此时卵巢内有若干卵泡生长，在卵泡分泌的雌激素作用下，子宫内膜发生增生性变化。增生早期，子宫腺少、细而短。增生晚期，内膜增厚达2～3mm，子宫腺增多、增长，腺腔增大；螺旋动脉也增长、弯曲（彩图44）。在周期第14天，卵巢排卵，子宫内膜由增生期转入分泌期。

3. 分泌期　**分泌期**（secretory phase）为周期的第15～28天。卵巢有黄体形成，在黄体分泌的孕激素和雌激素的作用下，子宫内膜继续增厚至5mm。子宫腺极度弯曲，腺腔扩大，腺腔充满分泌物，内含大量糖原。固有层内组织液增多，而呈现生理性水肿。螺旋动脉更长、更加弯曲。基质细胞肥大，胞质内充满糖原和脂滴，称前蜕膜细胞（彩图45）。卵若受精，内膜继续增厚，发育为蜕膜；卵若未受精，卵巢内的月经黄体退化，孕激素和雌激素水平下降，内膜功能层脱落，又转入月经期。

子宫内膜周期性变化的生物性意义在于为胚泡植入子宫内膜做准备。

（三）子宫颈

子宫颈由粘膜、肌层和纤维膜组成。宫颈阴道上部粘膜形成许多大而分支的皱襞，相邻皱襞之间的裂隙形成腺样的隐窝，有人称其为子宫颈腺。粘膜上皮为单柱状，分泌细胞最多，胞质内含许多粘原颗粒，还有纤毛细胞和储备细胞。宫颈阴道部粘膜光滑，上皮为复层扁平（图17-10）。宫颈粘膜不发生周期脱落，但粘膜上皮细胞分泌物的数量和性质有周期性变化。

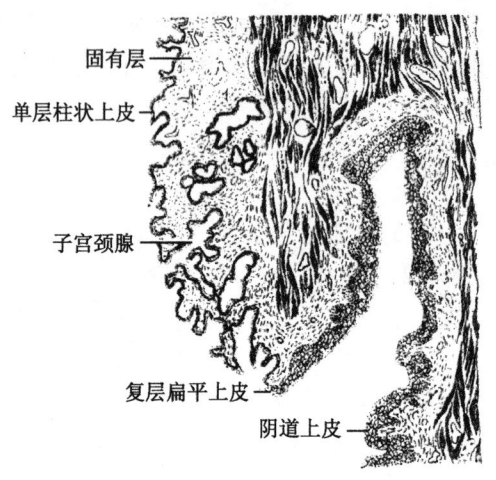

图17-10　子宫颈光镜结构模式图

四、乳　腺

乳腺于青春期开始发育，其结构随年龄和生理状况的变化而异。妊娠期和哺乳期的乳腺有泌乳功能，称活动期乳腺。未孕女性的乳腺，无分泌功能，称静止期乳腺。

（一）乳腺的一般结构

乳腺为实质性器官，外有结缔组织被膜。被膜结缔组织伸入实质将乳腺分隔为15～25个叶，每叶又分为若干小叶，每个小叶为一个复管泡状腺，由腺泡和导管构成。腺泡上皮为单层立方或柱状，在上皮细胞和基膜之间有肌上皮细胞。导管包括小叶内导管、小叶间导管和总导管，它们分别由单层柱状上皮、复层柱状上皮和复层扁平上皮构成。总导管又称输乳管，开口于乳头。

（二）静止期乳腺

腺体不发达，仅见少量小的腺泡和导管，脂肪组织和结缔组织丰富（图17-11）。在排卵后，腺泡和导管略有增生，乳腺稍微肿大。静止期乳腺随月经周期而有些变化。

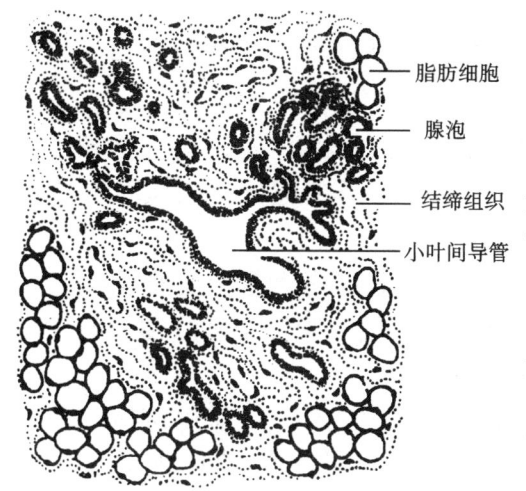
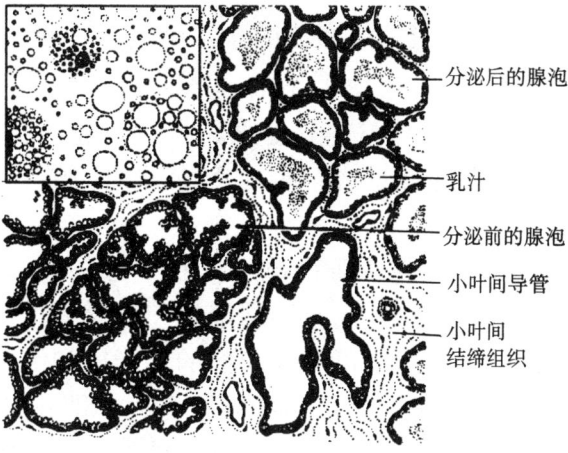

图 17-11 静止期乳腺光镜结构模式图

图 17-12 哺乳期乳腺光镜结构模式图
左上图示初乳中的脂滴和初乳小体

(三) 活动期乳腺

妊娠期在雌激素和孕激素的作用下，乳腺的小导管和腺泡迅速增生，腺泡增大，结缔组织和脂肪组织相应减少。妊娠后期，在垂体分泌的催乳激素的影响下，腺泡开始分泌，分泌物中含有脂滴、乳蛋白、乳糖和抗体等，称为初乳。初乳内还有吞噬脂肪的巨噬细胞，称初乳小体（图 17-12）。

哺乳期乳腺中的腺体更加发达，腺泡腔增大，腺腔内充满乳汁。由于各个腺泡分泌乳汁不是同步的，因此各个腺泡腺细胞的形态不相同，分泌前的腺细胞呈高柱状，分泌后的腺细胞呈立方形或扁平形，腺泡腔充满乳汁。

断乳后，催乳激素水平下降，腺组织逐渐萎缩，结缔组织和脂肪组织增多，乳腺回复静止期。

小 结

1. 卵巢实质分为皮质和髓质。皮质含有不同发育阶段的卵泡、黄体和白体等。卵泡主要由卵母细胞和卵泡细胞组成。

2. 卵泡的发育分为原始卵泡、初级卵泡、次级卵泡和成熟卵泡 4 个阶段。初级卵泡和次级卵泡合称生长卵泡。原始卵泡由一个初级卵母细胞和一层扁平的卵泡细胞构成。初级卵泡的主要变化是卵泡细胞从扁平变为立方或柱状，由单层变为复层；初级卵母细胞与卵泡细胞之间出现透明带。次级卵泡的主要结构特点是卵泡腔、卵丘和卵泡壁的形成，卵泡膜可分为内、外两层，内层含膜细胞。成熟卵泡的结构特点主要是直径达 20mm 以上，排卵前 36～48 小时完成第二次成熟分裂，形成一个次级卵母细胞和第一极体。退化的卵泡称为闭锁卵泡。

3. 成熟卵泡排卵时，排出的是次级卵母细胞及其外周的透明带和放射冠，还有卵泡液。排卵是在月经周期的第14天左右，即增生期末。

4. 黄体是内分泌腺，是成熟卵泡排卵后，残留在卵巢内的卵泡壁和卵泡膜分化而形成。颗粒细胞分化为颗粒黄体细胞，膜细胞分化为膜黄体细胞。

5. 子宫内膜由单层柱状上皮和固有层组成。上皮有大量分泌细胞和少量纤毛细胞。固有层结缔组织内含大量低分化的基质细胞、子宫腺和螺旋动脉。子宫内膜可分为浅部的功能层和深部的基底层。

6. 子宫内膜有周期性变化，即每28天左右子宫内膜功能层剥脱、出血、修复和增生，称为月经周期。月经周期可分为三期：月经期、增生期和分泌期。月经期为周期的第1～4天，剥脱的坏死功能层组织和血液一起，经阴道排出，称为月经。增生期为第5～14天，子宫内膜上皮由基底层残留的子宫腺细胞分裂增生形成，固有层结缔组织由基质细胞形成。子宫腺少、细而短，后来增多、增长。螺旋动脉增长、弯曲。子宫内膜增厚，达2～3mm。分泌期为第15～28天，子宫内膜增厚至5 mm；子宫腺极度弯曲，腺腔扩大，腺腔充满分泌物；螺旋动脉更长，更加弯曲；固有层出现生理性水肿；基质细胞肥大，分化为前蜕膜细胞。月经周期是在卵巢分泌的雌激素和孕激素的周期性作用下发生的。

联系病理和临床

1. **月经及月经异常** 月经周期为两次月经间隔的天数，一般是24～35天（占67%），提前或延后3天仍属正常。正常月经持续时间多为3～6日，月经血量为20～50ml。月经血是不凝固的，主要原因是子宫内膜含激活剂，使经血中纤溶酶原转变为纤溶酶，使纤维蛋白溶解。月经期一般无特殊症状，但由于经期盆腔充血和子宫血流量增多，有的人可出现下腹和腰骶部下坠感。若程度较重，并影响正常生活、学习和工作，称痛经。当年龄超过18岁尚无月经来潮或由于病理原因而月经停止6个月，称为闭经。如果月经周期规律不正常，经量过多，经期延长，而全身及内、外生殖器官无器质性病变存在，仅由于调节生殖的神经内分泌机制失常引起的异常子宫出血，称功能失调性子宫出血。

2. **卵巢功能的检查** 在卵巢激素作用下，阴道上皮细胞和子宫颈分泌物均有周期性变化。阴道上皮为未角化复层鳞状上皮，上皮细胞的成熟程度与体内雌激素水平成正比，雌激素水平越高，细胞分化越成熟，因此通过观察阴道脱落细胞涂片，计算鳞状上皮表层、中间层和基底层细胞百分比，可了解雌激素水平。子宫颈粘膜单层柱状上皮有大量分泌细胞，它分泌粘液的量和质有周期性变化，通过检查粘液的性状、分泌量和拉丝度以及显微镜观察粘液中羊齿状结晶程度，也可了解卵巢的功能。

3. **子宫颈癌** 是妇女最常见的恶性肿瘤,发病年龄多为 40～55 岁,60～69 岁又出现一高峰。子宫颈管粘膜上皮为单层柱状,而子宫颈阴道部粘膜上皮为复层扁平。在宫颈外口处,单层柱状上皮移行为复层扁平上皮,此处是宫颈癌好发部位。通过妇女防癌普查和宫颈脱落细胞检查,有助于早期发现和早期治疗。

4. **子宫肌瘤** 是妇女最常见的良性肿瘤,多见于中年妇女。据大量尸体解剖检查,发现 30 岁以上妇女中 20% 有子宫肌瘤。子宫肌瘤是由平滑肌细胞增生而形成,最常发生在子宫肌层内,也可发生在子宫浆膜下或粘膜下。大多数患者无明显症状,如出现症状,最常见的是月经改变,表现为经量增多,经期延长,月经周期缩短。

(刘兴发　张荣德)

第十八章 人胚早期发育

一、人体胚胎学的研究内容、意义和学习方法

人体胚胎学（human embryology）是研究从受精卵发育为足月胎儿并娩出为止的变化过程及其机制的科学。发育是生长（指身体大小的增加）和分化的连续过程。人胚胎在母体子宫内发育约为38周（266天），通常将胚胎发育分为三个时期：①**胚前期**（preembryonic period）是指从受精卵形成到第2周末。②**胚期**（embryonic period）是指从第3周至第8周末的发育时期，在此期末，胚的外貌初具人形，各器官、系统原基建立。③**胎（儿）期**（fetal period）是指第9周末至娩出，此期胎儿逐渐长大，各器官、系统的结构继续发育完善，多数器官出现不同程度的功能活动。胚前期和胚期质变剧烈，胎期量变显著。前两期属人胚早期发育，是本课程学习的主要内容。

胚胎龄的推算，胚胎学者采用受精龄，即从受精日算起，是实际的胎龄。而妇产科为了便于推算预产期，常采用月经龄，即从孕妇末次月经的第一天算起，至胎儿娩出共约40周（280天），以28天为一个妊娠月，则为10个月。

学习胚胎学不仅有助于深刻理解解剖学、组织学和病理学的某些内容，而且有助于了解其与临床医学各门学科的密切关系，尤其是与妇产科学的密切关系不言而喻。倘若胚胎发育异常，将产生先天性畸形。因此，学习胚胎学具有重要的理论意义和实用价值。

从一个受精卵发育成足月胎儿，是一个连续不断变化的过程，可谓发生翻天覆地的改变，对初学者有一定难度。因此，胚胎学的学习方法，不同于组织学。首先要掌握人胚发育过程的连贯线索与各种结构的来龙去脉，每个发育环节都是由前面的一些变化引起，完成后转而影响下一个环节；其次，应掌握各主要结构的时间与空间的变换关系，在胚胎发育过程中，各种结构的位置与方位也不断发生变化；最后，要有进化观点，人类是进化来的，人体发生会迅速简短地重演种系发生，这样才能深刻理解胚胎发育的过程。

二、生殖细胞

生殖细胞（germ cell）又称**配子**（gamete），包括精子和卵子，是新个体发生的物质基础，两者均为单倍体细胞，即只有23条染色体。

1. 精子的成熟和获能　精子在睾丸生精小管形成，在附睾停留1~2周，使精子具有定向运动和受精的潜力，达到功能上的成熟。但是，附睾中成熟的精子仍不能释放顶体酶，因而不能穿越放射冠和透明带。其原因是有来自附睾和附属腺的糖蛋白，粘附在精子头部，阻止顶体酶释放。精子通过女性生殖管道时，主要是输卵管的分泌物能降解精子头部粘附的糖蛋白，于是顶体表面的细胞膜裸露，使精子能释放顶体酶并穿越放射冠和透明带，将精子获得对卵子受精能力的过程称**获能**（capacitation）。

2. 卵子成熟　卵巢排卵排出的是处于第二次成熟分裂中期的次级卵母细胞以及周围的

透明带和放射冠。当精子穿入次级卵母细胞后,才能完成第二次成熟分裂而发育为成熟卵子。若卵子未受精,则在排卵后 12~24 小时退化。

三、受 精

1. **受精的定义和部位** 精子和卵子结合成为受精卵的过程称为**受精**(fertilization)。精子和卵子的相互作用就像一根导火线,引发了一系列的生物连锁反应,从而拉开了发育的序幕,一个新的生命将从此开始。受精的部位通常在输卵管壶腹部。

2. **生殖细胞的运送** 精子主要靠鞭毛运动,速度是 0.1~3mm/s,同时子宫和输卵管平滑肌收缩可加快精子运送,从子宫颈外口到达输卵管壶腹部约 15~45min。正常成年男性每次射精的精液中含 3 亿~5 亿个精子,但到达输卵管壶腹部的精子只有 300~500 个,活力弱的精子中途不断被淘汰,一般是精子等候卵子。卵母细胞主要靠输卵管平滑肌收缩和粘膜纤毛细胞的纤毛向子宫方向摆动,推向壶腹部。

3. **顶体反应** 获能后精子顶体释放一系列顶体酶的过程称为**顶体反应**(acrosome reaction)(图 18-1)。由于顶体酶的作用,使放射冠细胞间质分解,精子与透明带接触并溶解局部透明带,形成一条孔道,精子进入卵周隙。顶体反应发生时,精子顶体的前膜与精子头部表面的细胞膜局部融合,然后融合处破裂形成许多小孔,顶体内含的酶类得以排出。

4. **受精过程** 受精前,精子必须突破卵细胞外两道防线。当精子头与卵细胞膜接触时,受精才真正开始,受精的过程可分为三期:①精子的细胞膜与卵细胞膜接触和融合,精子头部和尾部内容物进入卵细胞内。②雌原核和雄原核形成。精子入卵,激发次级卵母细胞完成第二次成熟分裂,核膜包围形成**雌原核**,并排出第二极体进入卵周隙,此刻卵细胞成熟。精子尾迅速退化消失,精子头核膜解体消失,DNA 合成和复制,形成新的核膜,重新建立**雄原核**,比雌原核略大。③两性原核靠拢并相互融合,核膜消失,染色体混合,形成二倍体的**受精卵**(图 18-2),受精宣告结束,受精过程约需 24 小时完成。

人类是**单精受精**,尽管卵细胞周围有许多精子,但一般只允许一个精子进入卵细胞,其原因是当一个精子进入卵细胞后,卵细胞膜下方胞质中的大量皮质颗粒,将其内容物释放到卵周隙,使透明带结构发生改变,防止其他精子入卵。偶尔,也有两个精子同时进入卵细胞即**双精受精**,结果形成三倍体的胚胎,几乎都流产,或出生后不久即死亡。即使存活,智力也差,并有先天性畸形。

5. **受精的意义** ①受精使代谢缓慢的卵细胞进入代谢旺盛期,从而启动受精卵不断分裂和分化。②受精使受精卵恢复二倍体核型;同时,获得双亲遗传物质而且在生殖细胞成熟分裂时,发生染色体联合和交换,因此,新个体既保持了双亲的遗传特征,又具有不同于亲代的特征。③受精决定新个体的遗传性别。若含有 Y 染色体的精子与卵细胞结合,则发育为男性;带有 X 染色体的精子与卵细胞结合,则发育为女性。

6. **受精条件** 影响受精的因素很多,也非常复杂,受精的基本条件是:①精子必须获能,除在女性生殖管道获能外,目前还可以在体外用人工方法,使精子获能。②精子和卵细胞必须适时相遇,精子在女性生殖管道虽然可以存活 3~4 天,但精子保持受精能力只有 24 小时。排卵后 12 小时,卵细胞便丧失受精能力。因此,受精一般发生在排卵后 12 小时以内。③精子必须保持足够数量和质量,正常情况下,每毫升精液内含有精子 2000 万~2 亿个,若精子数量低于 500 万个/ml 或每次排出精子总数<2000 万个,畸形精子如双头、双

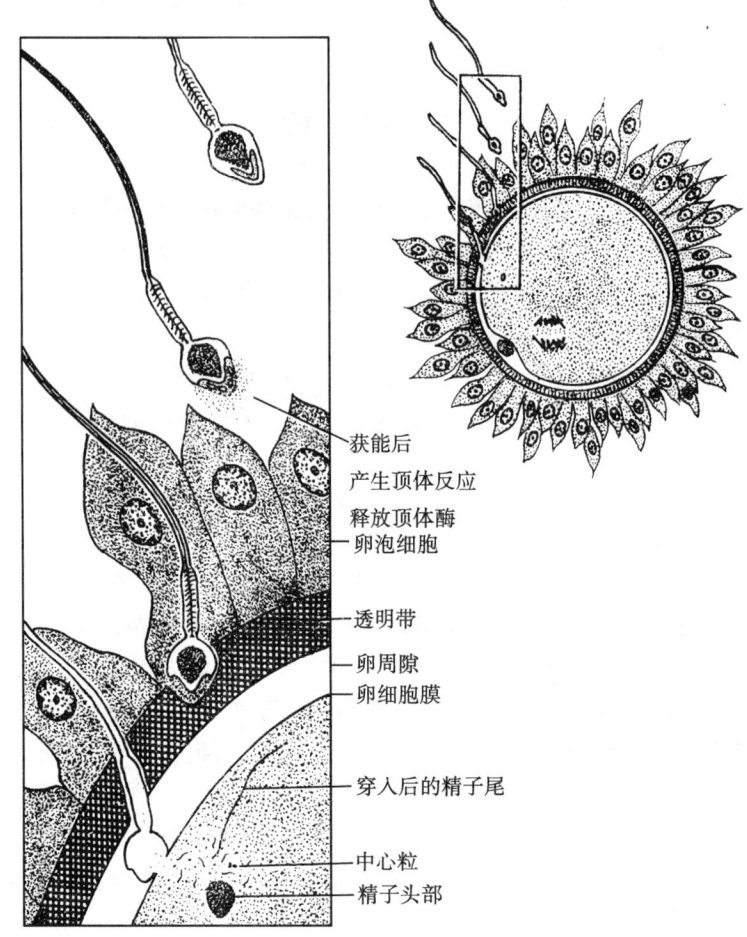

图 18-1　精子顶体反应与受精示意图

尾、大头和小头等的数量超过 40%，活动能力太弱的精子超过 50%，可引起男性不育。④ 男女生殖管道必须通畅，较多见的是女性双侧输卵管闭塞，造成女性不育。

目前使用的许多人工避孕或绝育方法，都是根据受精条件而设计的，如避孕套、子宫帽、输精管结扎、输卵管粘堵等。

四、卵裂、胚泡形成和植入（第 1 周）

（一）卵裂

受精卵形成后便开始细胞分裂，受精卵的细胞分裂称**卵裂**（cleavage）。卵裂形成的细胞，称**卵裂球**（blastomere）。卵裂是在透明带内进行的，随着卵裂球数目增加，卵裂球的体积越来越小，不同于一般的有丝分裂。受精第 3 天，卵裂球达 12～16 个，共同构成一个实心胚，外观似桑椹，故称**桑椹胚**，此时已由输卵管运行到子宫腔（图 18-3、18-4）。

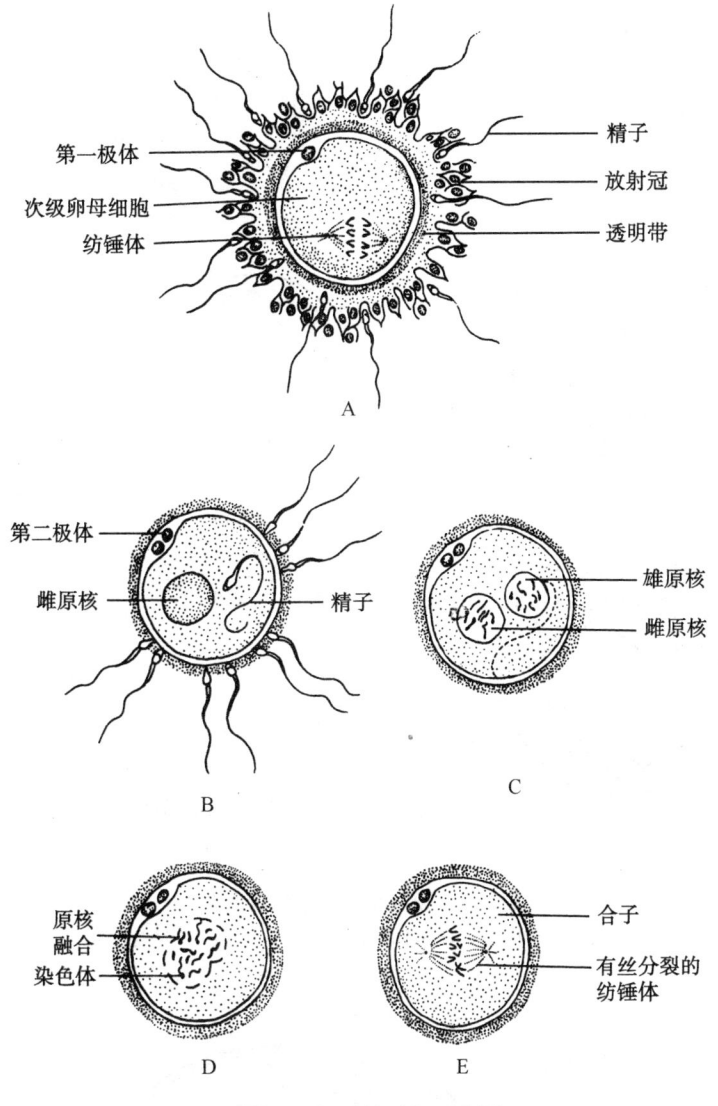

图 18-2 受精过程示意图

(二) 胚泡形成

桑椹胚的细胞在子宫腔内继续分裂，当卵裂球增至 100 个左右时，细胞间出现若干小的腔隙，继而汇合成一个大腔，腔内充满液体，整个胚呈囊泡状，故称**胚泡**（blastocyst）。胚泡由滋养层、胚泡腔和内细胞群三部分组成。胚泡的壁由单层细胞构成，与吸收营养有关，故称**滋养层**（trophoblast）。在胚泡中间的腔称**胚泡腔**（blastocoele）。在胚泡腔内一端有一团细胞附于滋养层内面，称**内细胞群**（inner cell mass），它们是多能干细胞。覆盖在内细胞群表面的滋养层称**极端滋养层**。第 4 天胚泡形成，第 5 天胚泡表面的透明带溶解消失（图18-3、18-4）。

(三) 植入

1. 植入定义和部位 胚泡埋入子宫内膜的过程称**植入**（implantation），又称**着床**（im-

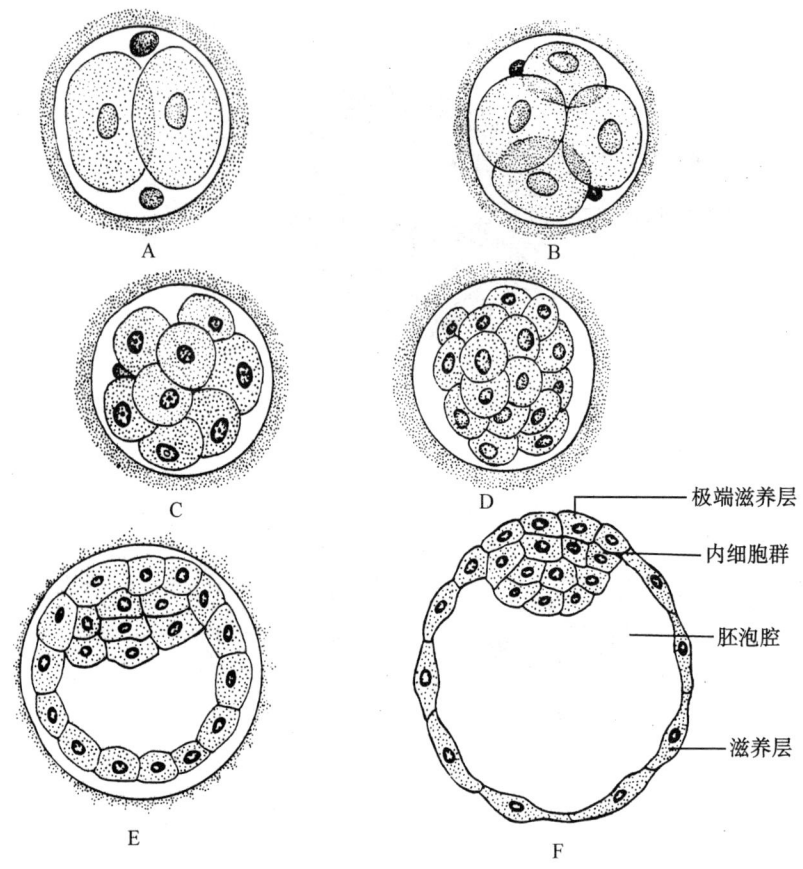

图 18-3 卵裂和胚泡形成示意图
A. 2个卵裂球；B. 4个卵裂球；C. 8个卵裂球；D. 桑椹胚；E. 早期胚泡；F. 胚泡

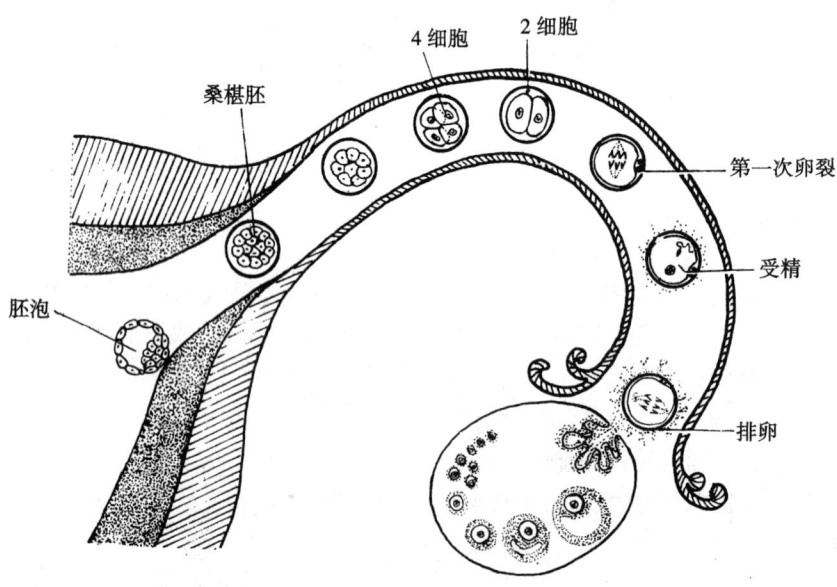

图 18-4 排卵、受精与卵裂过程示意图

bed）。植入的部位通常在子宫体或子宫底的子宫内膜功能层，以子宫后壁多见。

2. 植入过程　大约受精后第5～6天开始植入，第11～12天完成。植入时，透明带完全消失，极端滋养层首先与子宫内膜接触，并分泌蛋白水解酶，溶解子宫内膜上皮、附近固有层结缔组织、子宫腺和毛细血管等，形成一个缺口，胚泡沿此缺口逐渐埋入子宫内膜。胚泡全部埋入子宫内膜后，缺口修复，植入完成（图18-5）。

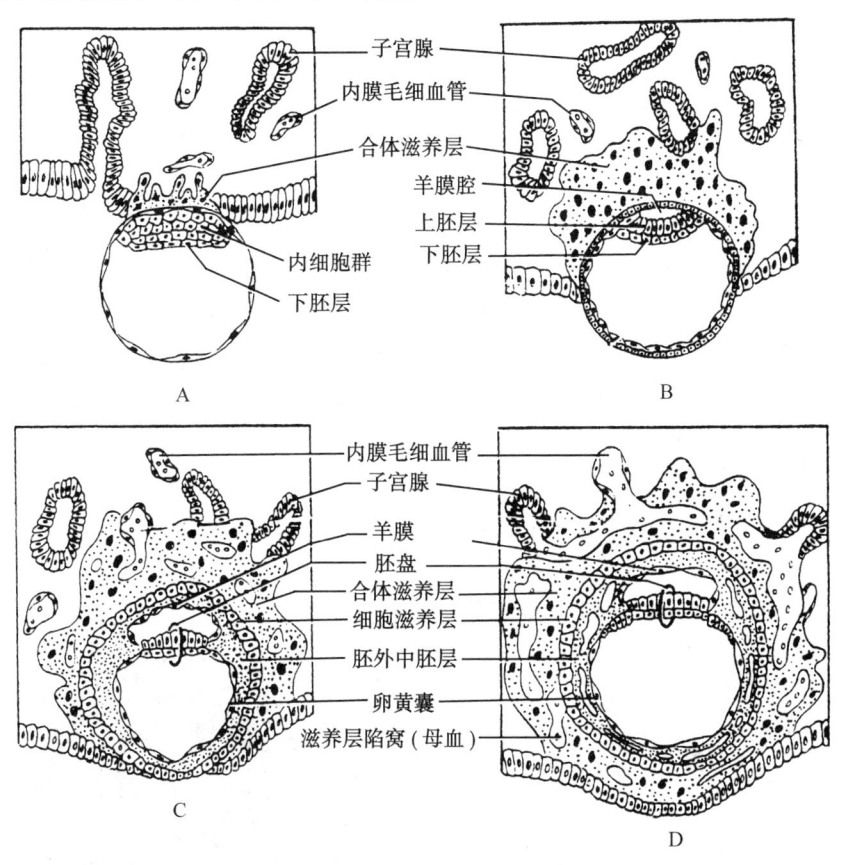

图18-5　植入过程示意图
A. 植入早期（第7天）；B. 第8天；C. 植入后期（第9天）；D. 植入完成（第12天）

在植入同时，胚泡也发生变化，首先是极端滋养层细胞增殖，使滋养层增厚，并分化为内、外两层。外层细胞互相融合，细胞间界限消失，称**合体滋养层**（syncytiotrophoblast）；内层细胞界限清楚，由单层立方细胞组成，称**细胞滋养层**（cytotrophoblast）。细胞滋养层的细胞不断地分裂，产生的新细胞补充、融入合体滋养层。在合体滋养层中出现一些小腔隙，其内充满母体血液，滋养层可直接从母血吸取营养。此外，内细胞群也在演变（后述）。

3. 植入的意义　胚泡悬浮在子宫腔内显然是不安全的，埋入子宫内膜后对胚胎有保护作用。同时，胚胎可直接从母体获取营养，保证胚胎发育的营养需要。

4. 植入条件　植入是一个极其复杂的生理过程，受多种因素的调控和影响，植入的机制至今未完全阐明。但已肯定，植入必需的条件是，胚泡与子宫内膜同步发育，即母体雌激素和孕激素分泌正常，使子宫内膜处在分泌期；胚泡准时进入子宫腔，且透明带消失。同时子宫腔保持正常的内环境。口服避孕药是使母体内分泌发生变化，导致胚泡发育与子宫内膜周期性变化不同步，植入不能完成；子宫内膜置入避孕环，能干扰胚泡植入，达到避孕目的。

5. 植入后的子宫内膜变化　植入时子宫内膜正处于分泌期，植入后子宫内膜进一步增厚，血液供应更加丰富，子宫腺分泌更旺盛，基质细胞肥大，富含糖原和脂滴，分化为蜕膜细胞。胚泡植入后的子宫内膜称**蜕膜**（decidua）。根据蜕膜与胚泡的位置关系，将蜕膜分为三部分：①**基蜕膜**，是位于胚泡深面的部分；②**包蜕膜**，是覆盖在胚泡子宫腔面的部分；③**壁蜕膜**，是子宫其余部分的蜕膜（图18-6）。

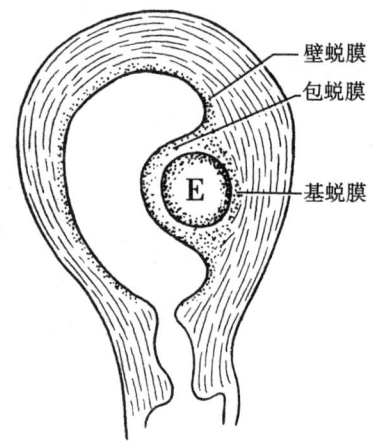

图 18-6　胚胎与子宫蜕膜的关系示意图

五、二胚层胚盘的发生（第2周）

1. 上胚层和下胚层的形成　在第2周胚泡植入过程中，内细胞群的细胞增殖分化，向胚泡腔一侧形成一层立方形的原始细胞层，称**下胚层**（hypoblast）。在下胚层上方形成一层柱状的原始细胞层，称**上胚层**（epiblast）。下胚层和上胚层的细胞借助基膜紧密相贴组成一个椭圆盘状的结构，称**胚盘**（embryonic disc）（图18-5），它是胚体的原基，即人胚最初的形态结构，长度为0.1～0.4mm。

2. 羊膜囊和卵黄囊的形成　由于增殖的上胚层细胞之间出现一个腔隙，将上胚层分隔成两层细胞，贴近细胞滋养层内面的一层细胞成为羊膜细胞，并形成羊膜；与下胚层相贴的一层细胞仍为上胚层。羊膜围成的腔为**羊膜腔**，内含液体称**羊水**。由羊膜包绕羊膜腔形成的囊称**羊膜囊**。上胚层构成羊膜腔的底。下胚层的边缘细胞增殖向腹侧延伸，围成另一个囊，称**卵黄囊**，卵黄囊的顶为下胚层（图18-5）。

3. 胚外中胚层的形成　可能由于细胞滋养层细胞增殖，在胚泡腔内形成一些星状细胞，充填于细胞滋养层与卵黄囊和羊膜之间，称**胚外中胚层**（图18-5）。胚泡腔随之消失，继而在胚外中胚层细胞之间出现一些小腔隙，并逐渐融合成一个大腔，称**胚外体腔**（图18-7）。此时，胚外中胚层分别贴附在细胞滋养层内表面及卵黄囊和羊膜的外表面。另外，在羊膜顶壁与细胞滋养层之间还有一束胚外中胚层细胞，称**体蒂**（图18-7），将胚盘和羊膜囊、卵黄囊悬吊于胚外体腔中。体蒂将发育为脐带的主要成分。

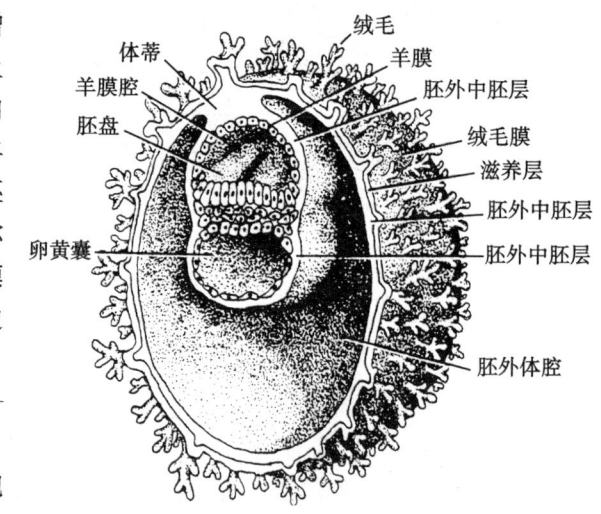

图 18-7　第3周初胚的剖面模式图

六、三胚层胚盘的发生（第3周）

1. **原条的形成** 第3周初，胚盘上胚层正中线处一端的细胞增殖，形成一条增厚的细胞索，称**原条**（primitive streak）。原条头端的细胞增殖略隆起，称**原结**。继而原结的中心出现浅凹称**原凹**，原条的中线出现浅沟称**原沟**（图18-8）。原条的出现使胚盘能区分头尾方向，有原条的一端为胚体的尾端，相对的一端为头端。

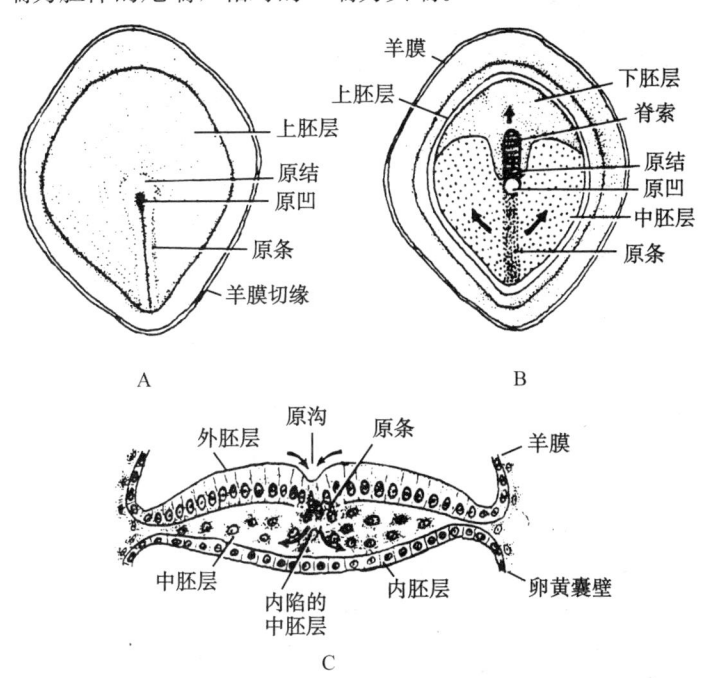

图 18-8 第 16 天胚盘的原条、中胚层和脊索形成模式图
A. 胚盘背面观；B. 切除上胚层，示中胚层和脊索；
C. 通过原条的胚盘横切面，示中胚层形成

2. **中胚层、内胚层、外胚层和脊索的形成** 原沟底部的上胚层细胞，在上、下胚层之间，向头、尾及左右两侧扩展迁移，在迁移时细胞发生分化，形成新的一层细胞，称**中胚层**（mesoderm）；还有一部分原沟底部的上胚层细胞迁移到下胚层，并逐渐置换了下胚层细胞，此处形成一层新的细胞，称**内胚层**（endoderm）。当中胚层和内胚层发生后，上胚层即改称为**外胚层**（ectoderm）。可见，内、中、外三个胚层均来自上胚层。原凹深部的上胚层细胞增殖，并在内、外胚层之间向头端迁移，形成一条单独的中胚层细胞索，称**脊索**（notochord）。中胚层不是完整的一层细胞，在脊索的头端和原条的尾端，各有一个无中胚层的小区，此处的内、外胚层直接相贴呈薄膜状，头端的称**口咽膜**，尾端的称**泄殖腔膜**（图18-9）。随着胚体的发育，脊索向头端生长，对早期胚胎起支持作用，最后退化成为椎间盘的髓核。而原条由头端向尾端退化，最终消失。若原条细胞残留，将在人体骶尾部分化形成**畸胎瘤**，内含多种组织，属恶性肿瘤。第3周胚盘增大成倒梨形，由内、中、外三个胚层组成，长度为0.5～1.5mm。

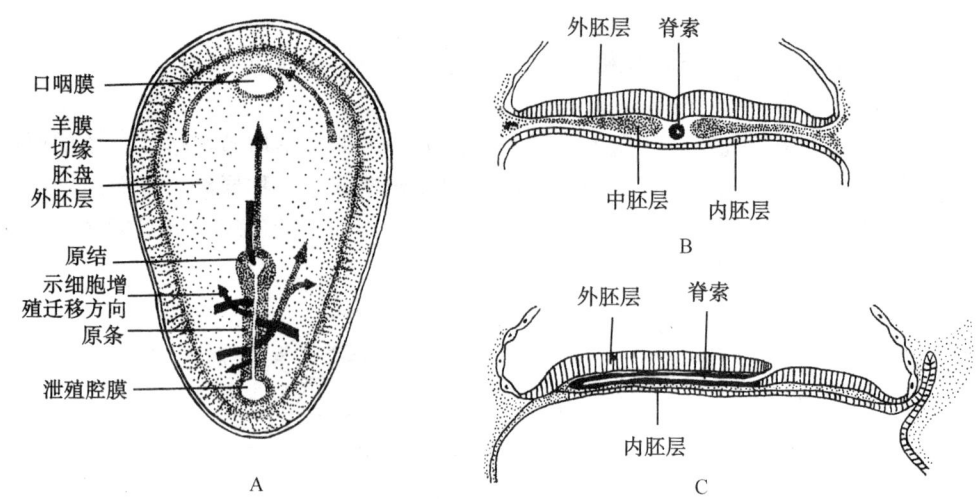

图 18-9 第 18 天胚盘的中胚层和脊索形成模式图
A. 胚盘背面观；B. 胚盘横切面（经脊索）；C. 胚盘正中纵切面

七、三胚层分化和胚体外形建立（第 4~8 周）

(一) 三胚层的分化

三胚层形成后，随即开始分化形成各器官的原基。

1. **外胚层的分化** 脊索形成后，脊索能诱导其背侧的外胚层细胞增厚呈板状，称**神经板**（neural plate）。继而神经板中央沿长轴下陷形成**神经沟**，沟的两侧边缘隆起称**神经褶**。两侧神经褶从神经沟中段靠拢并愈合，愈合向头尾两端进行，最后在头尾两端各有一个开口，分别称为**前神经孔**和**后神经孔**，第 4 周末，前、后神经孔相继闭合，使神经沟完全封闭

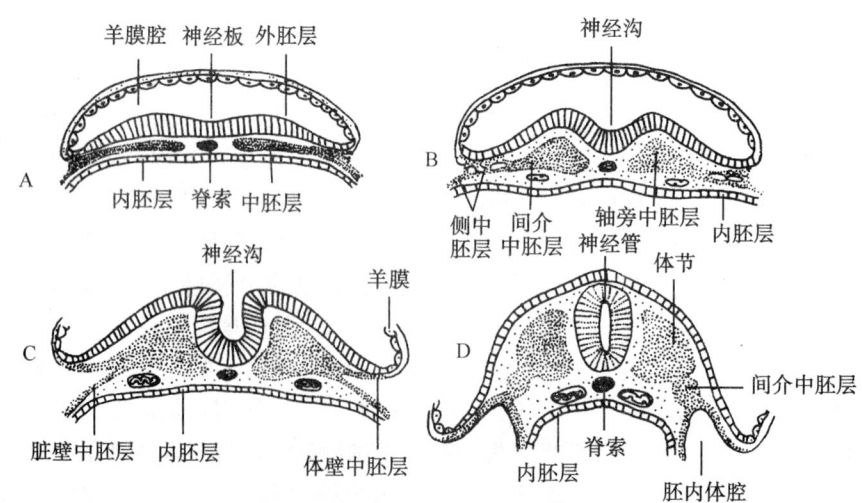

图 18-10 中胚层的早期分化及神经管的形成模式图
A. 17 天；B. 19 天；C. 20 天；D. 21 天

成为**神经管**（neural tube）（图 18-10、18-11）。神经管将分化为中枢神经系统的脑和脊髓，还有神经垂体、松果体和视网膜等。如果前神经孔未愈合将形成无脑儿；而后神经孔未闭合则形成脊髓裂。

在神经管形成过程中，神经板外侧缘的一些细胞，迁移到神经管背侧形成两条纵形细胞索，称**神经嵴**（neural crest）（图 18-12）。神经嵴将分化形成周围神经系统和肾上腺髓质等。位于表面的外胚层细胞将分化为表皮和皮肤附属器及腺垂体等。

2. **中胚层的分化** 中胚层形成后，在脊索两侧从内向外依次分化为轴旁中胚层、间介中胚层和侧中胚层三部分（图 18-10）。此外，有些散在分布的中胚层细胞，称**间充质**（mesenchyme）。

（1）**轴旁中胚层** 是位于脊索两侧的一对纵行细胞索，随即断裂为成对的中胚层细胞团块，称**体节**（somite）。从颈部向尾部依次形成，第5周时，总共形成42~44对。体节主要分化为皮肤真皮、骨骼肌和中轴骨骼。

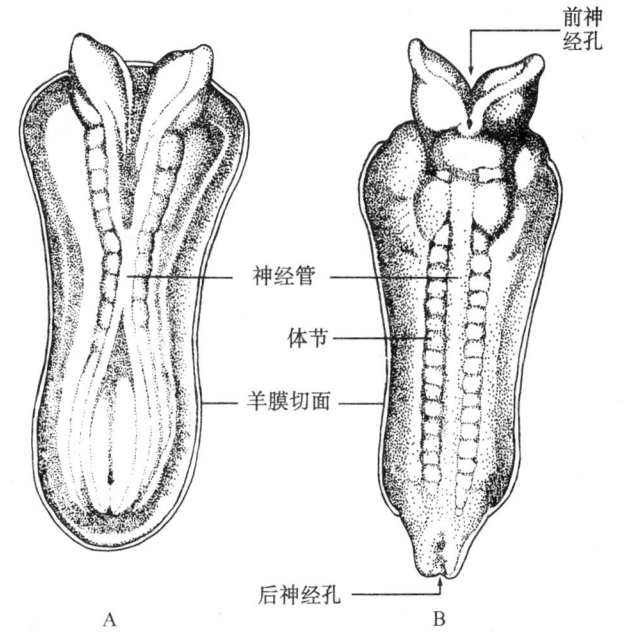

图 18-11 神经管形成的模式图
A. 约22天；B. 约23天

（2）**间介中胚层** 位于轴旁中胚层和侧中胚层之间，将分化为泌尿系统和生殖系统的主要器官。

（3）**侧中胚层** 位于中胚层的最外侧部分，侧中胚层内部形成一个大腔，称**胚内体腔**，因此，将侧中胚层分为两层（图 18-10）。与外胚层相贴的称**体壁中胚层**，将主要分化为胸腹部和四肢的皮肤真皮、骨骼肌、骨骼和血管等，与内胚层相贴的称**脏壁中胚层**，将主要分化为消化和呼吸系统的平滑肌、结缔组织和间皮等。胚内体腔分化为心包腔、胸膜腔和腹膜腔。间充质分化为结缔组织、肌组织和血管。

3. **内胚层的分化** 内胚层被包入胚体形成**原始消化管**（图 18-12），将分化为消化管、消化腺、呼吸道和肺的上皮组织，以及甲状腺、甲状旁腺和胸腺的上皮组织。

（二）胚体外形的建立

由于三胚层的分化和胚盘边缘向腹侧卷折，使扁平形胚盘逐渐变为"C"字圆柱形胚体。胚盘卷折的原因主要是胚盘各部分生长速度不同所致。位于胚盘中轴部位的神经管和体节生长迅速，使胚体背侧隆起而突向羊膜腔内。胚盘边缘生长慢，从两边向腹侧包卷，形成左右侧褶，结果外胚层包在胚体外表，内胚层卷入胚体内部，形成头尾纵向的原始消化管。胚体头和尾生长速度又比左右侧快，头端由于脑和颜面器官的发生，形成纵向的头褶；尾端发生的卷折称尾褶，较头褶发生略晚且生长慢。由于胚盘头褶、尾褶和左右侧褶的发生，使胚体卷折成头大尾小的"C"字圆柱形（图 18-12）。

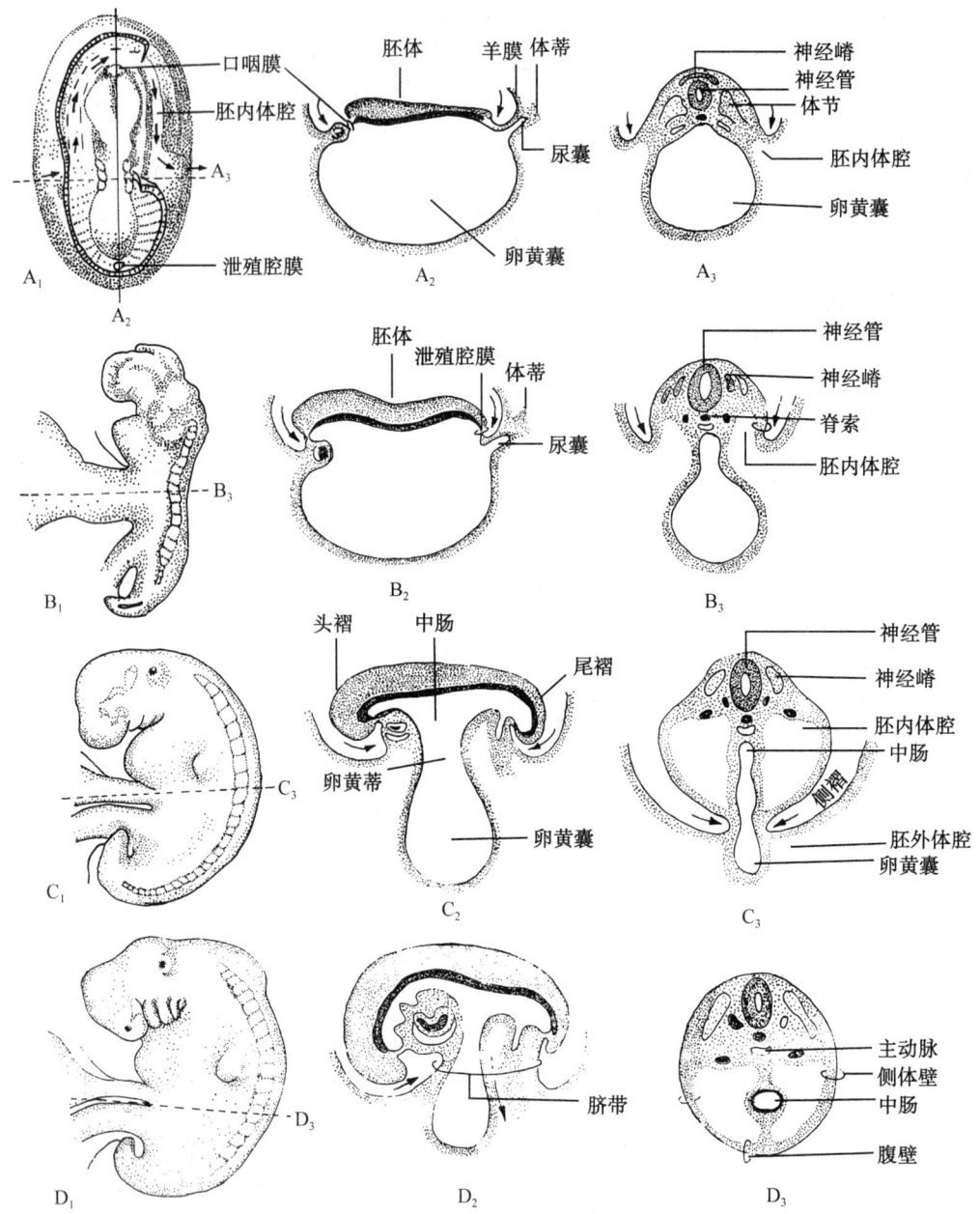

图 18-12 胚体外形的形成模式图

A_1：约 20 天人胚背面观；B_1：约 23 天人胚侧面观；C_1：约 26 天人胚侧面观；D_1：约 28 天人胚侧面观；
$A_2 \sim D_2$ 为 $A_1 \sim D_1$ 纵断面；$A_3 \sim D_3$：为 $A_1 \sim D_1$ 相应横断面

随着圆柱形胚体形成，结果使胚体凸入羊膜腔，浸泡于羊水中；体蒂和卵黄囊在胚体腹侧靠拢，外包羊膜，形成原始脐带；口咽膜和泄殖腔膜分别转到胚体头和尾的腹侧，原始消化管的头端和尾端分别由口咽膜和泄殖腔膜封闭，不久先后发生破裂，中段的腹侧与卵黄囊相通。至第 8 周末，胚体颜面形成，可见眼、耳、鼻、口和四肢，初具人形，但不能分辨性别。此时，胚胎顶臀长度，又称坐高为 19～35mm，重量 1～3g（图 18-13）。

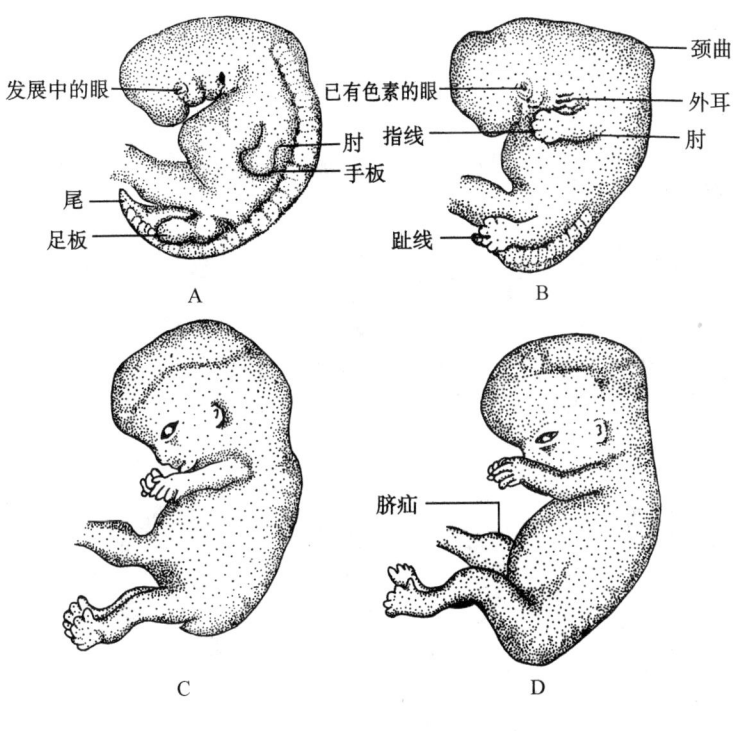

图 18-13　第 5～8 周人胚外形模式图
A. 33 天；B. 48 天；C. 52 天；D. 56 天

八、胎膜和胎盘

(一) 胎膜

胎膜 (fetal membrane) 包括绒毛膜、羊膜、卵黄囊、尿囊和脐带。胎膜由受精卵发育而来，是胚胎发育过程中形成的附属结构，它基本上不构成胚体本身的任何结构（部分卵黄囊和尿囊除外），但是在胚胎发育中不可缺少，对胚胎具有保护和营养等多种重要作用。胎儿娩出后，胎膜与子宫分离并被排出体外。

1. 绒毛膜　绒毛膜 (chorion) 由滋养层和紧贴于其内面的胚外中胚层组成。胚泡植入完成后，滋养层已分化为细胞滋养层和合体滋养层两层，继而细胞滋养层局部增殖，并向外形成许多突起，称初级绒毛干，它由外表的合体滋养层和内部的细胞滋养层组成。第 3 周时，胚外中胚层伸入初级绒毛干内，即称次级绒毛干。随后次级绒毛干内的胚外中胚层，分化为结缔组织和血管，即称三级绒毛干。同时绒毛干末端的细胞滋养层细胞增殖，并穿出其表面的合体滋养层，直抵子宫蜕膜，而且这些穿出的细胞滋养层细胞不断增殖，在合体滋养层的外面，蜕膜的表面扩展，形成一层新的细胞滋养层称细胞滋养层壳。细胞滋养层壳使胚胎的绒毛膜与母体子宫蜕膜牢固相连，并将合体滋养层与蜕膜组织分隔开（图 18-14）。从绒毛干表面发出分支，形成许多小的绒毛，绒毛表面的合体滋养层能溶解破坏周围的蜕膜组织，使原来合体滋养层的小腔隙扩大，并融合成一个大腔，称绒毛间隙。绒毛间隙内充满来自子宫螺旋动脉的母血，绒毛浸浴在绒毛间隙的母血中，从母血吸取氧气和营养物质并排出代谢产物。

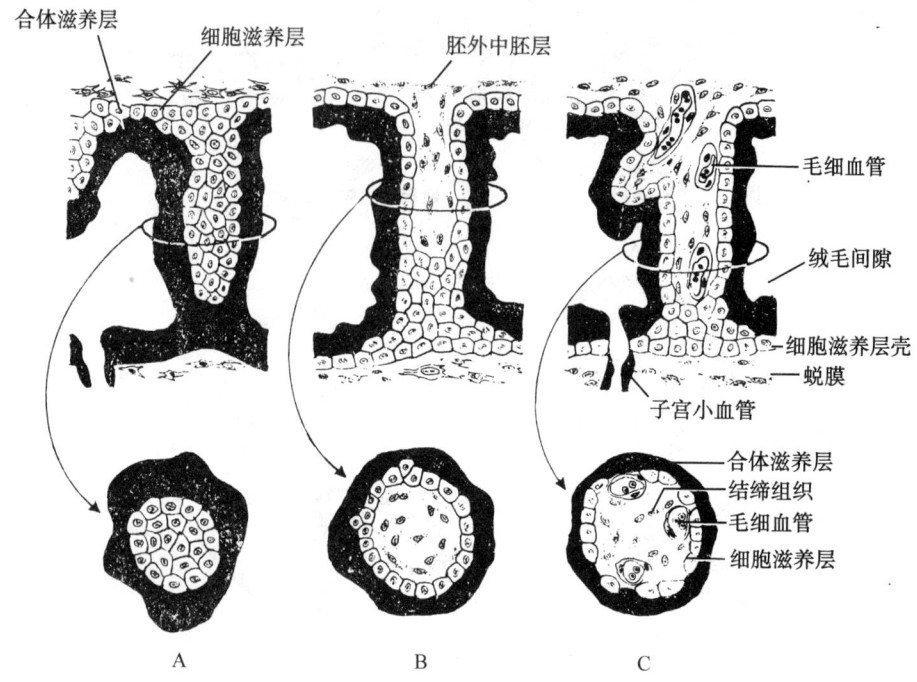

图 18-14　绒毛干发育示意图
A. 初级绒毛干；B. 次级绒毛干；C. 三级绒毛干

胚胎早期，整个绒毛膜表面的绒毛均匀分布。随着胚胎发育，绒毛膜扩大，与包蜕膜相接触的绒毛受压迫，血液供应减少，绒毛逐渐退化、消失，面向包蜕膜的绒毛膜表面无绒毛，称**平滑绒毛膜**。相反，面向基蜕膜侧的绒毛，供血充足，绒毛反复分支，生长茂盛，称**丛密绒毛膜**（图18-15）。随后丛密绒毛膜与基蜕膜共同组成胎盘，而平滑绒毛膜与羊膜融合后，胚外体腔消失。包蜕膜与壁蜕膜融合，子宫腔消失（图18-15）。羊膜、平滑绒毛膜、包蜕膜和壁蜕膜融合为一层膜（妇产科称胎膜）。胎儿包在一个封闭大囊内，浸泡在羊水中发育。这个大囊壁由胎盘和上述四合一的膜形成。胎儿娩出后，囊壁与子宫壁分离并排出体外，称**胞衣**（afterbirth）。

2. 羊膜　**羊膜**（amnion）为半透明薄膜，由羊膜上皮和胚外中胚层组成。羊膜腔内充满羊水，胚胎在羊水中发育，由水生到陆生，重演进化过程。羊水的来源，在胚胎早期，主要由羊膜细胞分泌；后来胎儿的尿液也成为羊水的一部分，使羊水由清亮变得混浊。羊水并非一塘死水，而是不断更新。羊水的回流是通过羊膜细胞吸收和胎儿吞咽。羊水的作用是：①缓冲外力的压迫和震荡，对胎儿有保护作用；②胎儿在羊水中可较自由地活动，有利于骨骼肌的发育和防止胎儿与羊膜局部粘连；③临产时，羊水可扩大子宫颈和润滑产道，有利于胎儿娩出。随着胚胎发育，羊水的容量缓慢增加，第20周时约为350ml，足月时约为1000～1500ml。

3. 卵黄囊　**卵黄囊**（yolk sac）位于原始消化管腹侧，卵黄囊通过缩窄的卵黄蒂与原始消化管相连，后来卵黄蒂与肠管断离，卵黄囊也退化萎缩变得很小（图18-15）。鸟类的卵黄囊贮存大量卵黄，为胚胎提供营养。人胚胎卵黄囊内并无卵黄，其出现也是种系发生和进化过程的重演。卵黄囊的作用是：①卵黄囊壁的胚外中胚层细胞分化为造血干细胞；②卵黄

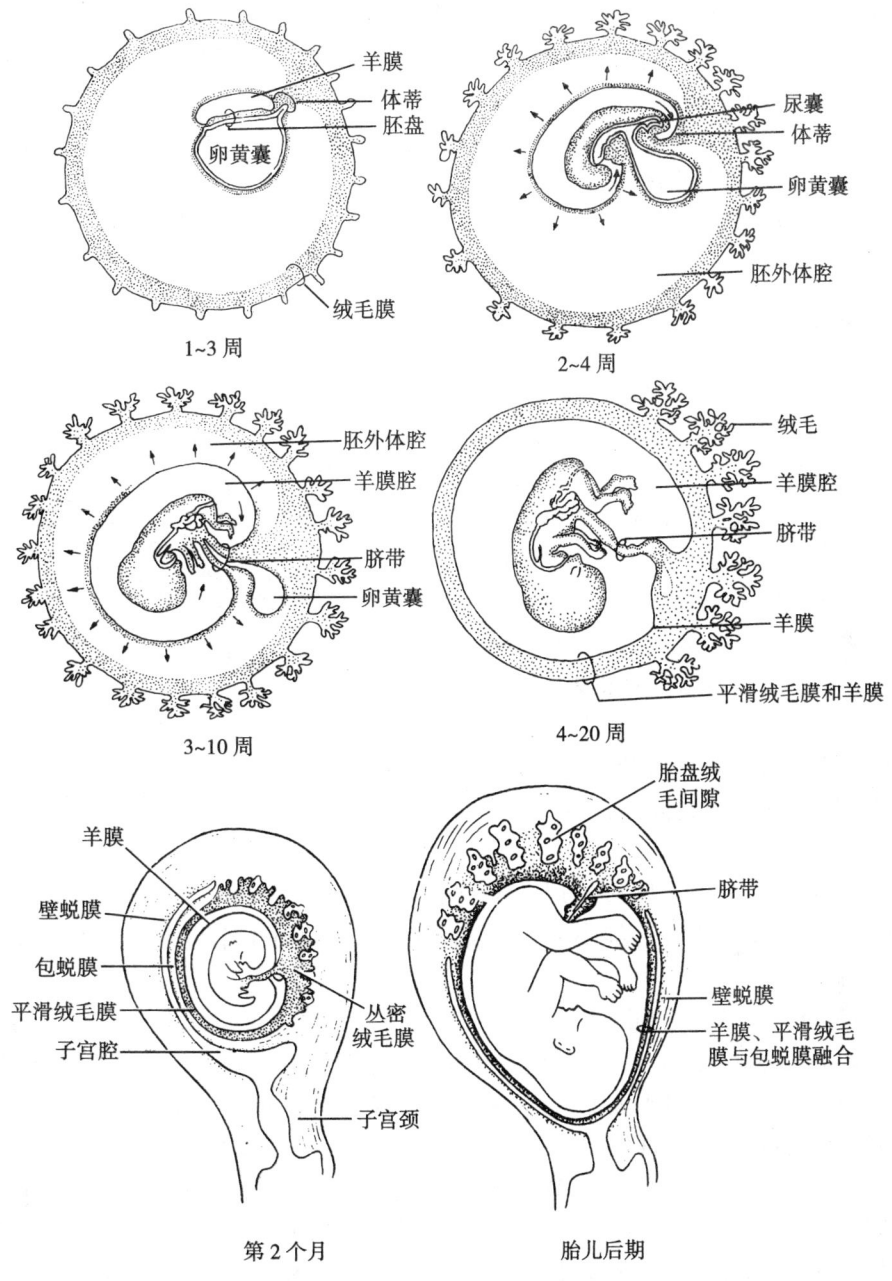

图 18-15 胎膜、蜕膜和胚盘示意图

囊尾侧壁的内胚层细胞分化为原始生殖细胞,由此迁移到生殖腺嵴,再分化为精原细胞或卵原细胞。

4. 尿囊 尿囊(allantois)是从卵黄囊尾侧的内胚层伸向体蒂内的一个盲管(图18-12)。鸟类胚胎尿囊很发达,是呼吸、排泄和贮存代谢废物的器官,人胚的尿囊已无此功能,重演种系发生。但是尿囊壁的胚外中胚层形成一对尿囊动脉和一对尿囊静脉,后来右尿囊静脉退化,并演变为两条脐动脉和一条脐静脉。除尿囊根部参与膀胱形成外,尿囊大部分退化,形成**脐正中韧带**。

5. 脐带　脐带（umbilical cord）是位于胎儿脐部与胎盘间的索状结构（图 18-15）。脐带外包羊膜，内含胶状的粘液性结缔组织，两条**脐动脉**和一条**脐静脉**等。足月脐带长 40～60cm，直径 1～2cm。脐带是胎儿与胎盘物质交换的唯一通道，具有重要的生理功能。脐动脉将胚胎含 O_2 低和营养物质少、含 CO_2 等代谢产物高的血液运送到胎盘绒毛血管，脐静脉将来自胎盘富含 O_2 和营养物质的血液送回胎儿。若脐带过长，超过 80 cm，容易发生脐带绕颈或四肢，甚至打结，造成胎儿供氧和营养物质不足，使胎儿局部发育不良，甚至造成胎儿窒息死亡。

（二）胎盘

1. 胎盘的形态　足月**胎盘**（placenta）呈圆盘形，中央厚，边缘薄。直径 15～20 cm，重约 500 克。胎盘的胎儿面光滑，表面覆有羊膜，脐带附着于胎儿面的中央或稍偏，透过羊膜可见呈放射状走行的脐血管分支。胎盘的母体面粗糙，有浅沟将其分隔为 15～30 个**胎盘小叶**，胎盘小叶表面覆盖暗红色的基蜕膜（图 18-16）。

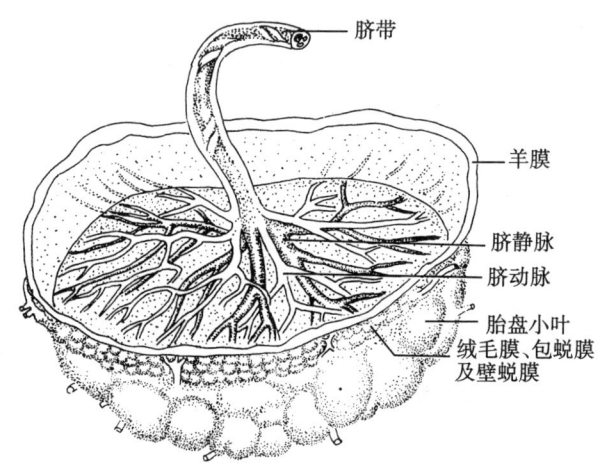

图 18-16　胎盘的外形模式图

2. 胎盘的结构　胎盘由胎儿的丛密绒毛膜和母体的基蜕膜共同组成（彩图 46）。

（1）胎儿部分　从绒毛膜发出 40～60 个绒毛干，绒毛干的末端以细胞滋养层壳固着于基蜕膜上。从绒毛干发出许多细小绒毛，脐血管的分支沿绒毛干进入绒毛内，形成毛细血管。

（2）母体部分　基蜕膜相隔一定距离向绒毛间隙伸出一楔形的短隔，称**胎盘隔**。由于胎盘隔的上缘端未达到绒毛膜，因此胎盘隔没有将绒毛间隙完全分隔开，绒毛间隙相互连通。子宫螺旋动脉和小静脉开口于绒毛间隙，故绒毛间隙内充满母血。由于胎盘隔的牵拉，使胎盘母体面形成浅沟，分割成许多胎盘小叶，每个小叶内有 1～4 个绒毛干及其分支。

3. 胎盘的血液循环和胎盘膜　胎盘内有母体和胎儿两套血液循环系统。母体血液由子宫螺旋动脉流入绒毛间隙，在此与绒毛内毛细血管的胎儿血进行物质交换后，再经子宫小静脉流回母体。胎儿的静脉血经脐动脉及其分支，流入绒毛内毛细血管，与绒毛间隙内母血进行物质交换，成为动脉血，然后经脐静脉运送到胎儿体内。因此胎盘内的母体血和胎儿血在各自的封闭管道内循环，互不相通（彩图 46）。

胎儿血与母体血在胎盘内进行物质交换所通过的结构，称**胎盘膜**（placental membrane）或**胎盘屏障**（placental barrier）。早期胎盘膜从绒毛表面向内依次由四层组成：①合体滋养层；②细胞滋养层和基膜；③绒毛内结缔组织；④绒毛内毛细血管基膜和内皮。第 20 周后，由于大部分细胞滋养层消失，以及合体滋养层变薄，因此胎盘膜变薄，只由合体滋养层、基膜和毛细血管内皮组成，更有利于母体血与胎儿血之间的物质交换（图 18-17）。

4. 胎盘的功能

（1）物质交换的作用　胎儿通过胎盘从母血获得 O_2 和营养，并排出 CO_2 和代谢产物。

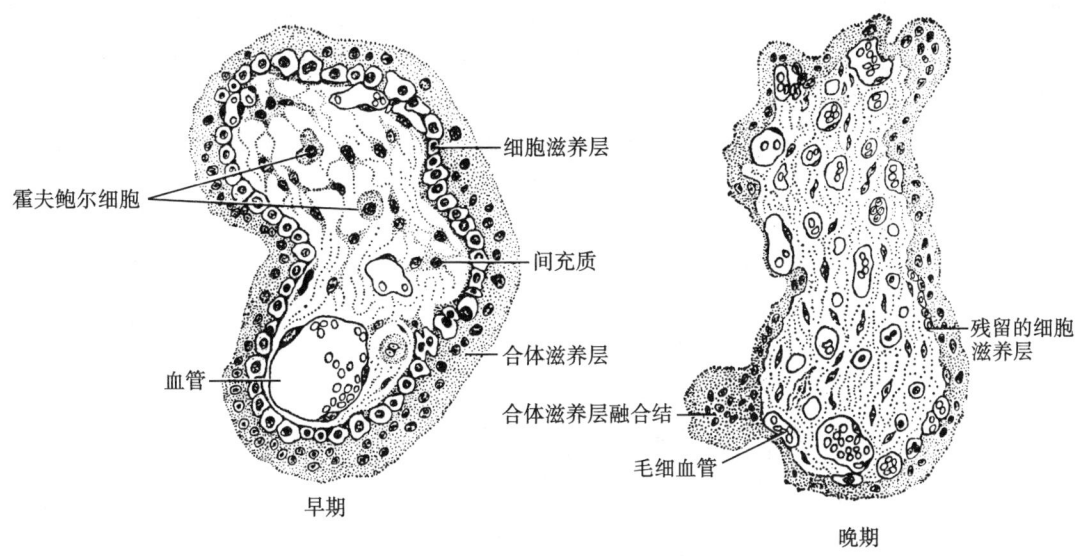

图 18-17　胎盘绒毛光镜结构模式图

(2) 屏障作用　多数细菌和某些致病微生物不能通过胎盘膜，因此胎盘具有重要的防御功能。但是，这种屏障作用并不完善，有些细菌和病毒等可以通过胎盘膜，使胎儿感染疾病。例如孕妇患风疹，其风疹病毒可通过胎盘膜而使胎儿感染，还可引起胎儿先天性畸形；孕妇患艾滋病时，艾滋病毒可感染胎儿；孕妇患梅毒时，梅毒螺旋体可破坏胎盘膜而进入胎儿，引起胎儿先天性梅毒。此外，还应指出大多数药物都可通过胎盘膜进入胎儿体内，因此孕妇用药要谨慎，既要考虑母体的需要，又要想到对胎儿的不良影响。海洛因之类的毒品也可通过胎盘膜，孕妇吸毒可引起出生的婴儿毒瘾发作。

(3) 内分泌作用　胎盘的合体滋养层能分泌多种激素，对维持正常妊娠和胎儿发育都有重要作用。分泌的主要激素有：①**人绒毛膜促性腺激素**，其作用是促进母体妊娠黄体发育，维持妊娠正常进行。它还具有抑制母体对胎儿及胎盘的免疫排斥功能。受精后第 10 天左右，母体血液中即出现人绒毛膜促性腺激素，检查孕妇血或尿中此种激素，可诊断早期妊娠；②**人胎盘催乳素**，既能促使母体乳腺发育，又可促进胎儿发育；③**人胎盘雌激素和人胎盘孕激素**，于妊娠第 4 个月开始分泌，以后逐渐增多。母体妊娠黄体退化后，胎盘分泌的这两种激素起着继续维持妊娠的作用。

九、双胎、多胎和联体双胎

(一) 双胎

双胎（twins）又称孪生，指一次分娩两个新生儿。双胎的发生率约为新生儿的 1%。双胎有两种：

1. **双卵孪生**　**双卵孪生**是一次排出两个卵细胞，分别受精后发育而成，即双胎来自两个受精卵。它们有各自的胎膜和胎盘，性别相同或不同，相貌和生理特征的差别如同一般兄弟姐妹。双卵孪生约占孪生的 2/3 左右。

2. **单卵孪生**　**单卵孪生**是由一个受精卵发育为两个胎儿，他们的遗传基因完全一样，因此性别相同，相貌、体态和生理特征极为相似。发生单卵孪生的成因可能是：①一个受精卵发育成两个胚泡，在 2 细胞期两个卵裂球分离，两个胎儿有各自的羊膜腔和胎盘，这种情况少见；②一个胚泡内出现两个内细胞群，各自发育为一个胎儿，他们有各自的羊膜腔，但共用一个胎盘；③一个胚盘上发生两个原条和脊索，诱导形成两个神经管，发育为两个胎儿，他们位于一个羊膜腔内，共用一个胎盘（图 18-18）。

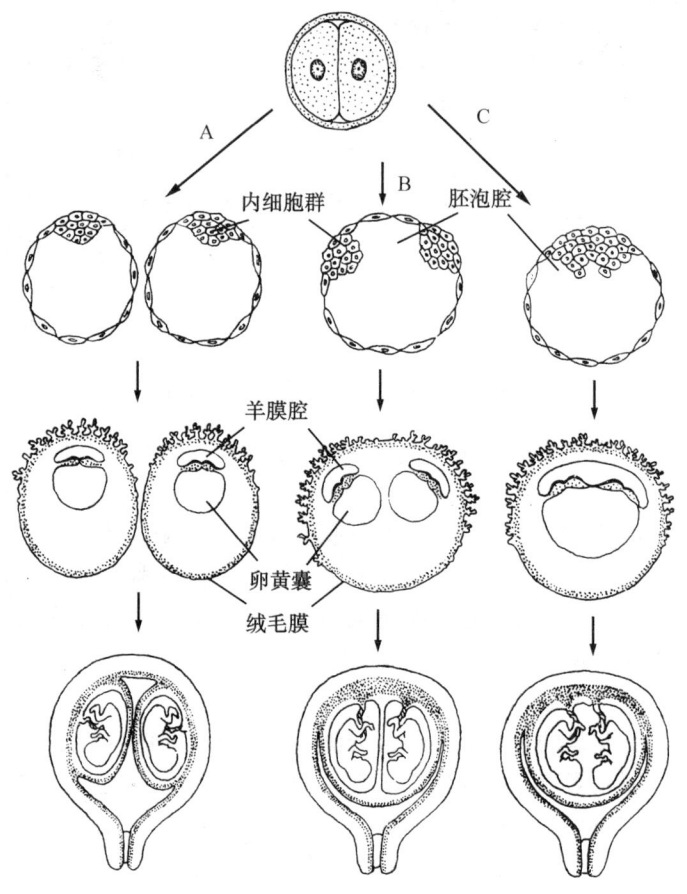

图 18-18　单卵孪生示意图
A. 形成两个胚泡；B. 形成两个内细胞群；C. 形成两个原条

（二）多胎

一次娩出三个或三个以上的新生儿称**多胎**。多胎可能来自一个受精卵、两个或两个以上受精卵，常为混合性多胎。多胎的发生率低，三胎约为万分之一，四胎约为百万分之一，四胎以上更为罕见。据报道，20 世纪全世界仅有三例一次娩出十胎以上。娩出四胎以上，不易全部存活。

（三）联体双胎

联体双胎（conjoined twins）是指两个胎儿局部相连（图 18-19）。联体双胎分为对称型和不对称型两类：①对称型是指两个胎儿的大小相同，根据连接的部位又可分为胸腹联胎、臀联胎、头胸联胎等。若相连的面较小，可手术分离；若相连面较广泛，大多数不能生存。

②不对称型是指两个胎儿一大一小，小者常发育不全，似为大胎儿的寄生物，称寄生胎；如果发育不全的小胚胎被包裹在大胎儿体内，则称胎内胎。

联体双胎发生的原因是，在单卵孪生中，当一个胚盘出现两个原条并发育为两个胚胎时，两个原条未完全分离开，导致两个胎儿局部相连。

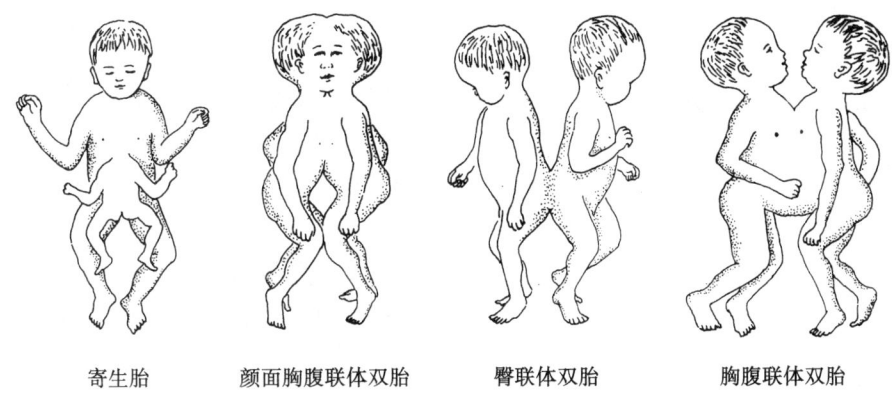

  寄生胎   颜面胸腹联体双胎   臀联体双胎   胸腹联体双胎

图 18-19 联体双胎示意图

十、先天性畸形概述

先天性畸形（congenital malformation）是指胚胎发育过程出现的外形或内部结构的异常。先天性畸形是常见病，发生率超过 2%，比肿瘤高 8 倍，比心血管疾病高 5 倍。在出生前后的死亡中，约有 20% 以上是由于先天性畸形引起的。先天性畸形以消化系统、心血管系统和泌尿系统最多见，国内调查资料显示，我国神经系统先天性畸形发生率高。

（一）先天性畸形发生的原因

先天性畸形发生的原因包括遗传因素（占 25%）、环境因素（占 10%）、遗传因素与环境因素相互作用以及原因不明（占 65%）。

1. **遗传因素**　是指生殖细胞（精子和卵子）或受精卵因遗传物质的改变而引起先天性畸形，可分为染色体畸变和基因突变两类。

（1）**染色体畸变**　是指染色体数目和结构发生改变。染色体数目异常，可以是染色体数目减少，常见于单体型，即缺少一条染色体。常染色体的单体型胚胎几乎不能存活；性染色体的单体型胚胎存活率仅有 3%，且有畸形，如先天性卵巢发育不全，又称 Turner 综合征（45，X0）。染色体数目增多，常见于三体型，即多一条染色体。如先天性愚型，又称 Down 综合征，它的 21 号常染色体有三条，患者有特殊面容，即眼距宽、塌鼻梁、舌外伸；智力低下等。性染色体三体型（47，XXY）可引起先天性睾丸发育不全，即 Klinefelter 综合征。染色体结构异常是指染色体断裂的片段发生易位、缺失、倒位等，如 5 号染色体短臂末端断裂缺失，可引起猫叫综合征。

（2）**基因突变**　是指 DNA 分子碱基组成或排列顺序发生改变，而染色体外形看不见异常。基因突变引起的先天性畸形较染色体畸变少，如软骨发育不全、肾上腺肥大、多囊肾、多发性结肠息肉、皮肤松垂症、小头畸形等。

2. 环境因素　引起先天性畸形的环境因素称**致畸因子**。致畸因子主要有以下五类：

（1）**生物性致畸因子**　目前已确定的致畸因子有风疹病毒、巨细胞病毒、单纯疱疹病毒、弓形体、梅毒螺旋体等。还有一些病毒，如流感病毒、流行性腮腺炎病毒，对动物有致畸作用，对人类有无致畸作用尚未确定。

（2）**物理性致畸因子**　各种射线、机械性压迫和损伤具有致畸作用。高温、严寒、微波等对动物有致畸作用，但对人类有无致畸作用尚在探讨中。

（3）**致畸性药物**　引起先天性畸形的药物较多，如抗肿瘤药物、抗惊厥药物、抗生素、抗凝血药物和激素等。20世纪60年代初期，在欧洲曾广泛使用反应停（又名酞胺哌啶酮）治疗早孕反应——恶心、呕吐，结果引起大量短肢畸形儿的出生，新生儿形似海豹，称海豹畸形，酿成了所谓反应停事件。

（4）**化学性致畸因子**　在工业"三废"（废气、废水、废渣）、农药、食品添加剂和防腐剂中，含有一些有致畸作用的化学物质。对人类有致畸作用的化学因子有某些多环芳香碳氢化合物、某些亚硝基化合物、某些烷基和苯类化合物、某些含磷的农药、某些重金属如铅、镉、汞等。如在1955～1974年，日本共发生45例先天性水俣病，由于此病首先发生在日本九州水俣湾，故名水俣病，实际上是甲基汞中毒。含汞的工业废水排入海中，在鱼、贝类体内甲基化形成甲基汞，并蓄积在鱼、贝类体内，食用此种鱼、贝类，引起中毒，主要损害中枢神经系统。甲基汞能通过胎盘膜，影响胎儿发育，可造成流产；出生的则患先天性水俣病。

（5）**其他致畸因子**　吸烟、酗酒、缺氧，甚至严重营养不良等均有致畸作用。孕妇过量饮酒可引起胎儿多种畸形，称胎儿酒精综合征，主要表现为胎儿发育迟缓、小头、小眼等。吸烟过多引起胎儿畸形，主要是尼古丁使胎盘血管收缩，胎儿缺血、缺氧。

3. 遗传因素与环境因素的相互作用　多数先天性畸形是遗传因素与环境因素相互作用引起的，胚胎的遗传特性，即基因型可决定并影响胚胎对环境中致畸因子的易感程度。据此可以解释在相同条件下，孕妇同时感染风疹病毒，为什么有的孕妇娩出的新生儿正常，而有的却出现先天性畸形。衡量遗传因素所起作用的指标称为**遗传度**，遗传度越高，说明遗传因素在畸形发生中的作用越大。例如先天性心脏畸形的遗传度为35%，无脑儿为60%，腭裂为70%。

（二）致畸敏感期

胚胎发育过程是否出现畸形，不仅决定于致畸因子的性质和胚胎的遗传特性，而且决定于致畸因子作用时胚胎所处的发育阶段。处于不同发育阶段的胚胎对致畸因子作用的敏感程度不同。受到致畸因子的作用最易发生畸形的胚胎发育时期称**致畸敏感期**。

在胚前期受到致畸因子作用后，很少发生畸形。若致畸因子作用强，胚胎死亡；如果致畸作用弱，可以通过细胞代偿调整，一般不发生畸形。胚期是胚胎细胞增殖、分化活跃，器官组织正在发生的时期，最容易受到致畸因子的干扰而发生器官组织形态结构畸形。因此，胚期是致畸敏感期。由于器官的发生时间不同，故各器官的致畸敏感期也不尽相同（图18-20）。在胎儿期受致畸因子作用，也可能发生畸形，但多属微细结构异常和功能缺陷，一般不出现大体形态的畸形。

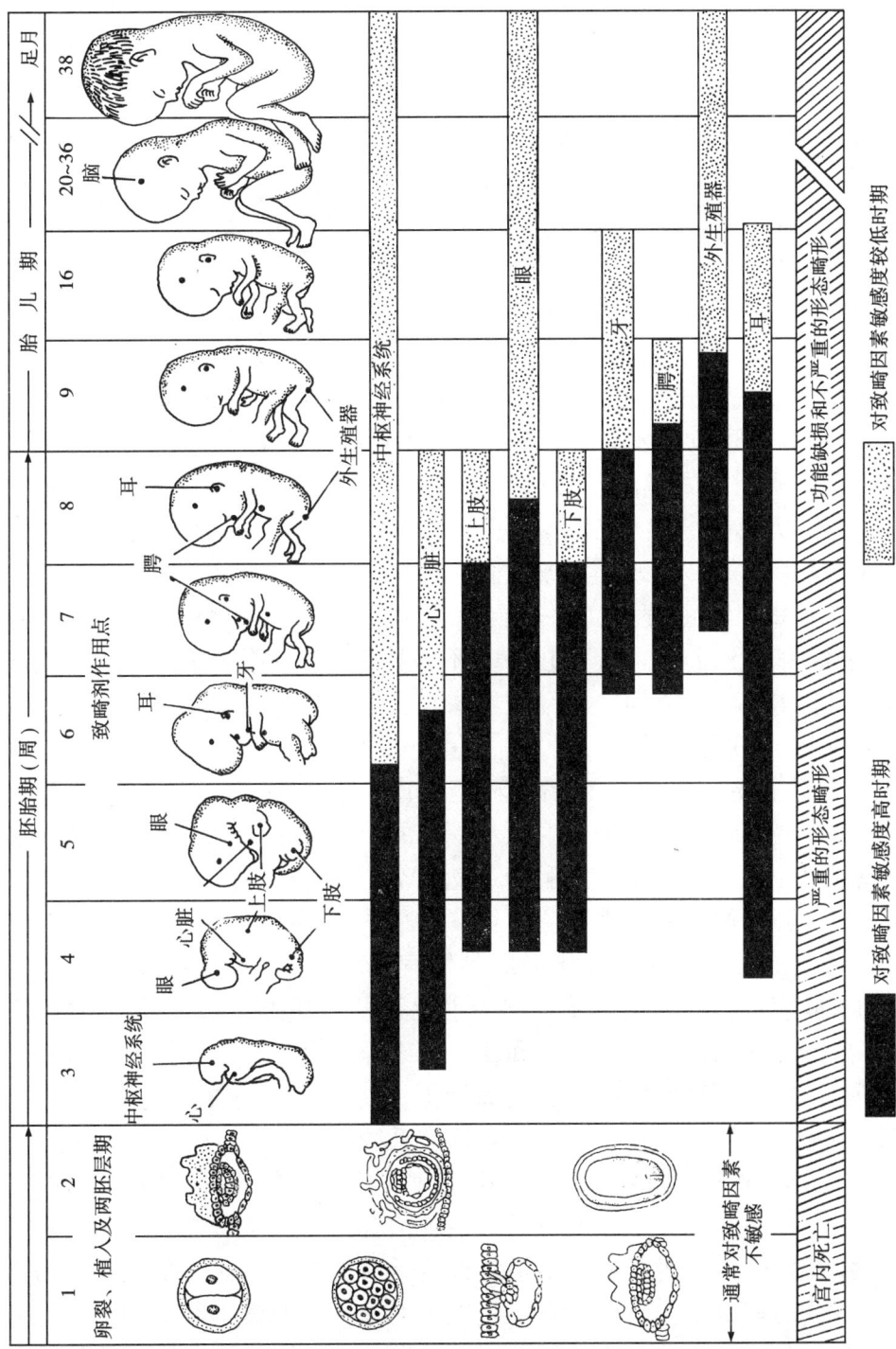

图 18-20 人胚胎主要器官的致畸敏感期

小 结

1. 从受精卵发育为足月胎儿约为266天（38周）。胚胎发育分为胚前期（受精至第2周末）、胚期（第3周至第8周末）和胎期（第9周至娩出）。

2. 精子和卵子结合成为受精卵的过程称受精。通常受精的部位在输卵管壶腹部。精子获得对卵子受精能力的过程称获能，获能主要在输卵管。获能后的精子，顶体能释放一系列顶体酶，这个过程称顶体反应。此后精子与卵子直接接触，开始受精。

3. 受精卵形成便开始卵裂，第3天卵裂球达12～16个，称桑椹胚。第4天桑椹胚发育为胚泡，胚泡由滋养层、胚泡腔和内细胞群组成。

4. 胚泡埋入子宫内膜的过程称植入。通常植入的部位在子宫底或子宫体的子宫内膜功能层。植入后的子宫内膜称蜕膜，其内形成大量的蜕膜细胞。蜕膜分为基蜕膜、包蜕膜和壁蜕膜三部分。

5. 胚泡在植入时也发生变化，滋养层细胞增殖、分化为外面的合体滋养层和内面的细胞滋养层，继而胚外中胚层形成，并贴附于细胞滋养层内表面及卵黄囊和羊膜的外表面。内细胞群增殖、分化为上胚层和下胚层，两者相贴组成胚盘，是胚体的原基。

6. 第3周主要的变化是二胚层转变为内、中、外三胚层组成的胚盘。原条的出现，使胚盘能区分头尾。原沟底部的上胚层细胞迁移并分化为中胚层和内胚层，原凹上胚层细胞迁移分化为脊索（中胚层）。当中胚层和内胚层形成后，上胚层便改称为外胚层。

7. 三胚层形成后，开始分化形成各器官的原基。外胚层主要分化为神经系统和皮肤表皮。内胚层主要分化为消化系统、呼吸道和肺的上皮组织。中胚层主要分化为结缔组织、软骨和骨、肌组织、血管、泌尿生殖系统的主要器官等。由于三胚层的分化和胚盘的卷折，使扁平形的胚盘变为"C"字圆柱形胚体。第8周末，初具人形，各器官系统原基建立。

8. 胎膜由受精卵发育而来，是胚胎发育过程形成的附属结构，包括绒毛膜、羊膜、卵黄囊、尿囊和脐带。绒毛膜由合体滋养层、细胞滋养层和胚外中胚层组成，面向包蜕膜的绒毛退化成为平滑绒毛膜，面向基蜕膜的绒毛生长茂盛成为丛密绒毛膜。胚胎在羊膜腔内的羊水中发育。卵黄囊壁的胚外中胚层细胞分化为造血干细胞；卵黄囊尾侧壁的内胚层细胞分化为原始生殖细胞。脐带内有两条脐动脉和一条脐静脉，是胎儿与胎盘物质交换的唯一通道。

9. 胎盘由胎儿的丛密绒毛膜和母体的基蜕膜共同组成。胎盘绒毛间隙充满母血，绒毛浸泡在绒毛间隙母血中。胎盘内母体血液循环和胎儿的血液循环互不相通。胎儿血与母体血在胎盘内进行物质交换所通过的结构称胎盘膜或胎盘屏障。早期胎盘膜由合体滋养层、细胞滋养层及基膜、绒毛内结缔组织、绒毛内毛细血管基膜和内皮组成。胎盘的功能是物质交换、屏障作用和内分泌作用。

10. 胚胎发育过程出现的外形或内部结构异常称先天性畸形。畸形发生的原因有遗传因素、环境因素、遗传因素与环境因素相互作用。许多药物可通过胎盘膜进入胚胎，并引起胎儿畸形，因此孕妇用药务必谨慎。受到致畸因子的作用，最易发生畸形的胚胎发育时期称致畸敏感期。胚胎的致畸敏感期是第3~8周末，即胚期。

联系病理和临床

1. **推算预产期** 孕妇首次作产前检查，应告诉其预产期。推算预产期的方法是按末次月经第一日算起，月份减3或加9，日数加7。例如末次月经第一天是2004年10月8日，其预产期是2005年7月15日。若只记得农历日期，则换算成公历。实际分娩日期与推算的预产期，可以相差1~2周。

2. **生殖克隆和胚胎干细胞** 克隆（clone）原意是复制或拷贝。不经过精子和卵子结合也能生成新个体，将这种体细胞的无性生殖技术称为生殖克隆。目前一般应用于克隆动物，有三种技术方法：①将分化成熟的体细胞核移植到去核卵细胞中，如1997年2月24日《Nature》杂志报道的世界上第一只克隆绵羊"多利"（Doly），它是用一只母羊的乳腺细胞核移植到另一只母羊的去核卵细胞，经过体外培养后再移植到第三只羊的子宫内发育而成；②将早期胚胎细胞的核移植到去核卵细胞中发育成动物，由于胚胎细胞的分化程度接近受精卵，其细胞核保持全能或多能分化潜力，因此克隆动物较容易，已有20多年历史；③将4细胞或8细胞胚切割为两半，并发育成两个完全相同的动物，操作比较简单，已广泛应用于畜牧业。

细胞核移植是生殖克隆的关键技术，若能将成人的体细胞核移植到去核的卵细胞，体外发育成胚泡，从中分离克隆的内细胞群即胚胎干细胞，并在体外增殖，定向分化细胞、组织器官，再将它移植到人体，这样可以为临床器官移植和细胞治疗提供最佳来源。因此，胚胎干细胞对临床医学具有重要意义。

3. **不孕症** 是指婚后2年未曾受孕者，患病率高达10%以上，其中男性不育约占30%，女性不孕约占60%，男女双方不育约占10%。引起男性不育的主要原因是精液异常，如无精子或少精子，精子形态异常、活动力减弱等。可通过人工授精治疗，通常使用供精者精子，用器械将精液注入子宫颈周围或子宫颈管或子宫腔内。授精的时间在排卵前、排卵期和排卵后。冷冻精子库的建立，可随时选用实施人工授精。冷冻精子库是将精子置入 $-196℃$ 的液氮中储存，精子可存活 10 年。人工授精的妊娠率为 $60\%\sim70\%$。造成女性不孕的最常见原因是输卵管阻塞，如输卵管发育不全、输卵管炎症等。可实施体外授精与胚胎移植（in vitro fertilization-embryo transfer，IVF-ET），通常称试管婴儿。IVF-ET 的主要程序是，用激素诱发超排卵，采集多个卵细胞，与获能后的精子在体外授精，受精卵在培养液培养，经卵裂至胚泡，目前多选用 $2\sim8$ 细胞胚作移植，而且主张一次移植 3 个或更多的胚胎。IVF-ET 的妊娠率为 $30\%\sim40\%$。世界首例试管婴儿于 1978 年 7 月 26 日在英国诞生，我国第一例试管婴儿于 1988 年 3 月 10 日在北京诞生。目前，世界上已有上百万试管婴儿降生，为不育家庭带来福音。男性少、弱、畸精患者，可应用显微授精技术，将单个精子注射于卵母细胞质内，进行体外授精，再通过培养至 $4\sim8$ 细胞期或胚泡移植入母体子宫。

4. 异位妊娠 又称宫外孕，是指胚泡植入在子宫以外的部位，95% 以上在输卵管，称输卵管妊娠。由于输卵管腔狭小，不能适应胎儿的发育，引起流产或输卵管破裂、大出血、腹痛，是妇产科常见急腹症之一。此外，还可植入在卵巢表面、肠系膜、大网膜、腹膜、子宫阔韧带等，胚胎一般早期死亡。但是极少量腹膜腔妊娠，胎儿发育接近成熟，经剖宫产取出活胎儿，据报道目前世界上至少有 30 例以上，近年我国就有 2 例。

5. 妊娠滋养层细胞疾病 葡萄胎是胎盘绒毛变成大小不一的水泡，其间有细蒂相连成串，形似葡萄。绒毛主要病变是滋养层细胞增殖、绒毛间质水肿、绒毛中血管消失，胎儿死亡。东南亚国家和日本发病率较高，约为千分之二，欧美国家较低，约为千分之零点五。如果绒毛滋养层细胞癌变，则称绒毛膜上皮癌，是一种高度恶性肿瘤，最常见的转移部位是肺、阴道和脑。绒毛膜上皮癌可继发于葡萄胎，因此对葡萄胎患者应定时复查，追踪观察至少 2 年。

6. 羊水过多 妊娠的任何时期，羊水量超过 2000ml 者，称为羊水过多。羊水过多的患者中约 25% 合并胎儿先天性畸形，其中以中枢神经系统和上消化道畸形最为常见。如无脑儿，由于缺乏吞咽功能，不能吞咽羊水，同时又缺乏抗利尿激素，使尿量增多，因此形成羊水过多；食管或小肠闭锁，不能吞进羊水，导致羊水过多。患者腹部显著增大，腹壁皮肤发亮，行走不便，不能平卧，腹部胀痛，呼吸困难。若检查证实有胎儿畸形，应终止妊娠。

（祝继明）

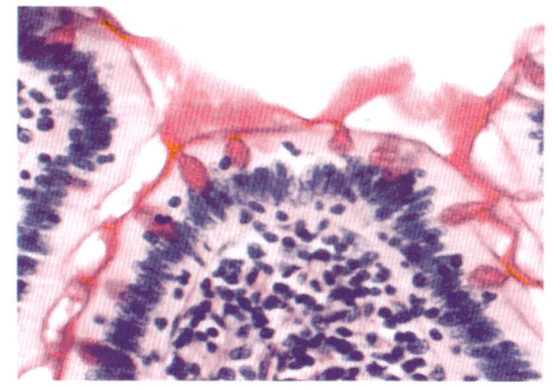

彩图 1　PAS 反应

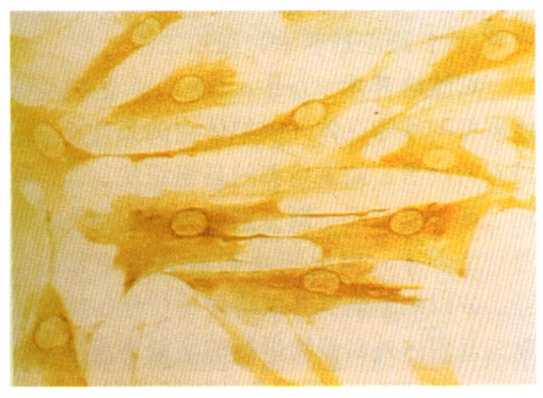

彩图 2　免疫组织化学（辣根过氧化物酶标记）

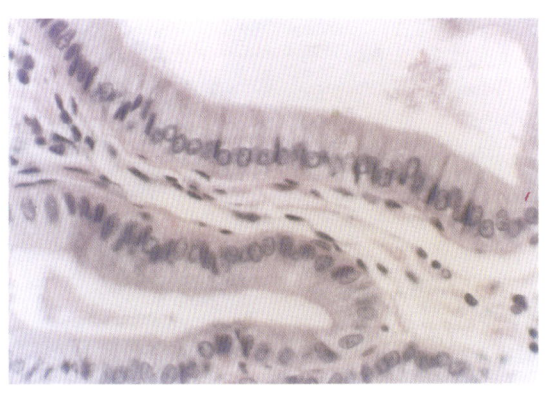

彩图 3　单层柱状上皮　HE 染色

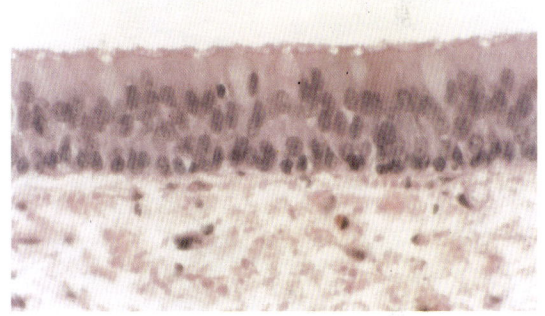

彩图 4　假复层纤毛柱状上皮　HE 染色

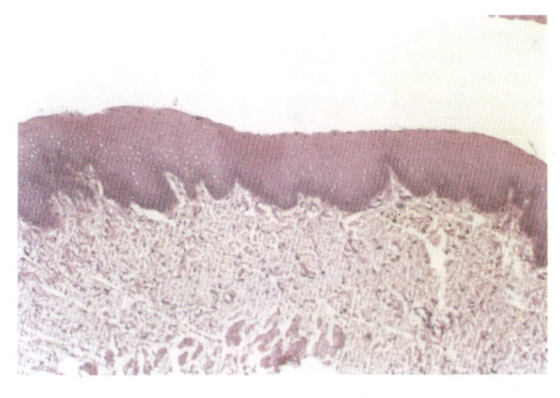

彩图 5　未角化复层扁平上皮　HE 染色

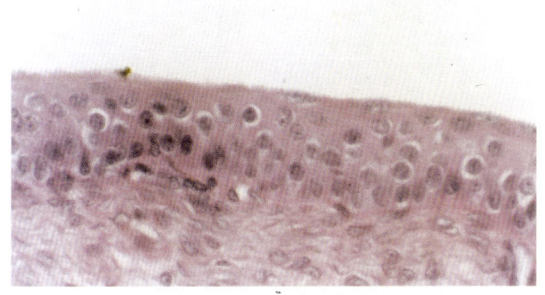

彩图 6　变移上皮　HE 染色

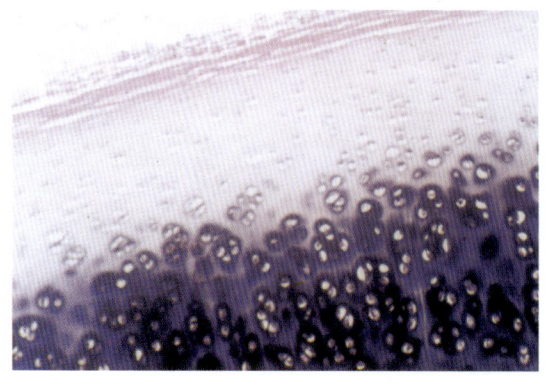

彩图 7　透明软骨　HE 染色

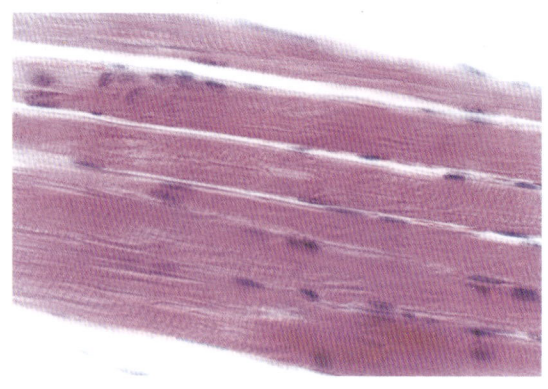

彩图 8　骨骼肌　HE 染色

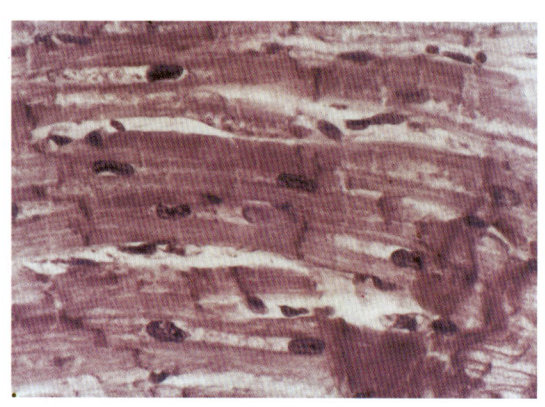

彩图 9　心肌及闰盘　碘酸钠苏木精染色

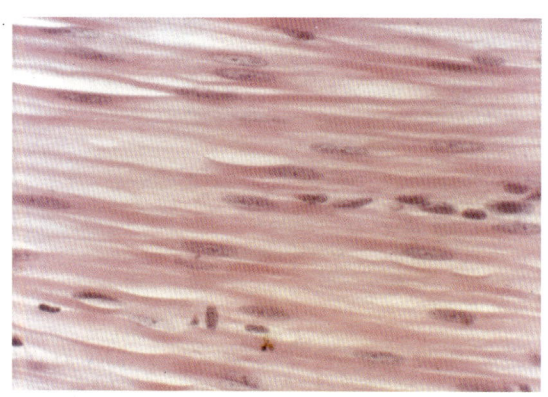

彩图 10　平滑肌　HE 染色

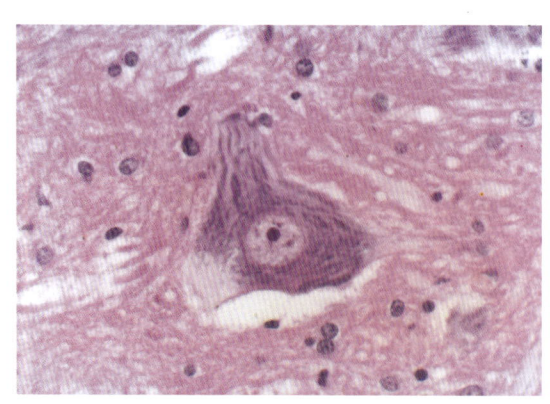

彩图 11　脊髓运动神经元　HE 染色

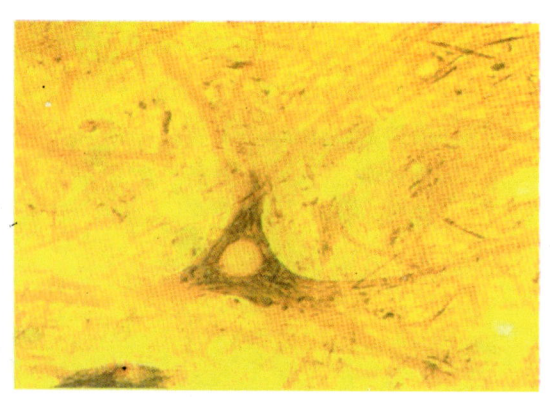

彩图 12　脊髓运动神经元的神经原纤维　镀银染色

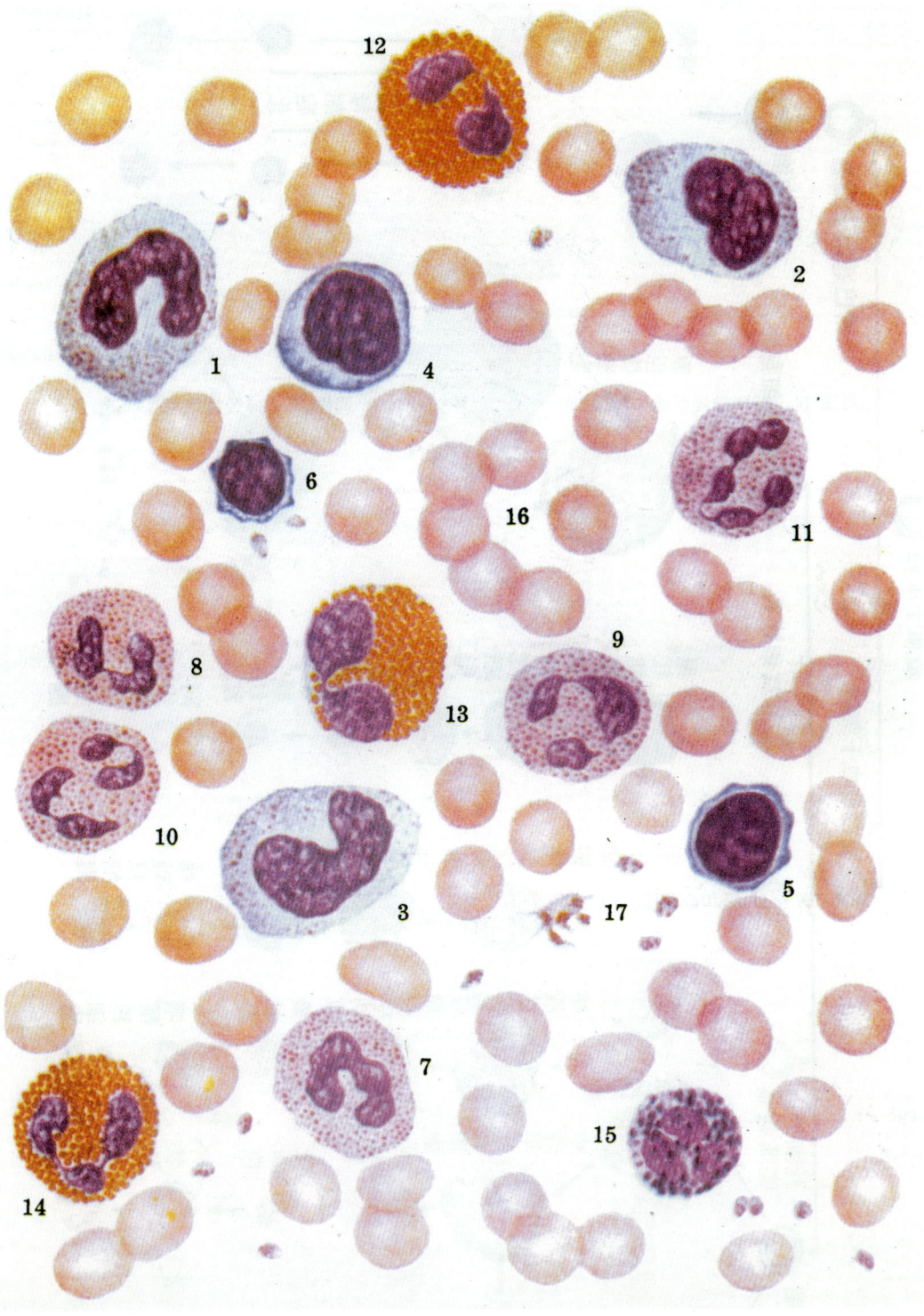

彩图 13 血细胞

1.2.3. 单核细胞　4.5.6. 淋巴细胞　7.8.9.10.11. 中性粒细胞
12.13.14. 嗜酸性粒细胞　15. 嗜碱性粒细胞　16. 红细胞　17. 血小板

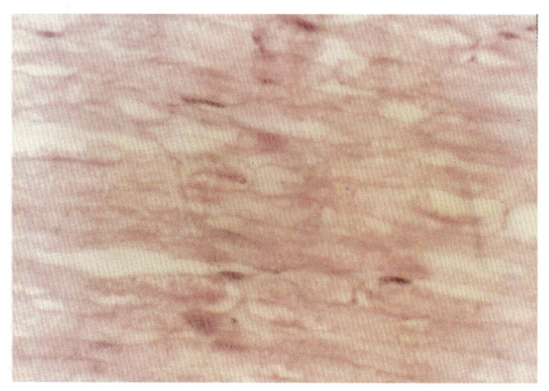

彩图 14　有髓神经纤维　HE 染色

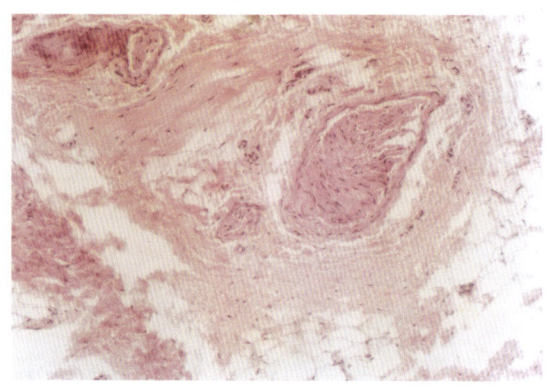

彩图 15　神经纤维束　HE 染色

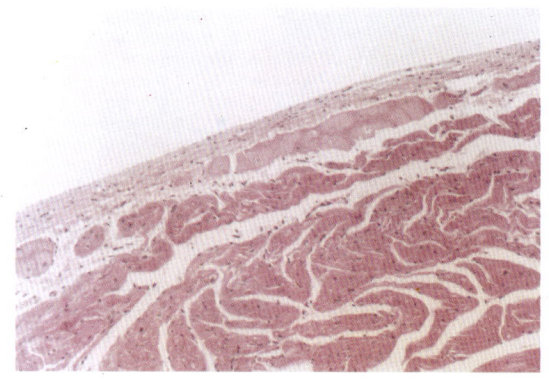

彩图 16　心内膜和心肌膜　HE 染色

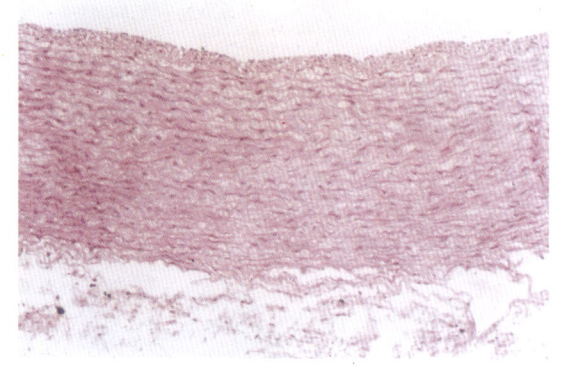

彩图 17　大动脉　HE 染色

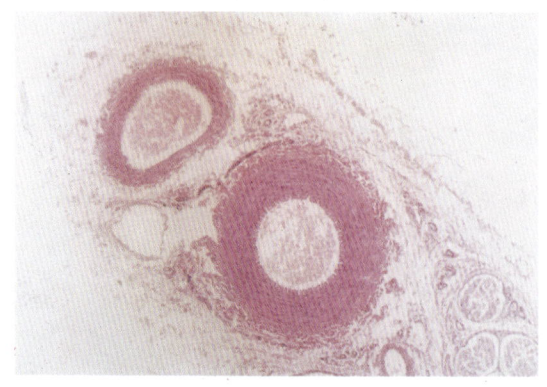

彩图 18　中动脉和中静脉　HE 染色

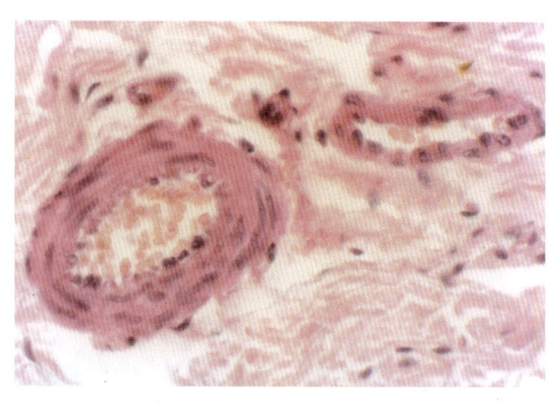

彩图 19　小动脉、微动脉和小静脉　HE 染色

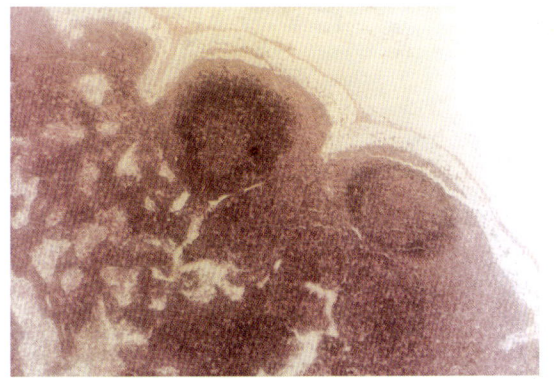
彩图 20　淋巴结　HE 染色

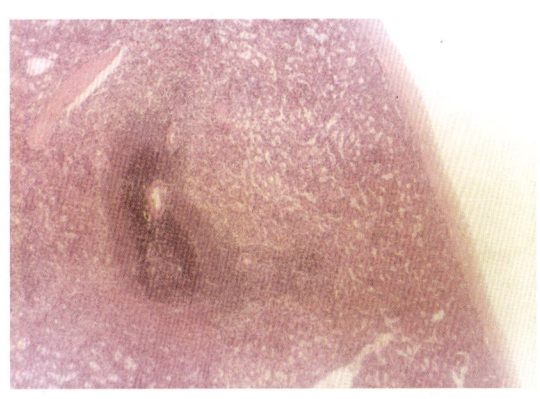
彩图 21　脾　HE 染色

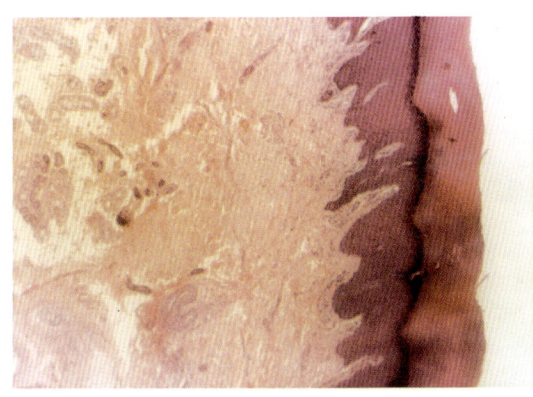
彩图 22　掌皮　HE 染色

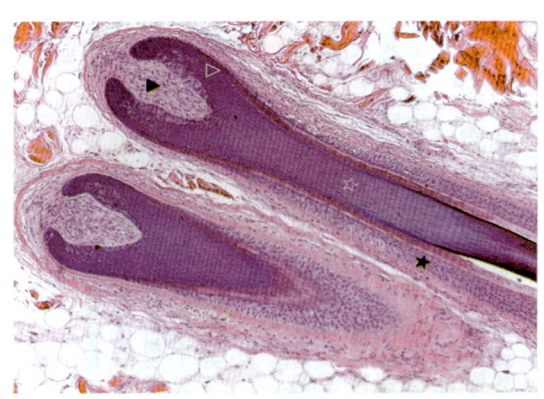
彩图 23　人头皮毛根　HE 染色(低倍)

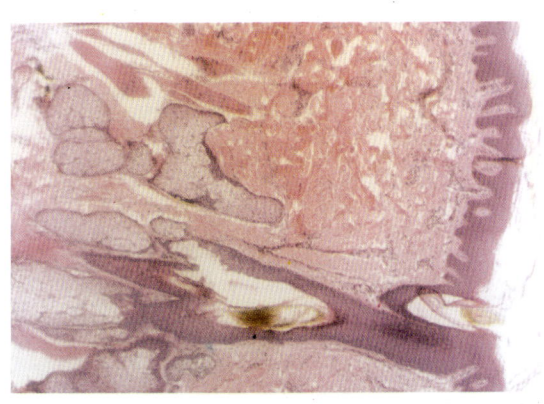
彩图 24　头皮　HE 染色

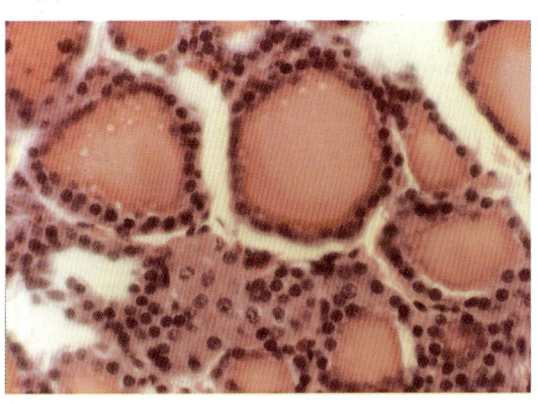
彩图 25　甲状腺　HE 染色

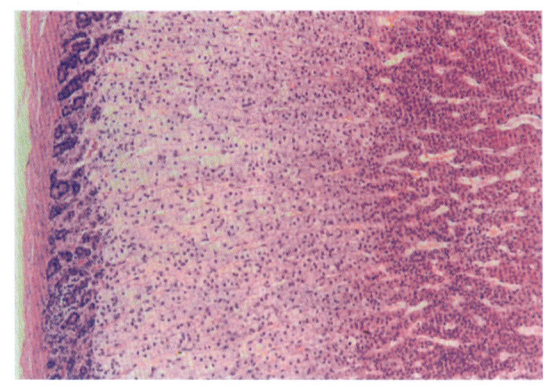
彩图 26 肾上腺皮质 HE 染色

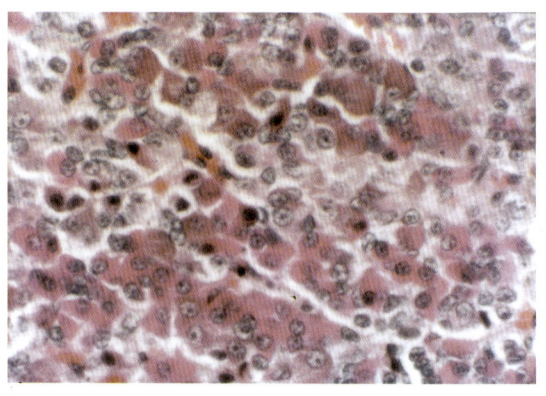
彩图 27 垂体远侧部 HE 染色

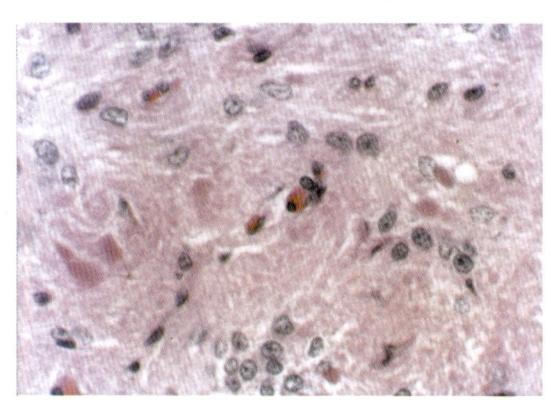
彩图 28 垂体神经部 HE 染色

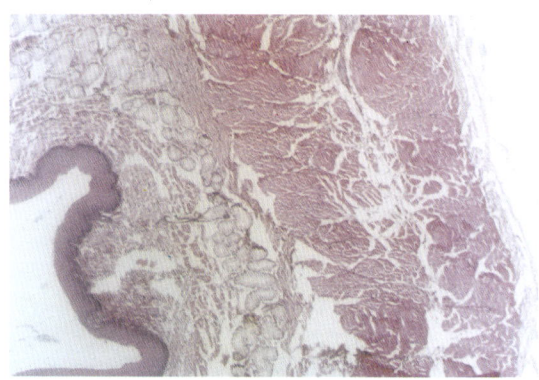
彩图 29 食管 HE 染色

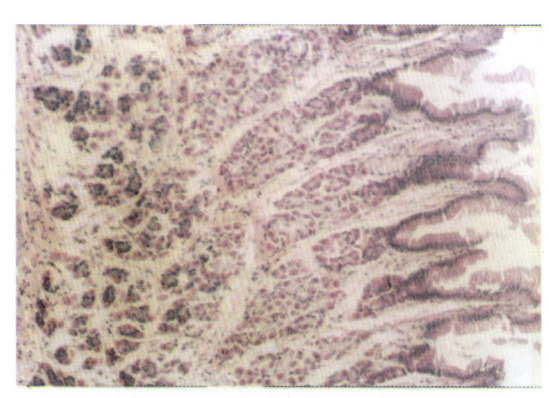
彩图 30 胃底部粘膜 HE 染色

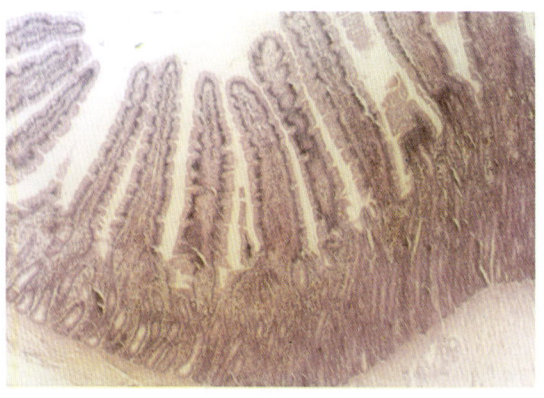
彩图 31 十二指肠粘膜 HE 染色

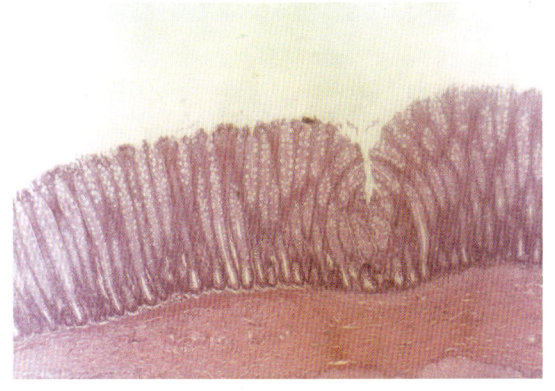

彩图 32　结肠　HE 染色

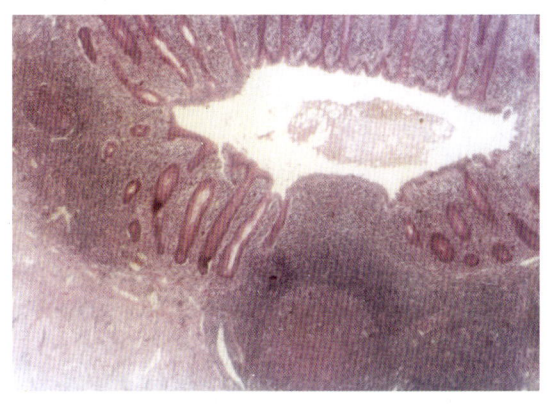

彩图 33　阑尾　HE 染色

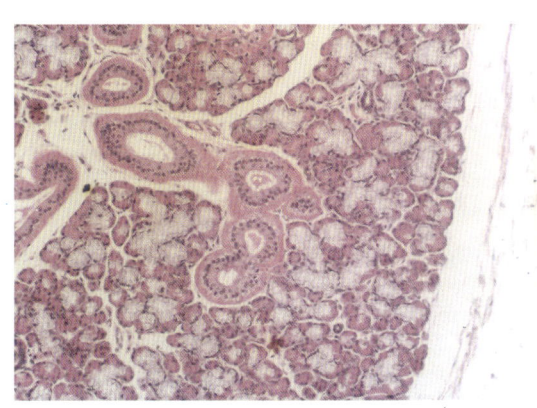

彩图 34　下颌下腺　HE 染色

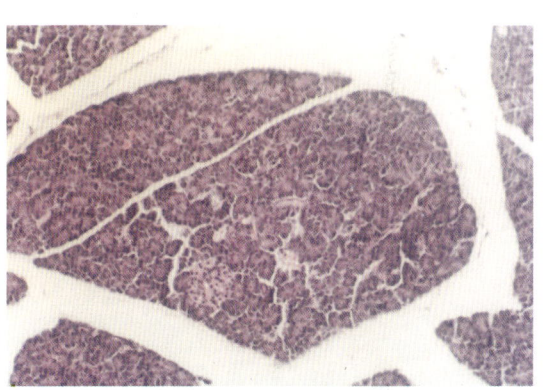

彩图 35　胰　HE 染色

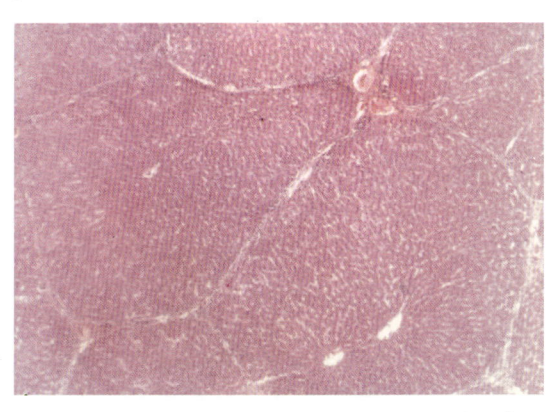

彩图 36　肝　HE 染色

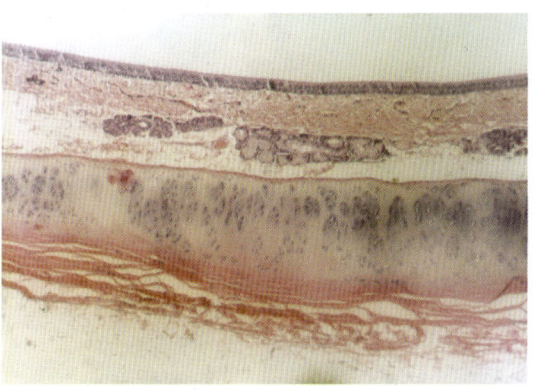

彩图 37　气管　HE 染色

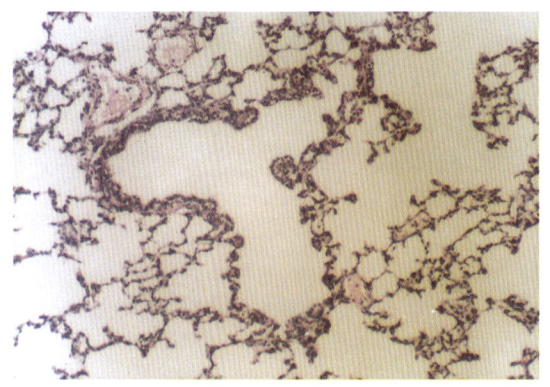
彩图38　肺　HE染色

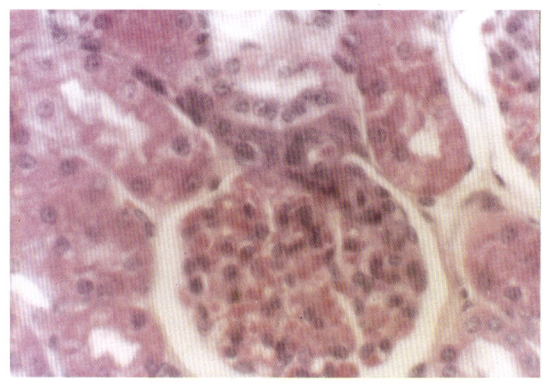
彩图39　肾皮质　HE染色

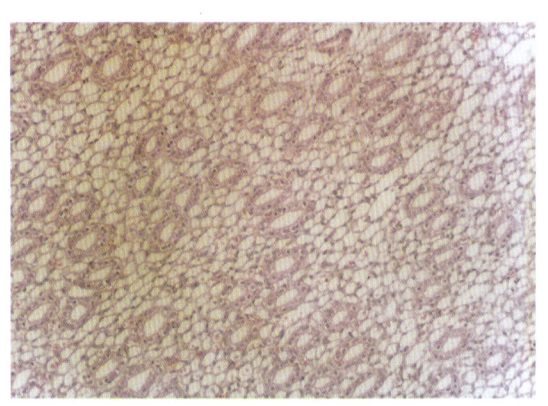
彩图40　肾髓质　HE染色

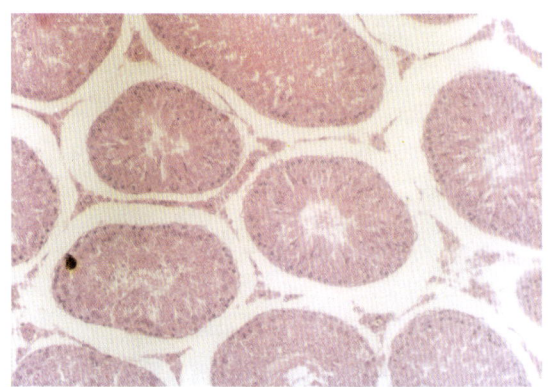
彩图41　生精小管及睾丸间质　HE染色

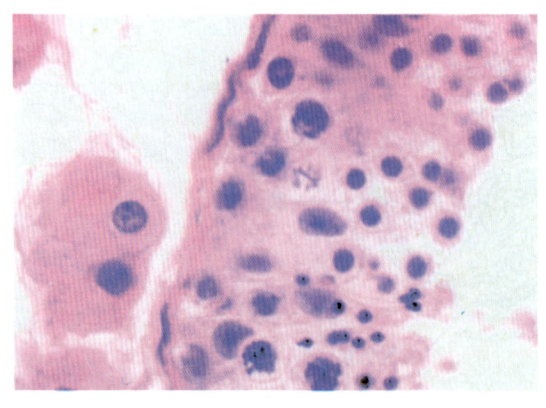
彩图42　生精小管和间质细胞　HE染色

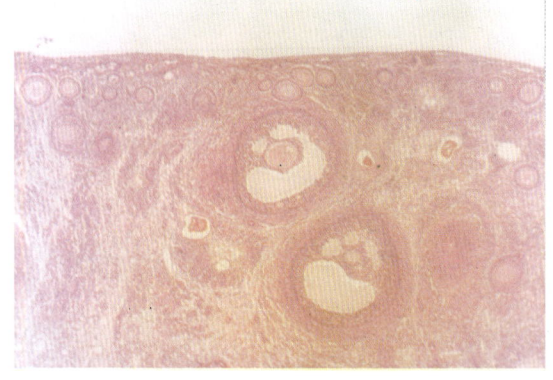
彩图43　卵巢　HE染色

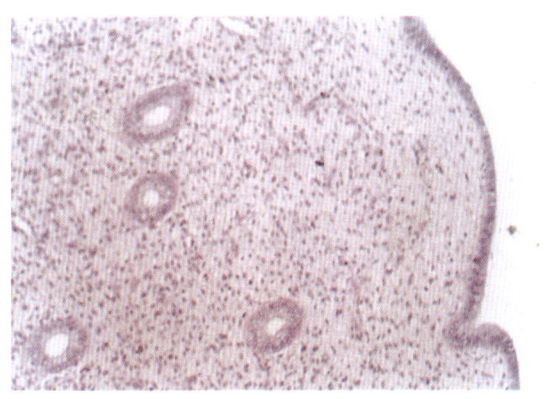

彩图 44　子宫内膜增生期　HE 染色

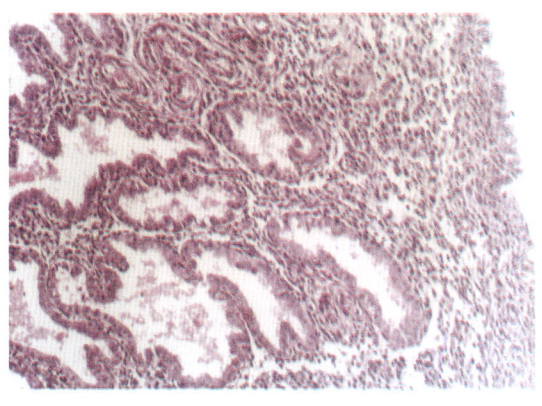

彩图 45　子宫内膜分泌期　HE 染色

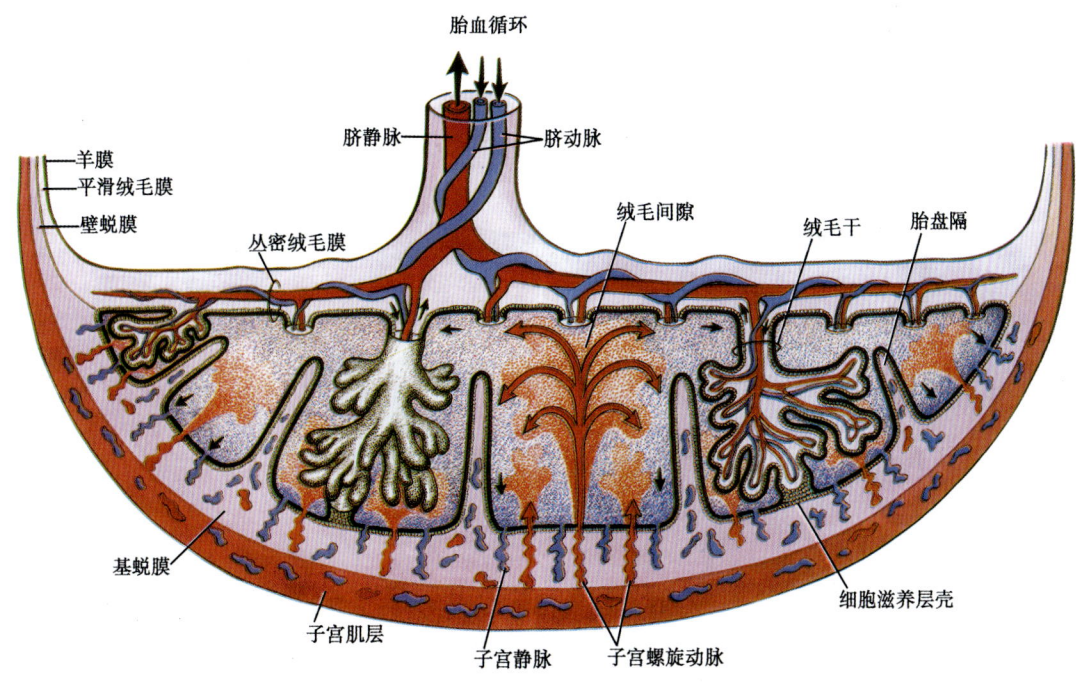

彩图 46　胎盘结构模式图

箭头示血流方向，红色示富含营养与 O_2 的血，蓝色示含代谢废物与 CO_2 的血